学习中医之路

主　编　秦世云
副主编　秦中文　杨　侠

中医古籍出版社
Publishing House of Ancient Chinese Medical Books

图书在版编目（CIP）数据

学习中医之路/秦世云主编. －北京：中医古籍出版社，2019. 2

ISBN 978－7－5152－1848－9

Ⅰ. ①学…　Ⅱ. ①秦…　Ⅲ. ①中医学－基本知识　Ⅳ. ①R2

中国版本图书馆 CIP 数据核字（2018）第 271984 号

学习中医之路

秦世云　主编

责任编辑　孙志波
封面设计　映象视觉
出版发行　中医古籍出版社
社　　址　北京东直门内南小街 16 号（100700）
电　　话　010－64089446（总编室）　010－64002949（发行部）
网　　址　www. zhongyiguji. com. cn
印　　刷　北京博图彩色印刷有限公司
开　　本　850mm×1168mm　1/32
印　　张　11. 875
字　　数　219 千字
版　　次　2019 年 2 月第 1 版　2019 年 2 月第 1 次印刷
书　　号　ISBN 978－7－5152－1848－9
定　　价　38. 00 元

内 容 提 要

本书系学习中医的入门之书。全书共十章，第一章，阴阳五行学说；第二章，脏腑学说；第三章，气血津液学说；第四章，经络学说；第五章，病因学说；第六章，四诊；第七章，辨证；第八章，治法与治则；第九章，中医药学发展简史；第十章，背诵部分。

全书内容简练，有序地论述了学习中医之阶梯，是初学中医极好的参考书。

作 者 简 介

秦世云，副主任医师，1942 年出生于安徽省临泉县。自幼酷爱医学，自习中医，学日有年，于 1964 年参加卫生工作，1986—1987 年在安徽中医学院进修。半个世纪以来，长期行医于基层，积累了丰富的临床经验，并著有《临证要方》《秦氏医案医话》《中医妇科实践录》等书。

现编著的《学习中医之路》一书，系作者自习中医的实践经验之作，可谓自习中医者学习之典作。

说　　明

《学习中医之路》一书，是学习中医的参考书，它以古老的阴阳五行学说为说理工具，对“脏腑学说，经络学说……辨证论治、治则、方药”等做了精辟论述，对中医药学发展简史亦做扼要论述，并重点摘录了中医必修的“药性、脉诀、方剂、医经古文”，深入浅出地阐述了学习中医的必经途径。

学习中医必须通晓中医基础理论，临床上才能顺理成章、熟练地辨证论治；必须通晓医学发展简史，了解中国医药学发展成长的过程，才能有序地学习中医。药性、脉诀、方剂是学习中医的必修课，故在通晓中医基础理论的同时，必须熟记常用药物的性能、脉诀和常用的中药方剂。“医经”是中医学的“鼻祖”，是中医学辨证论治的依据，故必须熟背或熟记部分医经古文。

熟练地掌握上述知识，然后学习临床各科，对疾病才能洞悉其理，对疾病的发生、发展、变化、转归、预后，才能心地明朗。故学习中医，必须从基础学起，有序地，一步一步地，深思其理，明晰内含，临床诊治疾病，才能收到较满意的效果。

序　　言

中医药学是一门古老而又崭新的学科，数千年来，它一直绽放着绚丽的光彩，为人民的健康和中华民族的繁衍昌盛做出了巨大贡献。数千年来，一代又一代伟大的医学家，勤奋地耕读着，努力发掘，推动着中国医药学的发展和成长。一代又一代伟大的医学家，钻研剖析中国医学理论和临床实践，为中国医药学创造出巨大的财富。中医药学蕴含着数千年来无数医学家辛勤劳动的结晶，他们为祖国医药学的发展和成长做出了不可估量的贡献。

中医药学是一门非常古老的学科，学习它必须循序渐进，由浅入深，既要了解中医药学的昨天，又要展望中医药学的未来；既要掌握学习中医药学理论的阶梯，又要掌握中医药学理论的实质内涵。只有熟练地掌握中医药学的基本理论，才能更好地学习中医各科临床。如果不能通晓中医基础理论，即在中医临床上下工夫，那只能是盲目的、无目的的学习，或者说是生搬硬套的学习。不通晓中医学基础理论，即不明病因、病机、疾病发生的原委，论治疾病只能是依葫芦画瓢地治病。

学习中医，必须熟练地掌握中医脏腑生理功能、病理变化、病因、病机、辨证论治……临床治疗上才能准确无误，才能收到较好的治疗效果。故学习中医，必须熟练地掌握中医药基础理论，才能对临床各科有目的地、有计划地学习，最终才能造就成临床上的好医生。

2015 年 10 月于安徽临泉

目　录

绪 论

中医学是一门古老而又崭新的学科，它有数千年的历史，是我国人民在长期与疾病做斗争中积累的丰富经验的总结，是我国优秀文化遗产的一个重要组成部分。中医学是在古代唯物论和辩证法思想的影响和指导下，通过长期反复的医疗实践，逐步形成和发展成为独特的医学理论体系，它为中国人民的健康事业，和中华民族的繁衍昌盛，做出了巨大贡献。

一、中医学理论体系的形成和发展

中医学是研究人体生理、病理以及疾病的诊断和防治的一门学科。中医学在数千年的发展过程中，形成为一门独特的理论体系。在中医学理论体系形成的过程中，中医学受到我国古代的唯物论和辩证法思想，特别是阴阳五行学说的深刻影响，形成了“整体观念”和“辨证论治”的医学理论体系。

在远古时期，勤劳的中国人民在长期与疾病做斗争中，逐渐形成了中医学理论体系的萌芽。到了春秋战国时期，随着社会的急剧变化，政治、经济、文化都有明显的进步，中医学也有了显著发展，出现了我国现存最早的医学文献——《黄帝内经》。它总结了春秋战国以前的医疗成就和治疗经验，系统地阐述了人体生理、病理、诊断、治疗、预防等问题，确立了中医学理论体系，是中医学发展的理论基础，被后人誉为中医之鼻祖。

约战国时期，秦越人编著《难经》一书，其可与《黄帝内经》相媲美，内容十分丰富，特别在脉学上，补充了《黄帝内经》之不足，成为后世指导临床实践的理论基础。

两汉时期，中医学有了显著的进步和发展。《神农本草经》总结了两汉以前的药物成就，是我国现存最早的药物学专著，后世的多家本草著作都是在《神农本草经》的基础上发展而来的。

东汉末年，伟大的医学家——张仲景编著《伤寒杂病论》，即后世的《伤寒论》和《金匮要略》，是中医学运用辨证论治的专书。《伤寒论》和《金匮要略》用六经辨证和脏腑辨证的方法，对外感疾病和内伤杂病进行辨证论治，确立了辨证论治的理论体系，奠定了辨证论治的理论基础。

在《黄帝内经》《难经》《伤寒杂病论》的基础上，我国历代医家从不同的角度继承和发展了中医学。隋唐时期，中医学迅速发展成长，出现了巢元方、孙思邈、王焘等著名的医学家。金元时期，出现了前所未有的各具特色的医学流派，特别是史称“金元四大家”的刘完素的寒凉派、张从正的攻下派、李杲的补土派、朱丹溪的养阴派的学术争鸣，大大促进了中医学的发展和成长。

到了明清时代，中医学发展到鼎盛时期，名医辈出，温病学脱离了伤寒体系，形成了一门独立的学科，出现了诸如吴又可、叶天士、吴鞠通、王孟英、薛生白等伟大的温病学家，为中医学的发展、成长，和人们的健康事业做出了巨大贡献。

中华人民共和国成立后，由于中国共产党对卫生工作的重视，卫生事业更有长足发展，人们的健康水平明显提高。

二、中医学的基本特点

中医学在古代唯物论和辩证法思想的指导下，经过长期、反复的临床实践，逐步形成了独特的理论体系。这一理论体系的基本特点是“整体观念”和“辨证论治”。

1. 整体观念

整体观念就是统一性和完整性，即人体的统一性整体观，和人与自然界的统一性整体观。

中医学认为人体是一个有机的统一整体，人体的各个器官组织、生理功能都是相互联系、相互协调、相互为用的，在病理上是相互影响的。人体是以五脏为中心，通过经络把六腑、五体、五官、九窍、四肢百骸等全身各组织器官，联系成一个有机的统一整体。在功能上互相联系，维持着生理活动的协调平衡。就是说，人体内部器官是相互关联而不是孤立的。在病理上是互相影响的，局部的病变可以引发整体的病理反应，局部的病理变化与整体的病理反应是一致、统一的。

人与自然的统一性，即人类生活在自然界中，自然界存在着人类赖以生存的必然条件。同时，自然界的变化又可直接或间接地影响着人体，而人的机体则相应地产生反应，这属于人体生理的适应。如超越了正常适应范围，就要产生病理性反应，那么人就要生病。人与自然界的相应，不是消极的，而是积极、主动的。人不仅能适应自然，而且能改造自然，这说明人与自然是协调的。如春、夏、秋、冬，温、热、寒、凉，人类不仅能适应这种变化，而且能主动地调节人体机能和改造人与自然的这种适应性和协调性。

同时人与自然的协调性，还要注意人体的强弱、四时的气候变化、地理环境的不同。就是说，要因人、因时、因地而采用不同的协调方法，以适应不同条件对机体的影响。在机体受到影响而产生疾病时，更要注意因人、因时、因地地分析外在因素的影响和内在的有机联系。所以人与自然的整体观，不仅要考虑人与自然的统一性、协调性，而且要能动地改造这种适应性和协调性。

2. **辨证论治**

辨证论治是中医认识疾病和治疗疾病的基本原则，也是中医学的基本特点。辨证论治就是临床将四诊（望、闻、问、切）所收集的资料，进行分析、综合、归纳，辨清疾病的病因、性质、病位及邪正盛衰的关系，判断属于某种类型的证，然后确定相应的治疗法则。辨证是决定治疗疾病的前提和依据，论治是治疗疾病的手段和方法。只有辨证正确，治疗才能收到满意效果。辨证论治的过程，是认识疾病和解决疾病的过程。辨证和论治是相互联系不可分割的，辨证是治疗的理论依据，论治是检验辨证的正确与否。也就是说，辨证论治是理论与实践相结合的体现，是临床上理、法、方、药的具体运用，是指导临床诊治疾病的基本原则。

在这里应指出病、症、证的含义。如感冒是病；感冒发热，头痛是症，症是感冒的一个症状；感冒又分风寒感冒、风热感冒两种不同的证（风寒感冒、风热感冒是证），从而确定辛温解表和辛凉解表两种不同的治法。就是说，辨证论治不是见热退热、头痛医头、脚痛医脚的对症治法，而是详细辨别病的证型，针对疾病发展过程中的主要矛盾而施治。如“久痢脱肛”“胃下垂”“女子子宫脱垂”均属气虚下陷证，都应以升提益气为治则。即不同的病，乃属相同的证，用同一法则来治疗。又如头痛病，有“肝阳上亢头痛”“瘀血头痛”“风寒感冒头痛”等不同的证，宜按不同的证型而施治。即同一病，而证不同，应按证而治，证同治亦同，证异治亦异，谓之“异病同治”或“同病异治”。

三、中医学的主要内容

中医学的主要内容包括“中医基础学”和“中医诊断学”。中医基础学主要阐述人体生理、病理、病因、病机等，其内容包括“阴阳五行学说”“脏腑学说”“气血津液学说”“经络学说”“病因病机学说”等。中医诊断学是在中医基础理论指导下，研究探讨疾病、诊断疾病，并对疾病诊断后确立治疗原则的一门学科，包括望、闻、问、切四诊和辨证论治等内容。

学习中医必须根据中医理论，循序渐进，由浅入深，要努力在中医理论上打下坚实的基础，在实际临床中，才能运用自如，否则，临床辨证论治中就不能正确地诊断和治疗疾病。所以中医学的基础知识，是临床医生必须下苦功、必修的最基本的理论知识。没有坚实的中医理论基础，就不可能造就一个优秀的临床中医师。

第一章　阴阳五行学说

阴阳五行学说是我国古代朴素唯物论和自发的辩证法思想，是古代哲学家的辩证法和唯物论的产物，阴阳五行学说反过来又是古代哲学家认识自然和解释自然界一般规律的方法论。阴阳学说认为世界是物质的，一切物质都具有相互对立、相互依存、相互排斥的两个方面，具有朴素的对立统一性。五行学说认为世界的一切事物都是由木、火、土、金、水五种最基本的物质所构成，这五种最基本的物质相互滋生、相互制约、相互助长、相互抑制，构成了物质世界。这种朴素的唯物主义哲学观，成为我国古代自然科学的唯物主义世界观和方法论的基础。

我国古代医学家在长期医疗实践的基础上，将阴阳五行学说运用于医学领域，借以阐明人体的生理功能和病理变化，并用以指导临床的诊断和治疗，作为医学上的说理工具，成为中医学理论体系的一个重要组成部分，对中医学理论体系的形成和发展起到极为重要的作用。

第一节 阴阳学说的基本内容

阴阳是我国古代哲学的一对范畴。阴阳是对自然界某些事物相互关联的和双方对立的概括，既有对立的意思，又有统一的概念。既可代表相互对立的事物，又可用以分析一个事物内部存在相互对立的两个方面。阴阳对立统一的两面，是宇宙间一切事物所固有的。阴阳对立统一矛盾地运动，促使宇宙间一切事物发生发展变化。宇宙间任何事物，都可用阴阳概括为两类，任何一种事物又可分为两面——一阴一阳。这两方面既相互对立，又相互联系，在自然界无穷无尽。《素问·阴阳应象大论》说**“阴阳者，天地之道也，万物之纲纪，变化之父母，生杀之本始，神明之府也”**。《素问·阴阳离合论》说**“阴阳者，数之可十，推之可百，数之可千，推之可万，万之大不可胜数，然其要一也”**。

阴阳学说的基本内容，包括阴阳的对立和制约，阴阳的互根互用，阴阳的消长平衡，阴阳的相互转化。

1. **阴阳的对立和制约**

阴阳学说认为自然界一切事物都存在着互相对立的两个方面，如水与火、上与下、天与地、左与右、寒与热、升与降、昼与夜等。阴阳既是对立又是统一的，对立是二者相反的一面。然而阴阳又是统一的，统一的一面是二者相互依附的。没有对立就没有统一，没有相反就没有相成，阴阳相互之间的对立，主要表现在它们之间相互制约、相互消长。互相制约、消长的结果，取得了事物动态的平衡，没有消长也就没有制约。阴阳互相制约的过程，也是阴阳互相消长的过程。如春、夏、秋、冬之温热凉寒的气候变化，春夏温热是春夏阳气上升抑制了秋冬的凉寒之气，秋冬的凉寒是因为秋冬阴气上升抑制了春夏的温热之气，这就是自然界阴阳互相制约互相消长的结果。阴阳互相制约和消长，促使了事物的发展和变化，世界万事万物才能生生不息，产生了事物的正常运动。《素问·阴阳应象大论》说：**“阳生阴长，阳杀阴藏，阳化气阴成形。”**只有如此，生物才有生长化收藏和生长壮老已。阴阳的对立、消长取得了动态平衡，万事万物才能平静地处于一个统一体中，这种动态的平衡遭到破坏，人体就会形成疾病。

2. 阴阳的互根互用

阴和阳是对立统一的，二者既互相对立又互相依存，任何一方都不能脱离另一方单独存在。如上为阳下为阴，没有上就无所谓下，没有下无所谓上。左为阳右为阴，没有左也就无所谓右，没有右也无所谓左。热为阳寒为阴，没有热也就无所谓寒，没有寒也就无所谓热。所以说阴存于阳，阳亦依存于阴，每一方都以相对的一方存在为自己存在的条件，每一方都不能孤立地存在，这种互相依存的关系，谓之阴阳的相互依存和互根。

阴阳的相互依存、互根互用关系，不仅体现于宇宙间一切事物的互相依存关系，而且还体现于人体机体相对功能之间的相互依存关系。人体生命活动的基本物质，气与血，气为阳，血为阴，气为血之帅，血为气之舍，气依属于血，血的运行靠气的推动。

阴阳的互根互用，亦是阴阳双方互相资生，互相促进助长对方，即任何一方必须得到另一方的资生才能生化不息。无阳则阴无以生，无阴则阳无以化，因此独阳不能自立，须得阴而后立，孤阴不能生，须得阳而后生。《素问·阴阳应象大论》说“**孤阴不生，独阳不长**”“**阴在内，阳之守也，阳在外，阴之使也**”。阳以阴为基础，然阳不能自立，必得阴而后立，故阳以阴为基础，而阴以阳为之母，根阴根阳，天人一理，此之谓也。

3. 阴阳的消长平衡

阴阳之间，互相对立而制约，互根而互用，互相依存，并不是处在静止不变状态，而是处于不断变化之中。所谓阴阳消长平衡，不是绝对静止的平衡，而是在一定限度、一定时间内“阴消阳长，阳消阴长”，维持着相对的平衡。

阴阳的消长平衡，在绝对运动中包含着相对的静止，在相对的静止中蕴伏着绝对的运动，在绝对的消长中维持着相对的平衡，在相对的平衡中存在着绝对的消长。事物的发生和发展就是在绝对的消长和相对的平衡、绝对的运动和相对的静止中，此消彼长、此长彼消，生化不息。如一年四季处于相对的动态平衡中，春暖夏热、秋凉冬寒。春季阳长阴消，即春季渐渐变暖，到了夏季，阳长极，阳盛阴衰；到了秋季，天气变凉变寒，即阳消阴长；到了冬季，阴盛阳衰至极；然而到了第二年春天，天气渐渐变暖，阳长阴消，周而复始，年复一年，阴消阳长，阳消阴长，阴阳更易，维持着宇宙间一切事物动态的平衡。一日之内亦如是，日中阳盛阴衰，夜半阴盛阳衰，也是阳渐盛阴渐衰，阴渐盛阳渐衰，阳消阴长、阴消阳长循环不息。阴阳消长虽然是绝对的，平衡是相对的，然只有不断的消长和不断的平衡，才能推动万事万物的正常发展。如果只有“阴消阳长”，而无“阳消阴长”或只有“阳消阴长”而无“阴消阳长”，就破坏了阴阳的相对平衡，导致阴阳消长失调，对人体来说，也就产生了疾病。《素问·阴阳应象大论》说“**阳盛则阴病，阴盛则阳病，阳盛则热，阴盛则寒**”。

4. 阴阳的相互转化

阴阳转化是指阴阳对立的双方，在一定条件下，可以各自向其相反的方面转化，即阴可以转化为阳，阳亦可以转化为阴。阴阳互相转化，一般表现在事物变化到极点，即物极必反。阴阳转化，即是在量变的基础上发生质的变化。阴阳双方的转化，必须具备一定的条件，如《素问·阴阳应象大论》说：“**重阴必阳，重阳必阴，寒极生热，热极生寒**。”这里“重”和“极”就是转化的条件，没有“重”和“极”这个条件，阴阳就不可能转化。如四季气候变迁，夏天炎热到极点，就要向寒凉转化；冬天寒冷到极点，就要向温热转化。

在人体疾病发展过程中，由阴转阳、由阳转阴是常常可以见到的，如高热病人，大量耗伤机体元气，损伤精津，体温可突然下降，出现四肢厥冷、面色苍白等阳气暴脱的阴证，即属由阳转阴的阴证。又如寒饮中阻之阴证，也可郁而化热转为阳证。然而阴阳转化是有条件的，必须在“极阳”和“重阴”或“极阴”和“重阳”的情况下，才能相互转化。

阴阳是事物对立的属性，存在着无限的可分性。《素问·阴阳离合论》说：“**阴阳者，数之可十，推之可百，数之可千，推之可万，万之大不可胜数，然其要一也**。”阴阳的可分性是无限的，阴阳的对立制约、互根互用、消长平衡和互相转化等，说明阴阳之间的关系不是孤立的，不是静止不变的，它们之间是互相联系、互相影响、相反相成的。只有理解了这些基础理论，才能更好地理解阴阳学说在医学上的运用。

第二节　阴阳学说在医学上的运用

阴阳学说贯穿于中医理论的整个体系，用来说明人体的组织结构、生理功能、疾病的发生变化、疾病的诊断和治疗，医学上把它引用来作为一种说理工具。

一、阴阳学说说明人体的组织结构

人体是一个整体，人体内部组织充满着对立统一关系。人体内一切组织结构，都可划分为相互对立的阴阳两部分。《素问·金匮真言论》说“**夫言人之阴阳，则外为阳，内为阴；言人身之阴阳，则背为阳，腹为阴；言人身藏府中之阴阳，则藏者为阴，府者为阳。肝、心、脾、肺、肾五藏皆为阴；胆、胃、大肠、小肠、膀胱、三焦六府皆为阳**”。就人体部位来说，上部属阳，下部属阴；体表属阳，体内属阴；背属阳，腹属阴；四肢外侧属阳，四肢内侧属阴。以脏腑来分，五脏属里，藏精气而不泄，属阴；六腑属表，传化物而不藏，属阳。人体组织结构，上下、内外、表里、前后以及内脏之间，无不包含着阴阳的对立统一。

二、阴阳学说说明人体的生理功能

中医学引用阴阳学说来说明人体的生理功能，认为人体的正常生命活动，是阴阳两个方面保持着对立、统一、协调的结果。就功能与物质而言，功能属阳，物质属阴。物质与功能的关系，就是阴阳对立统一的体现。人体的生理活动，以物质为基础，没有物质的运动就无以产生生理功能。人体功能与物质的关系，也就是阴阳互相依存、互相消长的关系。如果阴阳不能互根互用，人的生命也就终止。《素问·生气通天论》说“**阴平阳秘，精神乃治；阴阳离决，精气乃绝**”。

三、阴阳学说说明人体疾病的发生和病理变化

人体的内、外、上、下、表、里以及机体的物质与功能，必须保持相对的阴阳协调关系，才能维持正常人的生命活动。阴阳的平衡协调是人体健康的表现，阴阳因某种原因失去协调平衡，人体就要产生疾病。

阴阳是互根互用、互相制约消长的，所以阴阳失调就会导致阴阳偏盛偏衰而发生疾病。疾病的发生和疾病的变化，关系到正气与邪气的盛衰两个方面。正气泛指机体结构功能与抵抗能力，邪气泛指各种致病因素。疾病的过程即为邪正斗争的过程，也是阴阳偏盛偏衰的现象，阴阳偏盛和偏衰即人体已形成了疾病。

阴阳偏盛即阴阳任何一方超出正常水平的病理状态，阳盛则热，阳盛则阴病。阳的特性是热，故阳盛则热。由

于阳能制阴，故阳胜时必然要消耗机体的阴精，使阴液减少，出现滋润不足、干燥的表现，即所谓“阳胜则阴病”。

阴盛则寒，阴盛则阳病。由于阴的特性是寒，故阴胜则寒。阴能制阳，故阴盛必然损害机体的阳气，导致机体虚衰，故阴盛则阳病。如寒邪直中内脏，可出现肢冷、脉沉迟或脉微细欲绝的阴胜则阳衰的证候。故阳邪胜，出现的是实热证；阴邪胜，出现的是实寒证。阴阳偏胜出现的均系实证。

阴阳偏衰，即阴虚、阳虚，属于阴阳任何一方低于正常水平的病理状态。阳虚泛指人体阳气虚衰。阴不足或阳不足，无力制约对方，就会导致对方的偏胜。阳虚不能制约阴，阴相对亢盛，就会出现阳虚的寒证，即出现畏寒肢冷、面色苍白、自汗、脉微细的虚寒证。相对而言，人体的阴气有制约阳气的功能，若阴虚不能制阳，阳相对偏亢而出现热象，就会出现潮热、五心烦热、口干舌燥、脉细数的虚热证，如久病耗阴或素体阴虚证。《素问·阴阳应象大论》说“**阴盛则阳病，阳盛则阴病，阳盛则热，阴盛则寒，重寒则热，重热则寒**”。

阴阳偏衰到一定程度，就会出现阴损及阳，或阳损及阴，或阴阳互损的情况。当阳损到一定程度，阳虚不能生阴，继而出现阴虚现象，谓之“阳损及阴”。同样，阴虚到一定程度，阴虚不能生阳，就会出现阳虚的现象，谓之

“阴损及阳”“阳损及阴”，最终导致“阴阳两虚”证，但依然存在偏阳虚或偏阴虚的不同。

四、阴阳学说用于疾病的诊断

疾病的发生和发展尽管错综复杂，千变万化，但都不外乎阴阳的消长失调，都可以用阴阳来概括，加以说明。

在辨证方面，有阴阳、表里、寒热、虚实八纲辨证。阴阳是辨证总纲，表、热、实属阳，里、寒、虚属阴。在临床辨证中，要抓住疾病的本质，分清病证属阴属阳，才可以做到执简驭繁。在临床上，患者色泽鲜明者属阳，晦黯者属阴；语音高亢、洪亮者属阳，语音低微无力者属阴；疾病在上、在表者属阳，在下、在里、在内者属阴；躁动、身热者属阳，倦怠、身寒者属阴；脉浮、洪、数者属阳，脉沉、迟无力者属阴。

总之，在疾病的诊断过程中，应以分阴阳为首要任务。只有掌握了阴阳在辨证中的规律，才能正确分析判断疾病的阴阳属性。《素问·阴阳应象大论》说：“**善诊者，察色按脉，先别阴阳。**”《景岳全书》亦云：“**凡诊病施治，必须先审阴阳，乃为医道之纲领，阴阳无谬，治焉有差……设能明彻阴阳，则医理虽玄，思过半矣。**”

五、阴阳学说用于疾病的防治

调整阴阳，使之保持相对平衡，达到阴平阳秘状态，是防治疾病的基本原则。人体的阴阳，是生命之根本。自然界有春、夏、秋、冬四时之变化，即所谓四时阴阳。善于养生者，就是要使人体中的阴阳与四时的阴阳变化相适应，以保持人与自然界的协调统一。《素问·四气调神大论》说**“夫四时阴阳者，万物之根本也，所以圣人春夏养阳，秋冬养阴，以从其根，故与万物浮沉于生长之门，逆其根，则伐其本，坏其真矣”**。

疾病发生和发展的根本原因，是阴阳平衡的失调，所以调整阴阳的平衡，补其不足，泻其有余，就是治疗疾病的基本原则。

阴阳偏胜，即为有余之证，损其有余，以平为度。阳胜则热，阴胜则寒。阳胜而损阴液，故阳胜则阴病；阴胜易伤阳气，故阴胜则阳病。阳胜则热，属实热证，宜用寒凉药以制阳。阴胜则寒，属实寒证，宜用温热药以制阴。《素问·至真要大论》说：“**寒者热之，热者寒之。**”即此意也。

阴阳偏衰，即阴或阳的一方不足，或阴虚或阳虚。阴虚者不能制阳，阳必亢，属虚热证，需用滋阴壮水之法以抑制阳亢火盛，《黄帝内经》谓之“阳病治阴”。若阳虚不能制阴，而造成阴盛者，属虚寒证，宜用扶阳益火之法，以消退阴盛，《黄帝内经》谓之“阴病治阳”。

总之，治疗的基本原则是泻其有余，补其不足，阳盛者泄热，阴盛者祛寒，阳虚者扶阳，阴虚者补阴，使阴阳偏盛偏衰的现象恢复平衡、协调的正常状态。根据病证的阴阳偏胜偏衰的情况，确定治疗原则，再结合药物寒热温凉的性能，选择相应的药物，纠正由疾病引起的阴阳失调状态，从而达到治愈疾病的目的。

第三节 五行学说的基本内容

五行学说是我国古代劳动人民在长期的生活实践中，认识到木、火、土、金、水是构成宇宙间万事万物必不可少的基本物质，宇宙间的一切事物都是由木、火、土、金、水这五种基本物质之间的运动变化而生成，同时这五种物质存在着生、克、制化关系，认为任何事物都不是孤立静止的，都在不断的相生相克中维持着平衡协调。中医学把它引用到医学上作为说理工具，成为中医学独特的理论体系。

五行学说的基本内容，包括五行各自的特性和按照五行属性对一切事物进行的归类，以及五行间的生、克、乘、侮、制化关系。

一、五行的特性

五行的特性是在对木、火、土、金、水五种物质认识的基础上，通过这五种物质抽象的理论概念，用以识别各种事物的五行属性，研究事物之间的相互关系。

1. **木的特性**

“木曰曲直”。“曲直”实际上是指树木的生长形态，树木枝干曲直，引申为具有向上、向外舒展、生长、生发、条达舒畅等作用或性质的事物，均归属于木。

2. **火的特性**

“火曰炎上”。“炎上”是指具有温热、上升的特性，引申为具有温热、升腾作用的事物，均归属于火。

3. **土的特性**

“土曰稼穑”。“稼穑”是指土有播种和收获农作物的作用，引申为有生化、承载、受纳作用的事物，均属于土，故有“土载四行，万物土中生，万物土中灭”之说。

4. **金的特性**

“金曰从革”。“从革”是指变革之意，引申为有清洁、肃降、收敛等作用的事物，均归属于金。金乃土中生，即土经过变革而生金。

5. **水的特性**

“水曰润下”。“润下”是指水有滋润下行的特性，引申为具有寒凉、滋润、向下运行的事物，均归属于水。

以五行的特性可见，五行已脱离了木、火、土、金、水五种物质的含义，是以五行的抽象特性来归纳各种事物的千变万化现象。

二、事物按五行属性进行归类

五行学说是以五行的特性来归类的。事物五行的属性，并不等同于木、火、土、金、水本身，而是将事物的性质和作用与五行的特性相比类，而得出事物五行的属性。如事物与木的特性相类似，则归属于木，与火的特性相类似，则归属于火等。

以方位配五行：如日出东方，与木的升发特性相类，故东方归属于木；南方火热，与火的炎上特性相类，故南方归属于火；日落于西，与金的肃降特性相类，故西方归属于金；北方寒冷，与水的特性相类，故北方归属于水。

以五脏配五行：如肝主升发而肝属木，由于肝合胆、主筋，其华在爪，开窍于目，因此可以推演胆、筋、爪、目皆属于木。心阳主温煦，属于火，则小肠、脉、舌亦属于火。脾主运化而属于土，则胃、唇、口、肌肉亦属于土。肺主肃降而属于金，则大肠、皮毛、鼻亦属于金。肾主水而归属于水，则膀胱、骨、耳、二阴亦属于水。

五行学说认为，属于同一五行属性的事物，都存在着相互联系。如《素问·阴阳应象大论》说：“**东方生风，风生木，木生酸，酸生肝，肝生筋**……”就是说方位的东和自然界的风、木以及酸味的物质都与肝相关。五行学说用以说明人与自然环境的统一性。五行学说把自然界的千变万化，归结为木、火、土、金、水五行系统。对人体来说，把人体的各种组织和功能，归结为以五脏为中心的五个生理、病理系统。

附表　事物属性五行归类表

自然界							五行	人体						
五音	五味	五色	五化	五气	五方	五季		五脏	五腑	五官	形体	情志	五声	变动
角	酸	青	生	风	东	春	木	肝	胆	目	筋	怒	呼	握
徵	苦	赤	长	暑	南	夏	火	心	小肠	舌	脉	喜	笑	忧
宫	甘	黄	化	湿	中	长夏	土	脾	胃	口	肉	思	歌	哕
商	辛	白	收	燥	西	秋	金	肺	大肠	鼻	皮	悲	哭	咳
羽	咸	黑	藏	寒	北	冬	水	肾	膀胱	耳	骨	恐	呻	栗

三、五行的生克、制化、乘侮关系

五行之间的生克制化，是指木、火、土、金、水相互之间不是孤立的、静止不变的，而是存在着有序的“相生”“相克”的制化关系，从而维持着事物生化不息的动态平衡，这是五行之间正常的关系。如果五行之间相克太过，或向克我者反克，这是五行之间生克制化遭到破坏后出现的不正常关系。

1. **五行相生**

五行相生是指木、火、土、金、水之间存在着有序的依次递生助长的关系，即木生火，火生土，土生金，金生水，水生木。任何一行都具有“生我”和“我生”的两面关系，生我者为母，我生者为子，因此五行相生又为母子关系。如以火为例，木生火，木为火之母，火为木之子；火生土，火又为土之母，土又为火之子，即木、火是母子关系，火和土也构成母子关系。

2. **五行相克**

五行相克是指木克土，土克水，水克火，火克金，金克木，即五行木、火、土、金、水之间存在着有序的递相克制和制约的关系。在相克关系中，任何一行都具有“克我”和“我克”两方面的关系。“克我”者为“我所不胜”，我克者为“我所胜”。以木为例，木克土，土为木之“所胜”，木为土之“所不胜”。

3. **制化关系**

五行的制化关系是五行的相生和相克不可分割的两方面。没有生，就没有事物的发生成长；没有克，事物就会过分亢盛为害，就不能维持事物之间正常协调平衡。五行中“生我”“我生”和“克我”“我克”这种错综复杂的关系，说明事物是受到整体的调节，防止太过和不及，维持相对平衡。如水生木，木生火，而水又能克火，即母又克子之子。又如木克土，土生者金，而金克木，即我所生者又克克我者。又如金克木，木克土，然土又生金，即我克者又生克我者，这种关系就是五行的生克制化关系。人类用这种关系解释自然界的气候变化和自然界的生态平衡，中医学引用来用以解释人体的生理平衡。

4. **五行乘侮**

相乘、相侮都是不正常的相克现象，两者之间既有区别又有联系。相乘、相侮的主要区别是：相乘是按五行相克次序而发生过强的克制，相侮是五行相克次序发生相反方向的克制现象。在发生相乘时，也可同时发生相侮；发生相侮时，也可同时发生相乘。如木过强时可以乘土，然又可同时侮金。金虚时可受到木的反侮，又可受到火乘。因而相乘相侮之间，存在着密切联系。《素问·五运行大论》说：“**气有余，则制己所胜，而侮所不胜；其不及，则己所不胜，侮而乘之，己所胜，轻而侮之**。”

五行中的相乘，是指五行中某一行过于强盛，因而对被克制的一行克制太过，促使被克制的一行虚弱。如木过于强盛，则克土太过，造成土的不足，即为木乘土。或五行中的一行本身虚弱，因而对克我的一行相克相对显得增强，而本身就更虚弱。如木本不过于强盛，克土的力量也在正常范围，然由于土本身不足，而形成了木克土的力量相对增强，使土更加不足，谓之土虚木乘。

五行中的相侮，是指五行者的一行过于强盛，对原来克我的一行进行反克，又谓反侮。如木本受金克，由于木过于强盛，不仅不受金克制，反而对金进行反克（反侮），谓之“木侮金”。同时，金本身十分虚弱，不仅不能对木克制，反而受到木的反克，谓之“金虚木侮”。

第四节　五行学说在医学上的应用

五行学说在医学上的应用，是以五行的特性来分析研究人体脏腑、经络等组织器官的五行属性，以五行的生克制化、乘侮关系来分析研究人体脏腑、经络之间和各个生理功能之间的相互关系，以及病理情况下的相互影响。因此五行学说在中医学中不仅是说理工具，而且具有指导临床诊断治疗的实际意义。

一、五行学说用以说明人体五脏的生理功能及五脏间的相互关系

五行学说将人体内脏分别归属于五行，以五行的特性来说明五脏的生理功能。如木性可曲可直，枝叶条达，有生发的特性，而肝喜条达而恶抑制，有疏泄的功能，故肝属木。火性温热，其性炎上，心阳有温煦的功能，故心属火。土性敦厚，有生化万物的特性，而脾有运化水谷，输

送精微，营养五脏六腑、四肢百骸的功能，为气血生化之源，故脾属土。金性清肃收敛，而肺具有清肃肃降之性，故肺属金。水性润下，寒润下行，肾主水，有藏精的功能，故肾属水。

五行学说还将人体的脏腑组织与自然界的五方、五时、五气、五味、五色等联系起来，以体现天人相应的整体观念。如《素问·阴阳应象大论》说：“**东方生风，风生木，木生酸，酸生肝，肝生筋**……”

五脏的功能活动不是孤立的，而是互相联系的，中医学运用五行的生克制化关系来说明人体脏腑生理功能的内在联系，即五脏之间的相互资生和相互制约关系。五脏的互相资生即：肝生心（木生火），心生脾（火生土），脾生肺（土生金），肺生肾（金生水），肾生肝（水生木）。五脏的相互制约即：心制约肺（火克金），肺制约肝（金克木），肝制约脾（木克土），脾制约肾（土克水），肾制约心（水克火）。

五脏的生理功能及其相互资生、制约的关系是复杂的，五行的特性并不能完全说明五脏所有的生理功能，五行的生克制化关系也不能完全解释五脏间复杂的生理关系。因此，在研究五脏间的生理功能时，不能局限于五行间的生克制化理论。

二、五行学说用以说明人体五脏病变的相互影响

五行学说不仅可以说明人体脏腑病理情况下的互相联系，也可用以说明脏腑病理情况的互相影响。如本脏的疾病可以传至他脏，他脏的疾病也可以传至本脏，这种病理上的相互影响，谓之传变。

1. 相生关系的传变

即以五行相生的规律传变，如肾属水，肝属木，肾为母，肝为子，肾水生肝木。若肾病及肝，即“母病及子”，临床上常见的“肝肾精血不足”和“水不涵木”都是“母病及子”。

若子脏病传至母脏，谓之“子病犯母”。如肝属木，心属火，肝木生心火，肝为母脏，心为子脏，心病及肝即“子病犯母”，又谓“子盗母气”。临床上如“心肝火旺”，是由于心火旺盛，累及肝脏，引动肝火，即是“子病犯母”。

2. 相克关系的传变（包括相乘与相侮）

相克之太过谓之“相乘”。相乘有两种情况：一种由于一方的力量过强，对被克的一方过于克制；另一种是被克的一方虚弱，不能承受对方的正常克伐，从而出现克伐太过的病理现象。如木克土，木太盛，谓“木乘土”；若土太虚，则谓“土虚木乘”。临床常见的肝气横逆犯胃、

犯脾皆属“相乘”致病范围。

相克的反向相克谓之“相侮”，即不仅不受克己一方的克制，反而对克己的一方进行反克。或由于一方的虚弱，丧失了克制对方的能力，反而受到被克一方的克制。这两种反克相侮的原因虽然不同，但结果还是一方的太过和一方的不足。如肺属金，肝属木，金克木。在正常情况下，肺金有制约肝气、肝火上升的作用。若肺金不足，肝火上逆，即可出现肝火犯金的反克的病理变化。这种现象可能因为肝木太盛，而反侮肺金，也可能因为肺金太虚，而受肝木反侮。

相乘、相侮都是相克的异常而致病，事实上人体的致病，也不能完全用五行之间的生克规律来阐释，在疾病的情况下，也有受邪性质和患者禀赋强弱的不同。但临床上，应以实际情况来分析，把握疾病传变规律，不能受五行生克乘侮规律的约束。

三、五行学说用于临床诊断

五行学说用于疾病的诊断，主要是以事物五行的归属分析四诊资料，以五行的生克、乘侮规律推断病情、判断疾病的预后。机体内脏功能活动及其相互关系的异常变化，可以反映到体表相应的组织器官，出现色泽、声音、形态、脉象诸多的异常变化。由于五脏与五色、五音、五味有特殊联系，因此，临床诊断疾病时，就可以综合望、闻、问、切所获得的资料，根据五行的归属及其生克乘侮的关系、规律，来推断病情。如面见青色，即为木乘土的脾虚病人；面见黑色，即为水克火的心脏病人。

然而对疾病的推断，还须将色诊和脉诊结合起来。如《素问·五藏生成》说：“**能合色脉，可以万全**。”但用色脉合参来判断病情，还必须与五行学说密切结合，以五行之间的生克规律说明之。如肝病色青而见弦脉，为色脉相属。如果不见弦脉而见浮脉，则属阳盛之脉，即克色之脉（金克木），预后不佳。若得沉脉，沉脉属水，水生木，为生色之脉，预后较好。不过在临床上，对疾病的推断和预后，不能拘泥于色脉之间的生克制化关系，更重要的还是“四诊合参”。

四、五行学说用于疾病的治疗

在临床上，我们既要掌握疾病在发展传变过程中的生理乘侮关系，又要根据病情辨证论治，绝不能呆板、机械地生搬硬套。

临床上，运用相生规律来治疗疾病，其基本治疗原则是补母和泻子。所谓补母，主要用于母子关系的虚证。如肾阴不足，不能滋养肝木，而致肝阴不足者谓之“水不涵木”或“水不生木”。其治疗不直接治肝，而补肾之虚，因为肾为肝之母，肾水生肝木，所以补肾水可以生肝木，谓之“滋水涵木”。又如肺气虚，可以影响脾之健运，而导致脾虚，脾土为母，肺金为子，脾土生肺金，所以补脾气可以益肺气，谓之“培土生金”。所谓泻子，主要用于母子关系的实证。如肝火炽盛出现的肝实证，肝木是母，心火是子，治疗这种肝实火，可采用泻心法，泻心火有助于泻肝火。

故临床上运用相生的规律治疗疾病，主要掌握母子关系，它的原则是“虚者补其母，实者泻其子”。凡母病及子，子病犯母，或单纯一脏的疾病，均可按照“补母泻子”的原则来论治。

（一）五行相生常用的治法

1. **滋水涵木法**——滋养肾阴以养肝的治疗方法，适用于肝肾阴亏证及肝阳偏亢证。

2. **益火补土法**——温肾阳以补脾阳的一种治疗方法，适用于脾肾阳虚证。

3. **培土生金法**——用益气补脾而补益肺气的治疗方法，适用于脾胃虚弱不能滋养肺脏，而致肺虚脾弱证。

4. **金水相生法**——滋养肺肾阴虚的一种治疗方法，适用于肺虚不能输津液以滋肾，或肾阴不足不能上滋于肺，而致肺肾阴虚证。

临床上运用相克的规律治疗疾病的基本原则是抑强和

扶弱。根据五行相克的规律，出现相克太过和不及，引起的相乘和相侮。相克太过者须抑强，不及者须扶弱。如肝气横逆犯胃克脾，出现肝脾不调和肝胃不和，谓之“木旺克土”，宜抑强疏肝平肝治之。若木本应克土，反木被土克，谓之反克（反侮），如脾胃湿热或寒湿壅滞，影响肝之疏泄条达，当以运脾和胃治之。扶弱可用于相克不及，如肝虚影响脾胃健运，谓之“木不疏土”，宜扶弱和肝，佐健脾治之，以加强双方的机能。

（二）五行相克常用的治法

1. **抑木扶土法**——疏肝健脾治疗肝旺脾虚的一种治法，适用于木旺乘土、土虚木乘之证。

2. **培土制水法**——温运脾阳或用温肾健脾的药物治疗水湿停聚为病的一种方法，适用于脾虚不运、水湿泛滥致水肿胀满之证。

3. **佐金平木法**——清肃肺气以抑制肝木的一种方法，适用于肝火偏盛、影响肺气清肃之证。

4. **泻南补北法**——泻心火补肾水、滋阴降火法，适用于心火偏旺、肾阴不足、水火不济、心肾不交之证。

临床上，依据五行生克规律，确定治疗疾病的方法，确实有一定的实用价值，但并非所有的疾病都可以用五行生克这一规律来治疗，绝不能生搬硬套，临床上既要正确地掌握五行生克的规律，又要具体根据病情变化灵活地辨证论治。

第五节　阴阳学说与五行学说的关系

阴阳学说和五行学说，均属于唯物辩证观的哲学，我国古代医学家把它引用到医学领域作为说理工具，促进了中医药学理论体系的形成和发展，成为中医药学理论体系的重要组成部分。

阴阳学说和五行学说虽各有特点，但两者之间是有联系的，在医学领域中是综合运用的。阴阳学说和五行学说均以各自的属性和各自相互联系为理论，客观地去分析、研究、探讨人体脏腑、经络生理功能及病理变化。

阴阳学说用来说明相对事物或一个事物的两方面相互对立制约、相互依存、相互消长转化的关系。阴阳学说认为宇宙间是一个对立统一体，认为人体是由各个对立的组织结构、功能活动所组成的统一体，认为人和自然是一个对立的统一体。

五行学说认为，宇宙间是由木、火、土、金、水五种基本物质生克制化组成的整体。五行学说把木、火、土、金、水配人体五脏、五官、五体、五志及其间的生克制化关系来阐明人体的生理功能及病理变化，认为自然界的五运六气、五方、五季、五化内应人体脏腑的生理活动，与自然界同样存在着生克制化关系。

无论在自然界还是在人体，一般整体的、广阔的多用阴阳学说来阐明，局部的、细小的多用五行学说来解释。如探讨脏腑功能时，不仅脏腑可分阴阳，各脏腑都有阴阳，然各脏腑生理功能之间确实存在着相互生克制化关系。反之，以五行的生克制化来探讨五脏间的相互关系，又离不开五脏阴阳之间的相互联系和制约。因此，在分析研究和探讨脏腑生理活动和病理变化时，必须把阴阳五行结合起来，才能正确认识脏腑之间的相互关系。

不过，应当指出，阴阳五行学说，还存在着相当的局限性。因此，我们在研究人体的生命活动、生理功能和病理变化时，不能局限于阴阳五行的抽象概念，必须从实际出发，认真研究人体各种生理功能和病理变化，才能更实际、更具体地继承和发展中医学。

第二章　脏腑学说

脏腑学说是以五脏为中心，通过对人体生理、病理现象的观察，研究人体各个脏腑的生理功能、病理变化，及其互相关系的学说。脏腑学说在中医理论体系中，占有极其重要的地位。

脏腑即人体内脏的总称。脏腑学说是以脏腑为基础，按照脏腑的生理功能特点，分为脏、腑、奇恒之府。脏：心、肝、脾、肺、肾合称五脏；腑：胆、胃、小肠、大肠、膀胱、三焦谓之六腑；奇恒之府：脑、骨、髓、胆、脉、女子胞（子宫）谓之奇恒之府。

五脏共同的生理特点是“**藏精气而不泻，故满而不能实**”（《素问·五藏别论》），即生化和贮藏精气。六腑的共同生理特点是“**传化物而不藏，故实而不能满**”（《素问·五藏别论》），即受盛和传化水谷。奇恒之府多是中空，内藏精液，不像脏精气饱满，虽多是空腔；也不像腑传化水谷，而是指这一类器官既不像腑又不像脏，形态及其生理功能有异于六腑，但不与水谷接触，而是个相对密封的组织器官，但又具有类似于脏藏精气的作用。

脏腑学说又称“藏象学说”。藏象二字中的“藏”是指藏于体内的内脏，“象”是指现于外的生理功能和病理现象。例如：肺藏体内是脏，而呼吸是生理功能；咳嗽、喘息是病理现象，即呼吸、咳嗽、喘息都是表现于外的生理功能和病理现象，这就是肺的“藏象”。

脏腑学说的形成是古代医学家在解剖知识的基础上，长期对人体生理、病理现象的观察、分析得来的。反复的医疗实践，从病理现象和治疗效果，分析反证机体的某些生理功能，形成了独特的生理、病理理论体系。

第一节　五脏的生理功能

五脏是指心、肝、脾、肺、肾。五脏之间各种生理功能活动是相互依存、相互制约和相互协调平衡的，疾病的发生发展是互相影响的。

一、心

五脏的生理功能，虽各有专司，但心脏的生理功能起着主宰的作用。心位于胸腔两肺之间偏左膈膜之上，外由心包卫护，心的生理功能主要是主血脉，主神志，通过经络互相络属，与小肠构成表里关系，心开窍于舌，五行属火，其华在面，在体合脉，在志为喜，在液为汗。

1. **心主血脉**

心主血脉包括主血和主脉两个方面。全身的血都在脉中运行，依赖心脏的搏动输送到全身，濡养全身五脏六腑、四肢百骸。《素问·五藏生成》说“**诸血者，皆属于心**”。脉即血脉，为血之腑，脉是血液运行的通道，脉道的通利与否，直接影响着血液的正常运行。心脏由血液、脉构成一个独立的系统，这个系统的生理功能全赖心脏的正常搏动。心脏的正常搏动主要依赖心气。心气充沛，才能维持正常心力、心率、心律，血液才能正常在脉道运行，周而不息，营养全身，所以血液的正常运行，必须血液充盈，心气充沛，脉道通畅。如果心气不足，血液亏虚，脉道不利，就会形成血脉空虚或血流不畅，见面色无华，脉沉细无力，甚者会发生血脉受阻，气血瘀滞，面色晦黯，胸中憋闷，脉结代。

2. **心主神志**

心主神志即心主神明或心藏神，是指人的精神意识、思维活动是人体生理功能活动的重要组成部分。在一定条件下，精神意识、思维活动影响整个人体各方面生理功能的协调平衡。在中医理论上，认为人的精神意识、思维活动主要归属心的生理功能，所以古人称：“**心为五脏六腑之大主。**”心主神明的功能正常，则神志清晰，思维敏捷。如果心主神明的生理功能异常，就可以出现精神意识思维的异常，就可以出现神志不宁、精神萎靡、失眠多梦、健忘等症状。

心主神志与心主血脉的生理功能是密切相关的，血液是神志活动的物质基础，血脉的运行受心神主宰。正因为心具有主血脉的功能，所以才具有主神志的功能。心神旺盛，血液才能在脉道正常运行。心主血脉的功能异常必然出现神志改变，心神失常，也可影响血液的正常运行。

3. **心开窍于舌**

“舌为心之苗”，即舌为心之外候，舌面无表皮覆盖，血管极其丰富，故舌质胖瘦、舌的色泽可察知气血的运行，判断心主血脉的生理功能。舌的功能是辨味觉和表达语言，但必须有赖于心主血脉和心主神志的生理功能。心的生理功能正常，则舌体红活荣润、柔软灵活、味觉灵敏、语言流利。如心的生理功能异常，舌就不能辨五味，就会出现舌强、语謇等病理现象。故心有病变，可以从舌上反映出来。如心血不足，会出现舌质淡。如心血瘀阻，则舌质紫黯或有瘀点。心主神志的功能异常，就可出现舌强、舌卷、语謇或失语。《素问·阴阳应象大论》说：“**心主舌，心在窍为舌**。”

4. **心在体合脉，其华在面**

心合脉即全身血脉都属于心，《素问·痿论》说：“**心主身之血脉**。”其华在面，即心的生理功能是否正常，可以从人的面部显露出来。由于人的面部血脉极其丰富，所以心气旺盛，血脉充盈，面部红润有泽。心气不足，则面色㿠白晦滞，血虚则面色无华，血瘀则面色青紫。《素问·五藏生成》说：“**心之合脉也，其荣色也**。”

5. 心在液为汗，在志为喜

汗为津液所化，津血同出一源，故“津血同源，汗血同源”，血为心所主。心主宰人体的精神情志活动，人在精神紧张时即汗出，故精神情志活动异常而引起汗出与心有直接关系，故汗为心之液。

中医学认为，人对外界信息所引起的情志变化，是由五脏的生理功能所化生，故把喜、怒、忧、思、恐谓之五志，分属五脏。五志之中，喜为心之志，喜一般是对外界的良性反映，有益于心主血脉的生理功能。《素问·举痛论》说：“**喜则气和志达，营卫通利**。”但喜乐过度，又可使心神受伤。《素问·阴阳应象大论》说“**喜伤心**”。一般的欢喜对心神有利，对心主血脉亦有利，但喜乐过度，则伤心神。

总之，在脏腑学说中，心的生理功能不仅包括心、血、脉在内的完整的循环系统，而且还包括主宰人的精神意识和思维活动。《素问·六节藏象论》说：“**心者生之本，神之变也，其华在面，其充在血脉**。”即是对心脏生理功能的简明概括。

二、肺

肺位于胸腔，左右各一，肺位最高，故称“华盖”。肺叶娇嫩，易受寒热之邪侵袭，又称“娇藏”。肺的主要生理功能是：主气，司呼吸；主宣发，外合皮毛；主肃降，通调水道；主治节，朝百脉；藏魄，通过经络互相络属，与大肠构成表里关系。开窍于鼻，五行属金，在志为忧，在液为涕，在体合皮，其华在毛。

1. 肺主气，司呼吸

肺主气的功能包括主一身之气和呼吸之气。一身之气即人一身之气都属于肺。人身气的生成，特别是宗气的生成，是通过肺吸入的清气（氧气）与水谷之精气相合而致，宗气荣养全身脏腑、四肢百骸。另外，肺有节律地呼吸，调节全身的气机升降出入。《素问·五藏生成》说：“**诸气者，皆属于肺。**”

肺主呼吸之气，即人从自然界吸入清气（氧气），排出体内的浊气，这种机体与自然界气体的交换谓之呼吸，不停地呼浊吸清，实现机体与外界环境之间的气体交换，以维持人体的生命活动。呼吸均匀协调，浊气得以排出，清气得以吸入，这样气的生成来源不匮，宗气充盛，机体康健。若呼吸功能减弱，吸入清气不足，必然导致气虚。呼吸一旦停止，清气不能吸入，浊气不能排出，体内外气体不能交换，生命也随之告终。

2. **肺主宣发，外合皮毛**

所谓宣发，即肺气向上向外的运动，也就是生散之意，肺通过宣发，将体内的浊气排出，将吸入的清气和津液输布全身外达皮毛，并将代谢后的津液化为汗液排出体外。《灵枢·决气》说：“**上焦开发，宣五谷味，熏肤，充身，泽毛，若雾露之溉，是谓气**。”若肺失宣发，就会出现呼吸不利、咳喘或鼻塞、无汗等病理现象。

3. **肺主肃降，通调水道**

肺主肃降，因为肺为脏腑之华盖，位置最高，肺将吸入的清气和脾转输至肺的水谷之精气向下输布，以溉脏腑百骸，并将肺吸入的清气下纳于肾，并将呼吸道的代谢物排出，保持呼吸道的洁净。

肺通调水道的功能即肺宣发和肃降对体内水液的输布运行排泄，起着疏通和调节作用。肺的宣发和肃降将体内水谷之精微发至全身，同时也将水液不断向下输送，通过肾和膀胱的气化作用，使下降的水液变成尿液排出体外，所以说“**肺主行水和肺为水之上源**”。如果肺的肃降、通调水道功能减退，就可能发生水液停聚，生痰成饮，或水湿泛溢成水肿。

4. **肺主治节，朝百脉**

《素问·灵兰秘典论》说“**肺者相傅之官，制节出**

焉”。肺主制节的作用主要体现在肺主呼吸上，人体的呼吸是有节奏的，一呼一吸，调节着全身气机升降出入，辅助心脏推动和调节血流的运行，并通过肺的宣发肃降，调节着全身津液的运行敷布。故肺主制节，实际上是对肺生理功能的高度概括。

肺朝百脉，即全身的血液通过经脉汇聚于肺，通过肺吸清呼浊的交换再输布全身，即血是通过肺气的推动运送全身的。《素问·经脉别论》说：“**食气入胃，浊气归心，淫精于脉，脉气流经，经气归于肺，肺朝百脉，输精于皮毛**”。

5. **肺开窍于鼻**

肺主呼吸，鼻和喉是呼吸出入之门户，所以肺气和则呼吸畅利，嗅觉灵敏。如外邪袭肺，首先从鼻而入，肺的病变，先现于鼻喉，出现鼻塞、流涕、嗅觉不灵。如邪热壅肺，就会出现鼻孔干涩，甚者气喘鼻扇，可见肺与鼻窍是息息相关的。

6. **肺在液为涕，在志为忧为悲**

涕即鼻涕，由鼻黏膜分泌的黏液，在正常情况下，鼻涕不外流，有润泽鼻窍的作用。若肺热则鼻干或鼻涕黄稠；若肺受风寒，则鼻流清涕。鼻为肺之窍，观察鼻涕的变化，可以得知肺脏的病变。

中医学认为，人的情志变化与五脏的机能有关，认为悲、忧为肺之志。如悲、忧过度，会出现呼吸气短、肺气不足的现象。同时肺气虚，宣降失调时，就会出现悲、忧的情绪。

7. **肺在体合皮，其华在毛**

《素问·五藏生成》说：“**肺之合皮也，其荣毛也**。”皮毛即人体的皮肤、毫毛，是一身之表，靠卫气和津液的润泽、温养，成为抵御外邪侵袭的屏障。肺的生理功能正常，则皮肤致密，毫毛光泽，外邪不能侵袭。如肺气虚，宣发失常，卫表不固，抵御外邪的能力低下，就可出现多汗，易于感冒，或毛发枯悴。

三、脾

脾位居中焦，在膈之下。人体生命活动和气血津液的生成，都有赖于脾所运化的水谷之精微。脾的生理功能主要是主运化、升清和统血，通过经络的互相络属，与胃构成表里关系。脾开窍于口，其华在唇，五行属土，主肌肉与四肢，在志为思，在液为涎。

1. **脾主运化**

脾主运化的功能有两方面。一、运化水谷之精微；二、运化水液。

饮食入胃后，其实是在胃和小肠内进行养料吸收，但必须依赖脾的运化功能，才能将水谷化为精微进行吸收，同时必须有脾的转输，才能把水谷精微灌溉四旁，布散全身。脾的运化水谷精微物质旺盛，机体的消化吸收功能才能健全，脏腑、四肢百骸、筋、肉、皮毛才能得到精、气血、津液的荣养。《素问·经脉别论》说：**“食气入胃，散精于肝……浊气归心，淫精于脉。”“饮入于胃，游溢精气，上输于脾，脾气散精，上归于肺，肺朝百脉。”**这说明饮食物中的营养物质的吸收，全赖脾的转输和散精功能。如脾运化水谷精微的功能减弱，即脾失健运，机体的消化吸收功能就会失常，就会出现腹胀、便溏、食欲不振，以致出现身体消瘦、倦怠乏力和气血不足的现象，所以说脾为后天之本、气血生化之源。

脾主运化另一方面的功能，即脾主运化水液。脾主运化水液是指脾对水液的吸收和敷布作用，即对被吸收的水谷精微中多余的水分，及时传输至肺和肾，通过肺的肃降和肾的气化功能，化为汗液和尿液排出体外。因此脾的运化功能健旺，就能防止水液在体内潴留。如脾的运化功能减弱，就会导致水液在体内停滞，产生痰、饮、湿等病理产物，甚至导致水肿。《素问·至真要大论》说：**“诸湿肿满，皆属于脾。”**

2. **脾主升清**

脾主升清与胃主降浊是相对而言的，脾主升清是指脾将水谷精微吸收后上输于心肺，通过心肺的作用化生气血，以营养全身。脾的升清功能正常，水谷之精微才能正常输布。若脾气不能升清，即运化功能失常，水谷精微不能输布运化，气血生化无源，就会出现神疲乏力，头晕目眩；脾气不能升清，清气在下，就会出现腹胀、腹泻，甚则脱肛或脏器下垂。

3. 脾主统血

脾主统血即脾有统摄血液在血脉中流行，防止溢出脉外的功能。脾之所以能统血，实际上是气的固摄作用，与脾为气血生化之源有关。脾运化功能健旺，则气血充盈，气的固摄作用较强，因而血液就不会逸出脉外而出血；如果脾的运化功能低下，气血生化之源匮乏，气血虚弱，就会导致气固摄功能减退而出血，诸如面色皖白、妇女崩漏、尿血便血等。

4. 脾开窍于口，其华在唇

脾开窍于口，口腔是消化道的最上端，饮食口味与脾的运化功能有密切关系，脾运化正常，则饮食有增，口味正常。《灵枢·脉度》说：“**脾气通于口，脾和则口能知五谷矣**。”若脾失健运，就会出现口味异常，口淡、口甜、口咸、口苦等。

口唇的色泽，与全身气血是否旺盛有关，气血旺盛，口唇色泽红润。脾为气血生化之源，脾运化水谷精微正常，所以气血旺盛，口唇色泽红润；反之，气血虚弱则唇淡矣。

《素问·五藏生成》说：“**脾之合肉也，其荣唇也**。”

5. 脾主肌肉和四肢

《素问·痿论》说“**脾主身之肌肉**”，这是由于脾为气血生化之源，全身的肌肉都需要脾所运化的水谷精微来营养，肌肉才能丰满健壮，因此，人体肌肉壮实与否，与脾的运化功能密切相关。脾的运化功能障碍，必然导致肌肉瘦削、软弱无力，甚至痿废不用，这就是《素问·痿论》所谓“**治痿独取阳明**”的理论依据。

四肢，人体之四末，需要脾胃运化的水谷精微来荣养，以维持人体正常的生理活动。脾气旺盛，运化有力，四肢营养充足，则活动有力。《素问·阴阳应象大论》说：“**浊阴走五藏，清阳实四肢**。”若脾失健运，清阳不升，敷布无力，四肢荣养不足，可见倦怠乏力，四肢痿弱不用。这就是说，四肢的功能正常与否，与脾运化水谷精微的功能是密切相关的。

6. 脾在志为思，在液为涎

脾属土，土静则思维敏捷。思考是人精神意识思维活动的一种状态。思虽脾之志，但与心主神明有关，故有“思发于脾，而成于心”之说。正常的思考，对机体生理活动无不良影响，若思考过度，就能影响机体的正常生理活动，影响气的正常运行，导致气滞气结，影响脾的运化升清功能，出现不思饮食，甚至精神抑郁、头目眩晕等症。

脾在液为涎，涎即口津，具有保护口腔黏膜、润泽口腔的作用，有助于食物的吞咽和消化。脾胃功能正常，涎液分泌正常，而不溢于口外；若脾胃不和，往往导致涎液分泌增加，甚至发生口涎自出。

四、肝

肝居横膈之下，右胁之内。肝脏的生理功能主要是：主疏泄、主藏血、藏魂，五行属木，开窍于目，主筋，其华在爪，在志为怒，在液为泪。肝与胆本身相连，并且通过经络互相络属，构成表里关系。

1. 肝主疏泄

肝为刚脏，主升、主动是其生理特点。肝脏的疏泄功能主要是调畅情志。情志活动虽属于心主神明的生理功能，但主要与肝的疏泄有关。正常的情志活动，主要依赖气血的正常运行。情志异常，干扰气血正常运行。《素问·举痛论》说：“**百病皆生于气。**”肝的疏泄功能正常，则气机调畅，气血调和，心情开朗。肝的疏泄功能减退，则肝气郁结，心情易于抑郁。肝的疏泄功能太过，心情易于急躁，易于发怒，这就是肝疏泄功能对情志的影响。同时持久的情志异常，亦会影响肝的疏泄功能，导致肝气郁结等病理变化。

其次，肝的疏泄功能是调畅气机，肝的生理特点主升主动。人体气的升降出入，全靠肝的疏泄以协调平衡。肝的疏泄功能正常，则气机调畅，气血调和，脏腑、经络等器官的活动也就正常。如肝疏泄不足，气机的疏通就会受阻，形成气机受阻，出现胸闷、妇女乳房胀痛等症。如疏泄太过，气的升发过度，就会形成肝气上逆，出现头晕目眩、面红目赤等肝阳上亢之症。

肝主疏泄，不仅疏泄情志，而且还疏泄饮食和水湿，即肝的疏泄有助于脾胃的运化功能，影响着脾胃的升清降浊。如果肝的疏泄功能正常，则脾胃升清降浊、运化功能有序。如果肝的疏泄功能异常，就会影响到脾胃的升清降浊，就会出现“肝脾不和”和“肝气犯胃”的病理变化。同时肝的疏泄直接影响着胆汁的分泌与排泄。肝的疏泄功能正常，胆汁就能正常地分泌和排泄，脾胃的运化功能也就正常。如果肝疏泄失司，肝气郁结，就会出现胁痛、胀满纳差、口苦等症状。

肝的疏泄失常，亦会影响到津液和水湿的输布代谢；肝失疏泄，就会导致痰水停滞的病理产物，津液的输布就会产生障碍，就会形成痰核阻滞经络，或水湿停滞而成臌胀。

2. 肝藏血

肝藏血即指肝有贮藏血液和调节血量的作用，即肝内必须贮存一定的血量，以制约阳气的升腾，维护肝的疏泄功能，使之冲和调达，亦有防止出血的重要作用，并调节人体各部分血量的分配。在正常情况下，人体各部分的血量相对恒定，随着机体各部活动量的增减、情绪的变化，以及外界气候的影响，人体各部的血量也随之有所改变。当机体活动剧烈或情绪激动时，肝脏就把所贮存的血液向机体所需要的部位输布；当人体安静或睡眠时，机体外周血液需要量减少，部分血液便藏于肝脏。由于肝脏对血液有贮藏调节作用，所以人体各部分的生理活动，皆与肝有密切关系。若肝藏血功能失常，就会引起血虚或出血，以及机体许多部分血液濡养不足的病变。肝脏贮存血量充足，才能有效地调节输布其他脏器，以及敷布外周各组织器官。其实肝脏的疏泄功能也是肝调节血液运行的一种正常表现。肝藏血与疏泄功能及调节血量的功能是协调一致的，如果肝藏血功能减退或肝疏泄功能失常，就会导致肝气郁结，以及各种出血症或气滞血瘀症。

3. **肝开窍于目，主筋，其华在爪**

《灵枢·脉度》说：“**肝气通于目，肝和则目能辨五色矣。**”肝的经脉上联目系。眼的视力，有赖于肝气的疏泄和肝血的濡养，故肝开窍于目。肝与目的关系非常密切，因此肝的功能是否正常，往往可以从目上反映出来。如肝脏阴血不足，则两目干涩，视物不清；肝阳上亢，则头晕目眩；肝火上炎，则两目赤红。

《灵枢·九针》说：“**肝主筋**。”《素问·六节藏象论》说：“**肝者，罢极之本**。”就是说，肢体运动能量的来源，全赖肝调节血量的作用，同时只有筋得到肝血的荣养，才能运动灵活。如果肝的气血衰少，筋膜失养，即表现筋力不健，屈伸不利。

爪即指甲和趾甲，乃筋之续，肝血的盛衰可影响到爪甲的荣枯。肝血充足，则爪甲坚韧，红润光亮；若肝血不足，则爪甲软薄，枯而色夭。《素问·五藏生成》说：“**肝之合筋也，其荣爪也**。”

4. 肝在志为怒，在液为泪

怒是人们情绪激动的一种情志表现。肝主疏泄，阳气升发为肝之用，如大怒必然造成阳气的升发太过，故“怒伤肝”“肝在志为怒”。如肝的阴血不足，肝的阳气升泄太过，出现两胁疼痛，亦易发怒。

肝开窍于目，泪从目出，泪有濡润眼睛、保护眼睛的功能，有清洁眼目、排出异物的作用。在病理情况下，如果肝阴血不足，泪液分泌即不足，可出现两目干涩。极度悲哀，泪液分泌增多。《灵枢·口问》说：“**悲哀忧愁则心动……泪道开故泣涕出焉**。”

五、肾

肾位于腰部，脊柱两旁，左右各一，肾藏先天之精，为先天之本。肾的主要生理功能是：主藏精，主生长发育，主生殖，主水液代谢，主骨生髓通脑，主纳气，五行属水，其华在发，开窍于耳和二阴，在志为恐与惊，在液为唾，与膀胱通过经络互相络属构成表里关系，同时与膀胱在水液代谢气化方面直接相关。

1. 肾主藏精，主生长发育与生殖

精气是构成人体的基本物质，是人体生长发育以及各种功能活动的物质基础。肾藏精是肾的主要生理功能，肾对于精气有闭藏作用，不使精气流失。肾精影响着机体的生长、发育和生殖。《素问·六节藏象论》说：“**肾者主蛰，封藏之本，精之处也**。”肾藏精包括“先天之精”和“后天之精”，先天之精禀受于父母的生殖之精，生来具有，是构成胚胎和发育的原始物质，藏于肾，得到后天之精不断的培育和充养。后天之精是人出生以后摄入的饮食之物化生的水谷之精气，它得到先天之精的活力资助，充养着脏腑及人体各组织器官生理功能活动，剩余的精气藏于肾。先后天之精气同归于肾，互相依存，相互为用，相辅相成，在肾中密切结合而组成肾中的精气，起着促进机体的生长、发育生殖的能力。

人从少年到中年到老年，都与肾中精气有直接关系。人在出生之后，先天之精不断得到后天之精的充养，肾中之精即不断充盛，出现了幼年齿更发长的生理现象。到了青年，肾中精气更加充盛，产生了一种促进性腺发育成熟的物质，中医学谓之“天癸”。男子就产生了精子，女子月经来潮，按期排卵；具备了生殖能力，男女媾精即能生子。然而中年以后，由于肾精由盛逐渐趋向衰退，天癸的生长亦随之减少，继之逐渐衰竭，生殖能力随之下降，以至消失，人也就从中年转入老年，肾中精气从旺盛走向衰竭。《素问·上古天真论》说：**“女子七岁，肾气盛，齿更发长；二七而天癸至，任脉通，太冲脉盛，月事以时下，故有子；三七肾气平均，故真牙生而长极；四七筋骨坚，发长极，身体盛壮；五七阳明脉衰，面始焦，发始堕；六七三阳脉衰于上，面皆焦，发始白；七七任脉虚，太冲脉衰少，天癸竭，地道不通，故形坏而无子也。”“丈夫八岁，肾气实，发长齿更；二八肾气盛，天癸至，精气溢泻，阴阳和，故能有子；三八肾气平均，筋骨尽强，故真牙生而长极；四八筋骨隆盛，肌肉满壮；五八发堕齿槁；六八阳气衰竭于上，面焦，发鬓颁白；七八肝气衰，筋不能动，天癸竭，精少，肾脏衰，形体皆极；八八则齿发去。”**

肾中精气，是机体生命之本，对机体各方面的生理活动，起着极其重要的作用。概括起来为“肾阴”和“肾阳”两个方面，即肾阴对脏腑和各组织器官起着滋养和濡润的作用，肾阳对脏腑及各组织器官起着温煦和推动作用。肾阴和肾阳是机体及各脏腑组织器官阴阳的根本，二者之间维持着互相制约、互相依存、互相为用的相对平衡，以保证人体的正常生长、发育的平衡协调。如果这种相对平衡遭到破坏，则出现肾阴或肾阳偏虚的病理变化，即肾中精气不足的现象，就会出现头晕耳鸣、腰膝酸软、舌红少津的肾阴亏虚证，或疲惫乏力、形寒肢冷、腰膝冷痛、性机能减退的肾阳亏虚证。

2. **肾主水液代谢**

肾主水液代谢，主要是指肾阳的气化功能对体内津液的输布和排泄作用。在正常情况下，水液在胃吸收后，是通过脾的运化、肺的宣发肃降、肾的蒸腾气化进行的，实际上主宰着整个水液代谢。脾肺的运化和肃降，均依赖肾中精气的蒸腾气化，使水中精微吸收，无用的水湿化为汗液和尿液排出体外，如果肾中精气蒸腾气化失常，就会出现小便异常现象。

3. **肾主骨生髓通脑，主纳气**

肾主骨生髓通脑，即肾中精气具有促进机体生长发育的功能。肾中精气充盈，才能充养骨髓，然而骨的生长发育，又有赖于骨髓的充盈提供营养。《素问·阴阳应象大论》说：“**肾生骨髓**。”同时肾中精气的盛衰，还影响着脊髓和脑髓的充盈和发育。脊髓上通于脑髓聚而成脑，故脑为髓海。肾中精气充盈，则髓海得养，脑发育健全，大脑思维敏捷。如果肾中精气不足，髓海失养，则会形成髓海不足的病理变化，诸如健忘、眩晕、耳鸣等症。

中医有“齿为骨之余”之说，牙齿的生长与脱落与肾中精气密切相关，即牙齿必须得到肾中精气的充养，才能坚固不易脱落，否则牙齿易松动和早期脱落。

《难经·四难》说：“**呼出心与肺，吸入肾与肝。**”肾主纳气，就是说，肺的呼吸保持一定的深度，这种呼吸的深度有赖于肾的纳气，即肾能摄纳肺所吸入的清气以供机体的需要，和气体正常的内外交换，肺吸入的清气必须下达于肾。如果肾纳气功能减退，就会出现呼吸表浅、摄纳无权、呼多吸少的病理现象。

4. 肾开窍于耳及二阴，其华在发

人的听觉灵敏与否，与肾中的精气盛衰有密切关系。肾中精气旺盛，髓海得养，则听觉灵敏；如果肾精虚衰，髓海失养，则听力减退，甚则耳鸣耳聋。人到老年，肾精衰退，听力亦减退，故肾开窍于耳。

肾开窍于二阴。前阴即排尿和生殖的器官，后阴即排粪便的肛门。小便的正常排泄，全赖肾的气化功能。如果肾的气化功能失常，就会出现尿频、尿少或遗尿等病变。至于肾开窍于后阴，即大便排泄的正常与否，亦与肾的气化有关。肾阳虚就会出现五更泄泻，肾阴虚就会导致便秘。

肾其华在发，发的生长全赖血与精。精血旺盛，发泽光亮，人年老精血虚衰，毛发变白而脱落，故肾其华在发。

5. 肾在志为恐（惊），在液为唾

惊恐属肾，恐为肾之志。恐为自知，是人们对事物惧怕的一种精神状态，俗谓胆怯。惊为不自知，突然受惊。惊恐对人体生理活动来说，是一种不良刺激，都与心主神明相关，突然受惊，则心神慌乱，神伤则心怯而恐。《素问·举痛论》说：**“恐则气下，惊则气乱。”**即人在恐惧状态中，上焦气机闭塞，气迫于下焦，致小腹胀满，甚者遗屎遗尿。在突然受惊的情况下，机体的正常生理活动遭到一时性扰乱，出现心神不定，于是忙乱无措。中医学认为：惊恐与肾相关，故谓惊恐为肾之志。

唾液即口津，为肾精所化，肾经络上挟舌本，通舌下廉泉、玉英穴，二穴分泌之液谓之唾液，咽下能滋养肾中精气。然唾液亦与脾胃有关，《杂病源流犀烛》说：**“唾为肾液，而肾为胃关，故肾家之唾为病，必见于胃也。”**

第二节　五脏的病理变化

脏腑的生理功能在正常情况下，互相协调平衡，维持着正常的生命活动。阴阳平衡，气血旺盛，身体健壮，生命生生不息。

五脏的阴阳气血，是全身阴阳气血的重要组成部分。各脏的阴阳和气血的关系是：气属阳，血属阴。气和阳合

称为阳气，具有推动和温煦各脏腑生理活动的作用。阴和血合称为阴血，具有濡养各脏腑组织器官的作用。阳气和阴血是人体生命活动的根本。没有阳气的推动，阴血就不能濡养脏腑百骸；没有阴血的载托，阳气也就不能敷布全身，故阳气和阴血是不能分离的。阳气和阴血一旦失调，就会造成脏腑功能紊乱，人的机体就产生了病理变化。本节主要论述五脏的病理变化。

一、心

心在脏腑学说中是一个最重要的脏器。《素问·灵兰秘典论》说："**心者，君主之官，神明出焉**。"心的生理功能主要是主血脉和主神志。这种功能是心阳、心阴和心气、心血协同完成的，因此，心的任何病变，都可见心脉的运行异常和精神神志的改变，也是心阴、心阳和心气、心血的失调所致。因此，心的阴阳气血失调，是心脏病变的内在基础。

1. 心阳偏盛

心阳即心火，心火亦分虚火和实火。由于劳心过度，耗伤心阴，因阴虚等原因而致心的阳气亢盛的多为虚火，由于邪热痰火内郁、情志所伤等原因而致心的阳气亢盛的多为实火。

心阳偏亢，心阳亢盛，热扰心神，出现躁动不安，言语过多，或狂言乱语，心悸心跳，脉弦实，舌红黯，苔黄腻。

心阳偏亢，血热妄行，阳亢扰乱心主血脉的生理功能，致血热妄行，可见各种出血症，并见心悸心跳、脉滑数、舌红绛等症。

心阳偏亢，心火上炎，心阳即心火，火曰炎上，阳亢火亦上行，心火循经上炎，出现口舌生疮、口鼻干燥、脉洪大、舌红苔白等症。

2. 心阳虚和心气虚

心阳虚和心气虚，二者有许多共同之处，常合并出现。心阳虚含心气虚，心气虚常见心悸心跳、短气、胸闷不舒、自汗、脉细弱或脉结代。然心阳虚不仅具有心气虚诸症，而且症状较心气虚重，并可见大汗出、四肢厥冷等症；同时，心阳虚亦对心主血脉和心主神志的生理功能有一定影响。

3. 心神不足

由于心脏阳气偏衰，心主神志的生理功能失去阳气的鼓动和振奋，就会出现精神意识和思维活动减退，临床上常见神思衰弱、反应迟钝、精神疲惫、脉细弱、舌淡等症。

4. 心血瘀阻

心脏阳气偏衰，推动血脉的运行减退，血行不畅而致血瘀，甚者阻滞血脉，形成心血瘀阻，临床可见形寒肢冷，心悸怔忡，胸中憋闷、刺痛，面色晦黯，脉沉涩无力，舌紫黯等症。

5. 心阴虚和心血虚

心阴虚和心血虚亦有许多共同之处，阴血一体，然心阴虚多因阴虚不能制阳，心阳亢盛损伤心阴，或劳心过度，或情志内伤，或心火旺盛耗伤心阴，致心阴亏损。阴虚不能敛阳，阳气浮动，可见五心烦热、神志不宁、虚烦不眠、盗汗、脉细数、舌红少津等心阴亏虚证。

心血虚多由失血，或脾胃虚弱气血生化之源不足；或情志内伤，耗损心血，致血脉空虚。心血亏虚，心无所主，心神失养，故见心悸、心跳、怔忡不安，面色无华，脉细弱，舌淡。心血亏虚，不能涵敛心阳，阳气不能入阴，故见失眠多梦、神不守舍、神志恍惚。心血虚不能上荣于面，故见面色皖白无华，血虚脉道失充，故脉细弱无力。

二、肺

肺是体内外气体交换的场所，它的生理功能是主气，司呼吸，主宣发、肃降，通调水道。因此肺的病理变化主要是呼吸异常，宣发、肃降失常，出现风寒客肺或痰热壅肺和气的生成不足，以及水液代谢的障碍。

1. 肺气虚

肺气虚多因肺的宣发肃降失司，呼吸机能减退，体内外气体交换不足，致肺气不足，呼吸短促，气少不足以息，动则益甚，影响水液代谢输布。肺气虚，卫阳不固，卫外功能减退，可致表虚自汗、畏风、易于感冒、脉虚、舌淡苔白。

2. 肺阴虚

肺阴虚即肺脏的阴津亏虚和阴虚火旺。肺脏阴津亏损的原因，多由于燥热之邪灼肺，或痰火内郁伤肺；或五志过极化火灼肺，或久咳耗伤肺阴所致。肺燥阴损，内热自生，肺失阴润，可见干咳少痰，或痰中带血，或潮热盗汗，或五心烦热、脉细数、舌红少津等阴亏火旺之候。

3. 肺失肃降

肺失肃降，肺的功能主肃降、通调水道，肃降失常，就会形成痰浊壅肺，内阻肺窍，出现胸闷咳喘。肃降失常，水湿代谢失司，津液失于输布，就会形成痰饮或水肿。

4. 肺失宣发

肺失宣发即肺的宣发功能失常，风寒或风热之邪犯肺，不得宣发，造成气机不利，呼吸不畅，可致鼻塞，喉痒；咳嗽气喘，肺不宣发，腠理闭塞，皮肤干燥无汗。肺气虚弱，宣发无力，卫表不固，可见动则汗出或自汗。

三、脾

脾的生理功能主要是主运化，主升清，主统血。脾的病理变化即是运化功能障碍，升清和统血功能失常。脾的运化以脾的阳气为主，脾的阳气虚损，致纳食不化，健运无权，气血生化之源匮乏，运化功能低下，导致全身气血不足，出现头晕目眩、神疲乏力，或水湿内生、水泛浮肿。

1. 脾阳虚

脾阳虚衰，阴寒内盛，损及肾阳，命门火衰，升清功能失常，脾失肾阳温煦，出现升清运化无权，脘腹冷痛，下利清谷，五更泄泻，或出现肢体困重、面色晦黯、脉沉迟无力、舌淡胖等症。

2. 脾气虚

脾气虚弱，运化失健，消化迟缓，运化精微无力，出现肢体倦怠，少气懒言，面色萎黄，脉缓弱，舌淡苔白。脾虚运化水湿能力下降，易受外湿侵袭，内湿、外湿相合，阻滞中焦，寒化伤其脾阳，脾阳更虚；热化成湿热，熏蒸肝胆，湿热外溢，皮肤黄染，遂成黄疸。

3. 脾不统血

脾统血，即脾气健旺，生化之源功能强健，气血来源充足，血不致外溢。脾气虚，升举无力，统血无权，则血溢脉外，如溢于胃肠，则见便血；溢于皮下，可见紫癜；溢于膀胱，则见尿血；或女子月经过多，甚者崩漏，等等。

4. 脾阴失调

脾阴失调即脾虚不能运化津液，津液匮乏，可见口干舌燥，舌红少苔。脾阴虚不能助胃，致胃和降失职，可见胃气上逆、干呕等症。

四、肝

肝的生理功能为主疏泄和藏血，肝为刚脏，“阳常有余，阴常不足”。故肝脏的病理特点即肝气、肝阳的亢盛，有余多见。肝阳亢盛，多损伤肝阴，以致肝阴不足，故肝脏的病变多表现在肝阳有余和肝阴不足上。

1. 肝气郁结

肝主疏泄，若因精神刺激，情志抑郁，导致气机郁滞。肝疏泄失常，致两胁胀满，右胁疼痛。肝气郁结，横逆犯胃，可出现嗳气吞酸，胃气上逆，胃脘胀痛。若肝气郁结，可见心烦易怒，女子可见月经不调，小腹胀满，乳房胀痛，经期尤甚，甚则可致经闭不行等。总之，人体内脏的生理活动，以气机升降出入有序为本。肝为气机升降出入之枢，故气机升降出入紊乱，皆因肝疏泄失常所致，故当以调畅气机，疏肝解郁治之。

2. 肝火上炎

肝火上炎为肝阳升发太过所致。肝为刚脏，宜舒畅条达，然而或因暴怒，或郁而化火，或五志化热，均能引动肝火上炎，致头胀头痛，面目红赤，急躁易怒，甚者两耳暴聋。若肝火上逆至极，可致咯血吐血，甚者突然昏厥。

《素问·生气通天论》说“**阳气者，大怒则形气绝，而血菀于上，使人薄厥**”，乃此之意也。

3. 肝血亏虚

肝主藏血，肝血来源于脾胃运化的水谷精微。如脾胃功能低下，运化精微不足，肝血就会虚亏。或因大病耗损，或因故失血过多，都会造成肝血不足。因为人的生命是靠气血来维持的，人的脏腑百骸是靠血来濡养的，故肝血不足，不能荣养脏腑，就会出现神疲乏力；血虚不能上荣头目，就会出现二目昏花，两目干涩，视物不清。同时血虚易于生风，虚风内动就会出现筋脉挛急等病变。

4. 肝阳上亢

肝阳上亢多由肝阴不足不能敛阳，致肝阳上浮。肝属木，肾属水，肾水生肝木，肝肾同源，肾阴虚易导致肝阴虚，肝肾阴虚，肝阳失其收敛，肝失濡养，即导致肝阳上亢。可见眩晕耳鸣、二目赤红、情绪躁动、脉弦数等病理变化。

5. 肝风内动

肝风内动一般由肝阳上亢发展而来，肝阳上浮无制，若遇邪热炽盛，热盛动风，阳盛耗阴，阴虚不能敛阳，阳化为风，风即动矣，即可出现头晕目眩、手足震颤、抽搐痉挛，甚者昏仆不省人事。

五、肾

肾的生理功能主要是藏精气和主水液代谢。肾中精气寓意着真阴、真阳，谓之先天之本。肾气旺盛，精气充足，生长、发育、生殖正常，水液代谢正常。肾气衰退，肾精不足，阴阳失调，肾阳气化功能减退，就会出现藏精和水液代谢的病变。

1. 肾精亏虚

肾为先天之本，肾精亏虚，亦肾阴肾阳亏虚，肾阴肾阳互生互化，维持着肾的正常生理功能。幼年肾精亏虚，就会影响生长发育，影响性腺的发育成熟，就会出现智力减退，动作迟钝。青壮年肾精亏虚，男性就会出现腰膝酸软，阳痿早泄，性功能减退，生殖障碍，女性月经不潮，婚后不孕，出现脉沉弱无力，舌淡胖苔白。

2. 肾气不固

肾气不固，即肾气不能固摄，多因先天精气未充；或性生活不节，耗损肾精；或年老肾衰；或久病肾失滋补，致肾失其封藏，不能固摄；出现梦遗滑精、肾不纳气、大便溏滑、小便失禁、脉沉弱、舌淡苔白等症。

3. 肾阴亏虚

肾阴和肾阳是全身阴阳的根本，肾阴又谓真阴、元阴，即命门之水，是全身阴液的根基，滋润着全身机体的各个器官。如病久耗伤机体的阴液，或五志过极化火，或邪热化火，日久不仅耗损脏腑之阴，也可导致肾阴亏虚。或房劳过度，相火妄动，致阴精耗损，可见夜梦纷纭、遗精盗汗、五心烦热、骨蒸潮热、脉细数、舌红少苔等肾阴亏虚之证。

4. 肾阳亏虚

肾阳亏虚即命门火衰，可由房室不节，致相火妄动，损伤肾阳，也可由心脾阳虚，损及肾阳，致脾肾阳虚。临床可见腰膝酸冷，性功能低下，阳痿早泄，精冷不育；女性宫冷不孕。脾肾阳虚，运化功能失职，可致五更泄泻，舌淡，脉沉迟无力。

第三节　六腑的生理功能

六腑即胆、胃、小肠、大肠、膀胱、三焦，它们的共同生理功能是：将饮食物腐熟消化，通过脾的运化功能，吸收其水谷精微，剩余糟粕，通过大小便排出体外。《素问·五藏别论》说：“**六府者，传化物而不藏，故实而不能满也。所以然者，水谷入口，则胃实而肠虚，食下则肠实而胃虚。**”饮食从口进入体内，直到排出体外，要通过七道关隘，谓之七冲门。如《难经·四十四难》说：“**唇为飞门，齿为户门，会厌为吸门，胃上口为贲门，太仓下口**

（胃下口）为幽门，大肠小肠合为阑门，下极为魄门（肛门）。”七冲门任何一门发生病变，都会影响饮食物的受纳吸收和排泄，故六腑实而不能满，以降为顺，以通为用也。

一、胆

胆居于六腑之首，附于肝之右叶下，与肝相连，与肝通过经络互相络属，构成表里关系，又隶属于奇恒之府。胆内藏精汁（胆汁），其汁色绿，味苦，是肝之精气所化，汇集于胆，泄于小肠，助其饮食消化，是脾胃运化功能的重要条件。

胆汁的化生和排泄受肝疏泄功能控制和调节。肝的疏泄功能正常，胆汁排泄畅达，脾胃运化功能健旺。若肝疏泄功能失常，可导致胆汁排泄不利，影响脾胃功能的运化，就会出现两胁胀痛，食欲减退，泛酸，大便不调。若胆汁外溢肌肤，就会出现黄疸。因为胆藏精汁，有助于饮食物的消化，故为六腑之一。但胆囊并没有传化饮食物的生理功能，且藏精汁，与胃肠等腑有别，故又隶属于奇恒之府。

二、胃

胃居上腹部，分上、中、下三部分，即上脘、中脘、下脘。胃与脾通过经络互相络属构成表里关系。胃的主要生理功能是受纳饮食和腐熟水谷，以降为和。饮食入口，经过食管进入胃内，经胃初步消化腐熟，形成食糜，下传于小肠，然后经脾的运化，分泌精微，而营养全身。故胃虽有受纳和腐熟水谷的功能，但必须有脾的运化功能相配合，才能使水谷精微化生气血，营养全身。故胃的受纳腐熟，以及脾胃对水谷精微的运化功能，对维持人体的生命活动至关重要。《素问·玉机真藏论》说："**五藏者，皆禀气于胃，胃者，五藏之本也**。"说明胃气的盛衰，关系到人体生命活动的存亡。故人的机体健壮，元气充足，皆胃气旺盛也。临床上要注重胃气的强弱，若胃气强盛无损，即可无虑也；若胃气虚弱，脾胃之气既伤，元气亦不能充，则诸病由生也。

胃受纳的水谷，经腐熟后，必须下行小肠，进一步消化吸收，然后将其残渣下输大肠，故胃的功能主降。若胃失和降，食物在胃内潴留就会形成食留胃脘，脘腹胀满疼痛，嗳气酸腐，呕恶，或大便干结等症，故胃以降为和也。

三、小肠

小肠位于腹中，上接胃之下口，下口在右下腹阑门处与大肠相接。小肠与心通过经络互相络属构成表里关系，小肠的生理功能主要是受盛化物和分清泌浊。

小肠受盛化物，即小肠能接受在胃初步消化的饮食物，然后在小肠内停留，进一步消化吸收，将水谷之精微通过脾运化转输，输送到全身，以荣脏腑，四肢百骸。《素问·灵兰秘典论》说：“**小肠者，受盛之官，化物出焉**。”

小肠分清泌浊，即受盛胃初步消化的食物，进一步消化，分泌为水谷精微和食物残渣，水谷之精微通过小肠吸收后，由脾转输到全身各部，吸收精微后剩余的糟粕，下注大肠或渗入膀胱，排出体外。如果小肠分清泌浊功能异常，就会出现大便溏薄、腹胀或便秘，出现小便短少等病理现象。

四、大肠

大肠居于腹中，上口在右下腹阑门处与小肠相接，下端紧接肛门。大肠与肺通过经络互相络属构成表里关系，大肠的生理功能主要是传化糟粕。《素问·灵兰秘典论》说：“**大肠者，传导之官，变化出焉**。”即大肠接受从小肠分清泌浊后所剩下的残渣，继续吸收多余的水分，形成粪便，排出体外。大肠的传导变化，亦是胃降浊功能的延伸，也是肺气肃降下达的表现，故大肠传导功能失常，就会造成大便干结或溏薄。

五、膀胱

膀胱位于小腹中央，为贮尿和排尿的器官，与肾直接相通，同时二者通过经络互相络属，构成表里关系。膀胱的主要生理功能是贮尿和排尿。

尿液在肾的气化作用下生成，下输膀胱，在膀胱潴留到一定程度，即可自主地排出体外。膀胱贮尿和排尿的功能正常与否，全赖肾的气化作用。《素问·灵兰秘典论》说：“**膀胱者，州都之官，津液藏焉，气化则能出焉**。”肾气旺盛，蒸腾气化功能正常，膀胱贮尿排尿有序。若肾气虚衰，膀胱病变，就会出现小便频数、尿急尿痛，或小便不利，或小便失禁等异常现象。

六、三焦

三焦为六腑之一，分为上焦、中焦、下焦，概为三焦，为脏腑之外，躯壳之内，包罗体内所有脏器的大腑，又谓“孤府”。三焦的生理功能主要是：通行元气，通行水道。

三焦为水液升降出入运行的道路。《素问·灵兰秘典论》说：“**三焦者，决渎之官，水道出焉**。”虽人身水液代谢是由肺的肃降、脾的运化、肾和膀胱的气化等多脏腑的协同作用完成，但必须以三焦为通道。三焦气化功能正常，水液代谢才能正常升降出入。如三焦水道不够通利，肺、脾、肾水液代谢的功能也难以实现正常效应。所以人体水液代谢的功能虽靠肺、脾、肾三脏来完成，然亦与三焦的气化关系非常密切。

三焦不仅是水液运行的通道，而且又有总司全身气机气化的功能。人身的元气通过三焦充沛全身，输布五脏、六腑、百骸。《中藏经》说：“**三焦总领五脏六腑，营卫经络，内外、左右、上下之气也。三焦通，则内外、左右、上下皆通也，其于周身灌体，和内调外，荣左养右，导上宣下，莫大于此者也**。”

三焦之上焦是指横膈以上部位，包括心肺两脏，也有人把头面和上肢归属上焦。上焦的生理功能主要是主气的升发和宣散。《灵枢·决气》说：“**上焦开发，宣五谷味，熏肤充身泽毛，若雾露之溉，是谓气**。”《灵枢·营卫生会》说：“**上焦如雾**。”是对上焦生理功能的高度概括。

中焦是横膈以下、脐以上的上腹部，包括脾胃、肝胆。《灵枢·营卫生会》说：“**中焦如沤**。”即中焦的生理功能是腐熟水谷，泌糟粕，蒸津液，乃气血生化之源。

下焦是指胃以下的部位，包括小肠、大肠、肾和膀胱，它的生理功能是排泄糟粕和尿液。《灵枢·营卫生会》说：“**下焦如渎**。”后世有把肝肾精血、命门元气归属下焦，这就扩大了下焦的生理功能。

第四节　六腑的病理变化

六腑正常的生理功能是：将饮食物腐熟消化，泌津液，传糟粕，为脏腑输送精微，以通为用，以降为顺。故六腑一旦和降失常，腑气通而不畅，就会出现六腑的病理变化。

一、胆

胆的主要生理功能是贮藏和排泄胆汁，以助脾胃消化饮食。胆汁的生成和排泄，受肝疏泄功能的控制和调节，所以胆汁分泌排泄异常，与肝的疏泄功能有密切关系。若情志所伤，肝疏泄失常，可引起胆汁排泄障碍，可致脾胃运化功能不能正常运行，出现口苦、两胁胀痛。肝胆气机阻滞，湿热熏蒸，胆汁外溢肌肤，可发生黄疸。

二、胃

胃的生理功能是受纳饮食，腐熟水谷，以降为顺。因此胃的生理功能失调，就会出现受纳障碍和腐熟水谷异常。胃失和降，就会出现呕恶、胃气上逆和脘腹胀满等病理现象。常见胃的病理变化如：胃气虚弱，受纳障碍，腐熟功能减退，导致纳食不佳，饮食无味，甚者胃气虚，失其和降，出现脘腹胀满、胃脘疼痛、胃气上逆等症。若胃气虚弱，寒凉相袭，寒凝胃脘，就会出现较剧烈的胃脘疼痛。若和降失常，郁而化热，就会出现口臭、口苦、胃脘嘈杂、泛酸嗳气，甚者胃脘热痛。胃热炽盛，耗伤胃阴，胃阴亏虚，就会出现不思饮食、口干少津、舌红少苔等病变。

三、小肠

小肠是消化系统的重要器官，它的生理功能是承受胃腐熟后的水谷，进一步消化吸收，泌别清浊，吸收水谷精微，以溉脏腑百骸。因此小肠的生理功能失调，就会出现受盛失常，不能化物，清浊混淆，腹痛腹泻，或完谷不化。

四、大肠

大肠是承受小肠下输的糟粕，进一步吸收水分，燥化大便，故大肠的功能失调，主要表现为大便异常。若肺失肃降，胃失降浊，腑气虚，推动无力，致大肠燥化过度，燥热内生可致大便干结，甚者大便秘结难下。若伤食或食不洁食物，可致食滞不化或泄泻。气虚久泄，致大肠燥化无力，可致大便滑脱失禁，甚者脱肛。

五、膀胱

膀胱的生理功能是贮尿和排尿，所以膀胱的病理变化主要是小便异常。膀胱的贮尿或排尿有赖于肾和膀胱的气化功能。如果肾阳不足，气化不利，可出现排尿障碍或癃闭。如肾虚失于封藏，气化无权，可出现遗尿或小便失禁。如湿热下注膀胱，可出现尿急、尿频、尿痛或尿液混浊等病变。

六、三焦

三焦主持诸气，是人体气机和水液升降出入的通道，有总司全身气机和气化的功能。三焦包括躯壳内诸脏器，所以三焦的气化功能亦包括全身的气化功能。故三焦的气化功能失常，会影响全身诸脏腑生理功能的平衡协调，导致各脏腑的病变。如肺失肃降，失其通调水道之职，所导致的病变，即上焦气化的失司。脾胃失其运化精微和运化水湿的功能，亦是中焦气化的失司。肾和膀胱失其蒸腾气化，致小便异常或传化糟粕失调，亦归属下焦的气化失司。故三焦气化功能失司，亦概括了全身水液代谢和精津敷布障碍的病理变化。

第五节　心包络和命名

一、心包络

心包络简称心包，是包裹心脏外面的包膜（俗称护心皮），有保护心脏的作用。古人把心包络称为膻中，如《内经·灵兰秘典论》说：“**膻中者，心主之宫城也**。”心居包络之中，膻中在心之外，膻中即心包络也（膻中，也有指胸部正中，两乳中间部位）。《医学正传》说：“**心包**

络实乃裹心之包膜也，包于心外，故曰心包络也。”在经络学说中，心包络属阴经，阴经为脏，阳经为腑，心包络属于厥阴经，心包络是心的外围，有保护心脏的作用。所以外邪侵袭于心，包络首先受病。所以叶天士说：“**温邪上受，首先犯肺，逆传心包。**”谓之“热入心包”。《灵枢·邪客》说：“**心者，五藏六府之大主，精神之所舍也，其藏坚固，邪弗能容也，容之则心伤，心伤则神去，神去则死矣。故诸邪之在于心者，皆在于心之包络。**”

二、命门

命门有生命之门之意，它是维持人体生命的根本。命门学说是中医脏腑学说的重要组成部分。“命门”一词首见于《黄帝内经》。《黄帝内经》认为“目”为命门，人之二目确实是人的生命之门，但与后来中医学所说的命门不同。《难经·三十六难》说：“**两肾者，非皆肾也，其左者为肾，右者为命门。命门者，诸精神之所舍，元气之所系也。**”自此之后，医学界皆从“肾为命门”之说，有认为左肾为肾，右肾为命门者。《难经·三十九难》说：“**肾有两脏也，其左为肾，右为命门，命门者，精神之所舍也，男子以藏精，女子以系胞，其气与肾通。**”有认为两肾皆为命门者，明代虞抟的《医学正传》中说：“**夫两肾固为真元之根本，性命之所关，虽为水脏，而实有相火寓乎其中，**

象水中之龙火，因其动而发也，愚意当以两肾总号命门……”有命门在两肾之间说，如明代赵献可的《医贯·内经十二官论》说：“**命门在人身之中，对脐附脊骨，自上数下，则为十四椎；自下而上，则为七椎。内经曰：七节之旁，中有小心。此处两肾所寄，左边一肾属阴水，右边一肾属阳水，各开一寸五分，中间是命门所居之宫，其右旁即相火也，其左旁即天一真水也。此一水一火，具属无形之气，相火禀命于命门，真水又随相火，自寅至申，行阳二十五度；自酉至丑，行阴二十五度，日夜周流于五脏六腑之间，滞则病，息则死矣。**”又谓：“**愚谓人身别有一主，非心也，命门为十二经之主。**”赵氏认为命门的部位是在两肾之间，命门的功能就是真火，主持人体一身之阳气。也有认为命门为肾间动气，并不是一个具有形质的脏器。明代孙一奎在他的《医旨绪余·命门图说》中说：“**细考（灵、素）两肾未尝有分言者，然则分立者，自秦越人始也，考越人两乎命门为精神之舍，原气之系，男子藏精，女子系胞者岂漫语哉，是极贵重于肾为言，谓肾间原气，人之生命，故不可不重也……肾间动气，人之生命，五脏六腑之本，十二经脉之根，呼吸之门，三焦之源，命门之意，该本于此。命门乃两肾中间之动气，非水非火，乃造化枢纽，阴阳之根蒂，即先天之太极，五行由此而生，脏腑以继而成。**”孙氏认为，命门并不是一个具有形质的脏器，所以无经络之循行；命门部位虽在两肾之间，不过为肾间动气所在，是一种生生不息、造化之机枢，虽为脏腑之本，生命之源，但不能认为是火。

命门学说，古今其说各异。而命门应是有其功能，而无其实质的，命门无经脉络属，无血脉循行，无地可居，认为是两肾间动气。其实两肾间动气，亦是肾阴肾阳之气。肾左右各一，两者的功能则一，除水液代谢外，即肾阴（元阴）、肾阳（元阳），合二为一即命门也。命门有其功能，无其形质也。古今先贤，众说不一，唯《难经》云：**“左肾为肾，右肾为命门。”**左肾藏肾阴，右肾藏肾阳。在科学发展的今天，认为这种说法是无据的，然又有谁把命门确定在某个位置呢？故命门是有气（功能，即肾阴、肾阳、元阴、元阳是人体元气的根本），而无形质的。明代虞抟说**“两肾总号为命门”，亦两肾之功能也。**

第六节 奇恒之府

奇，异也；恒，常也。奇恒之府有异于其他脏腑。奇恒之府包括“脑、髓、骨、脉、胆、女子胞”六个脏器。奇恒之府形体多属中空，而不是饮食物消化、排泄的通道，类似于腑；作用而又贮藏精气，类似于脏。似腑非腑，似脏非脏，在人体中与一般的脏腑作用有所不同，是人体的重要组成部分。其特点除胆与肝相配合外，其余五府都不与其他脏相配合。《素问·五藏别论》说：“**脑、髓、骨、脉、胆、女子胞此六者，地气之所生也，皆藏于阴而象于地，故藏而不泻，名曰奇恒之府**。”

奇恒之府——胆，在六腑的生理功能和病理变化中已做论述。髓、骨、脉也在脏腑学说中的肾、心、肝等脏的生理功能和病理变化中已有论述，本节不做赘述，仅对脑与女子胞论述如下。

一、脑

脑居颅内，由髓汇聚而成，为奇恒之府之一。《素问·五藏生成》说：“**诸髓者，皆属于脑**。”《灵枢·海论》说：“**脑为髓之海，其输上在于其盖，下在风府**。”这说明脑与髓有密切联系，脑即髓汇集而成。《素问·脉要精微论》说：“**头者，精明之府**。”李时珍说：“**脑为元神之府**。”故脑是人体最重要的器官，是人体生命活动的要害之处，不可有丝毫受损。同时脑与眼、耳、鼻、口密切相关。《灵枢·大惑论》说：“**五藏六府之精气，皆上注于目而为之精，精之窠为眼，骨之精为瞳子，筋之精为黑眼，血之精为络，其窠气之精为白眼，肌肉之精为约束，裹撷筋，骨、血、气之精而与脉并为系，上属于脑，后出于项中**。”《灵枢·口问》说：“**上气不足，脑为之不满，耳为之苦鸣，**

头为之苦倾，目为之眩。”这说明脑与眼的重要关系，并且也说明脑与耳以及精神活动的重要关系。王清任在《医林改错》中说：“**灵机记性在脑者，因饮食生气血，长肌肉，精汁之清者，化而为髓，由脊髓上行入脑，名曰脑髓。两耳通脑，所以听之声归脑；两目系如线长于脑，所见之物归于脑；鼻通于脑，所闻香臭归于脑。小儿周岁脑渐生，舌能言一二字。他把人的记忆、视觉、听觉、嗅觉、言语等感觉器官功能皆归于脑。**”事实上，脑是人体最重要的器官。人体的生命活动，靠六腑吸收精微物质，然后靠五脏贮藏、调节、输布全身，这些功能主要靠脑的指挥调节。人的一切活动，包括饮食营养吸收、行走运动、言语思维等，都靠脑来完成，所以脑司五脏六腑、百骸，脑总司人的生命。荣养脑的精微物质来源于心血和肾髓。没有肾髓的滋养，脑髓就要空虚；没有心血的滋养，脑就要停止思维，而终止生命。脑是人体中一个极为重要的器官，与生命相关，不可丝毫受损。如针刺风府穴，若针刺太深则会损伤脑，破损生命中枢，可导致立即死亡。《素问·刺禁论》说：“**刺头，中脑户，入脑立死。**”足见脑在人体的重要性。

中医学将脑的生理功能和病理变化，归于心、肝、肾及脾、肺五脏。如心藏神，主喜；肝藏魂，主怒；肾藏志，主恐；脾藏意，主思；肺藏魄，主悲。这些精神意识和思维活动，主要靠脑来完成。精神意识思维活动异常的精神神志病变，亦是大脑的病变。

二、女子胞

女子胞又称子宫，位于小腹部，在膀胱之后，直肠之前，呈倒梨形，女子胞是形成月经和孕育胎儿的器官。

女子胞是月经生成的器官，女子胞的发育和月经的生成全赖“天癸”。“天癸”是肾中精气充盈到一定程度的产物，具有促进性腺发育和促性成熟的功能（天癸男女皆然）。因此青少年女子在天癸的作用下，生殖器官逐渐发育成熟，月经来潮，女子胞即可孕育胎儿。然而人进入老年，肾中精气衰退，天癸竭，月经终止，女子生育也相对终止。《素问·上古天真论》说：“**女子二七而天癸至，任脉通，太冲脉盛，月事以时下，故有子……七七任脉虚，太冲脉衰少，天癸竭，地道不通，故形坏而无子也**。”

女子胞与冲任二脉有密切关系，冲任二脉起于胞中，冲脉与肾经并行，与阳明脉相通，能调节十二经脉的气血，有“冲为血海”之称。任主胞胎，在小腹部与三阴经相会，能调节全身的阴经，有“阴脉之海”之称。冲任二脉的盛衰，受着天癸的调节。人在幼年，太冲未盛，任脉未通，天癸未至，故没有月经。人到青年，天癸至，任脉通，太冲脉盛，月经来潮，故有子。人到老年，天癸竭，冲任二脉气血衰少，月经紊乱，以致绝经。故冲任二脉失调，直接影响女子月经，可致月经周期紊乱，甚至闭经。

女子的月经亦与心、肝、脾有密切关系。心主血，肝藏血，脾统血，对全身血液的化生和运行有调节作用。若肝的藏血和脾的统血功能减退，就可能引起月经过多或经期延长。脾为气血生化之源，若脾的生化功能减退，月经化源不足，就会导致月经量少，甚至闭经。若情志所伤，心神不宁，或心血不足，也会导致月经量少或月经紊乱，甚至经闭不行。

第七节　五脏之间的生理关系与病理变化

人体是一个统一的有机整体，由脏腑、经络等许多组织器官所构成，各脏腑、组织器官在大脑的统领下，互相制约、互相为用地进行着生生不息的活动，各脏腑之间互相传递着各种信息，使人体成为一个非常协调的统一整体。脏与脏之间的生理功能活动更不是孤立的，它们之间通过五行的生克乘侮，以及各脏的生理功能活动互相联系着。在病理变化上，互相影响着。

一、心与肺

心与肺同居于上焦，在大脑统领下，生生不息地活动着。心主血，肺主气，即心主血行，肺主呼吸。《素问·五藏生成》说：**“诸血者，皆属于心。诸气者，皆属于肺。”**心与肺的关系，实际上是血和气相互依存、相互为用的关系。肺的宣发、肃降和朝百脉的功能均能促进心脏行血的作用。气为血帅，血随气行，气是血液正常运行的必要条件。同时，只有血液的正常循环，才能维持肺呼吸功能的正常进行，故有“呼出心肺，气舍于血”之说。但是连接心与肺两者的中心环节是积于胸中的“宗气”。由于“宗气”具有贯心脉而司呼吸的生理功能，从而强化了血液循环与呼吸之间的协调平衡，这就是心与肺的正常生理关系。

如果心气与肺气的功能协调失常，就会出现心肺的病理变化。如肺气虚，或肺失宣发、肃降，就会影响心行血的功能，导致血液运行失常，就会出现胸闷、心率改变、唇青、舌紫、脉沉迟等病理表现。反之，若心气不足，心阳不振，瘀阻血脉，导致血行不畅，也会影响肺宣发、肃降的功能，就会出现动则喘息、肺气上逆、咳喘等肺的病理现象，这就是心与肺在病理上的互相影响。

二、心与脾

心主血，脾统血，脾为气血生化之源，故心与脾的关系非常密切。脾气健旺，运化功能正常，则血液化源充足，血液充盈，心有所主。心气盛，把血输布全身，以营养脏腑百骸。脾健统血有权，血行脉中，不致外溢。因此，心与脾的生理关系，主要表现在血液的生成和运行上。

然而，在病理上，心脾两脏亦互相影响。若思虑过度，暗耗心血，可影响脾的运化功能。若脾虚，运化功能失职，气血生化之源不足，可导致血虚，心无所主。脾虚，统血无权致血妄行，也会造成心血不足。心脾各自的病变，都会导致对方的病变，最终导致心脾两虚的病理变化，出现头晕、心悸、失眠多梦、纳差、倦怠、乏力等症状。

三、心与肝

心主血脉，肝主藏血，人体血液化生于脾，贮藏于肝，然后通过心运行输布全身。心运血正常，则肝有所藏；肝藏血正常，则心有所主。若肝不藏血，则血液运行必不正常，即心无所主。若心血不足，则肝即无血可藏，临床上均可见心肝血虚、面色无华、心慌、心悸、女子月经量少或闭经等症状。

心主神志，肝主疏泄，人的精神思维活动，虽由心所主，但与肝的疏泄有密切关系。若情志所伤，多化火伤阴，致心肝阴虚，出现心肝火旺等症状。

四、心与肾

心属火，肾属水；心属阳，肾属阴；水火阴阳，升降协调，维持着人体生理功能的协调平衡。心位于上，位于上者以降为顺。肾位于下，位于下者以升为和。即心火必须下降于肾，肾水必须上济于心，心肾之间的生理功能才能协调，称为“水火既济”“心肾相交”。若心火独亢，不能下降于肾，致肾水寒凝，或肾水凝聚于下，不能上济于心，致心火亢盛，导致心肾功能失调，出现一系列病理现象。医学上谓之“心肾不交”“水火不济”，临床出现失眠多梦、心悸、怔忡、腰膝酸软、梦遗滑精等症状。

五、肺与脾

肺属金，脾属土，土生金，脾与肺乃母子关系。肺主气，脾主运化，人体气的生成主要依赖肺所吸入的清气和脾胃所运化的水谷之精气。因此，机体的健壮、盛衰，主要靠肺的呼吸功能和脾运化功能的强壮。同时脾的生理功能为主运化精微和水湿，肺的生理功能为主宣发、肃降和通调水道。脾运化精微、水湿的功能，必须靠肺宣发肃降和通调水道的功能。而脾运化输布津液于肺，又增强了肺气的动力，故肺的宣发肃降和脾的运化是相辅相成的。二者在生理活动上，相互为用的。

肺脾二脏在病理上也是相互影响的，若脾气虚损，可导致肺气不足。脾失健运，水液代谢失常，水液停滞生痰成痰饮，影响肺的宣发肃降，出现咳喘等症，故有“脾为生痰之源，肺为贮痰之器”之说。若肺病日久，也可影响脾的运化功能（子盗母气），致脾虚出现纳差、胀满、便溏，甚者水肿等症状。

六、肺与肝

肺与肝的关系，主要表现在气的调节方面，肺主肃降，肝主升发，二者协调，是全身气机调畅的一个重要环节。若肝升发太过，或肺肃降不及，多致肝火上逆，出现咳逆上气，甚则咯血等症状，医学上谓之“肝火犯肺”。相反，肺失清肃，燥热内生，亦可影响肝，致肝疏泄不利，出现咳嗽、胸闷胸痛等症状。

七、肺与肾

肺属金，肾属水，肺主呼吸，肾主水液代谢，肺的宣发肃降和通调水道的功能，有利于水液代谢，然肺的宣发肃降亦有赖于肾的蒸腾气化。若肺宣发肃降、通调水道的功能失职，就会累及肾，出现尿少，甚者水肿。若肾阳虚衰，气化失司，致水泛为肿，出现咳喘不能平卧。

肺主呼吸，肾主纳气。肾气充盛，肺吸入之气，经肺之肃降下纳于肾。若肾气虚，失其摄纳，肺吸入之气不能归根，气浮于上，出现呼吸短促、胸闷。若肺病长久，肺气虚弱，累及于肾，也可导致肾不纳气，出现身体消瘦，吸气不能归根，动则喘息。

肺金肾水，互相滋生，若肺肾阴虚，会出现腰膝酸软、骨蒸潮热、盗汗、两颧潮红等阴虚津亏火旺症状。

八、肝与脾

肝藏血，主疏泄；脾统血，主运化。肝脾两脏的关系，主要表现在肝疏泄功能和脾运化功能的互相协调和互相影响上。脾的运化有赖于肝的疏泄，肝疏泄功能正常，则脾的运化功能健旺。若肝疏泄失常，就会影响脾的运化功能，出现精神抑郁、胸胁胀满、腹胀腹痛、便溏腹泻等“肝脾不和”的症状。

同时，肝与脾在血的生成、贮藏以及运行等方面，亦有密切联系。脾健旺，生化之源充足，统血有权，肝有所藏。若脾虚，气血生化之源不足，脾不统血致血妄行，则见面色㿠白，倦怠乏力，甚者出现各种出血症、舌淡脉微弱等肝血不足之证。

此外，脾胃湿热，熏蒸肝胆，可致胆汁外溢肌肤，形成黄疸。总之，肝脾两脏关系密切，生理上互相为用，病理上常常互相影响。

九、肝与肾

肝属木，肾属水，水生木，有“肝肾同源”之说，肝肾阴阳，互相制约，协调平衡。肝藏血，肾藏精，精血之间互相滋生，互相转化。血的化生有赖肾精的气化，肾精的旺盛，有赖肝血的充养，故有“精血同源”之说。

在病理上，肝血不足可导致肾精亏损；肾精亏损，亦可导致肝血不足。肾阴不足引起肝阴不足，阴不足不能制阳，致肝阳上亢，出现下虚上实的“水不涵木”的肝阳上亢证。然而肝阴不足也可导致肾阴亏虚，而致相火上亢。同时肝火太盛，劫耗肾阴，也可形成面部潮红、五心烦热等肾阴不足的病理变化。

十、脾与肾

脾为后天之本，肾为先天之本，先后天是互相资助、互相促进的。即肾藏精，肾中之精气，必须依赖后天的水谷之精微的培育和充养，才能不断地充盈和成熟。脾健运，化生精微，必须借助肾阳的温煦。所以肾阳不足、脾阳失其温煦，脾之运化有碍，出现腹部冷痛，下利清谷，或五更泄泻。若脾阳虚弱，化生精微不足，从而损及肾阳，出现畏寒肢冷、腰酸腿软等脾肾阳虚证。

第八节　六腑之间的生理关系与病理变化

六腑包括胆、胃、小肠、大肠、膀胱、三焦，其主要生理功能是传化物而不藏，主要体现在饮食物的消化和吸收，以及排泄过程中相互配合的关系。

饮食入胃，经胃的腐熟消化，下传小肠，经过小肠的进一步消化，泌别清浊，清者为精微物质，通过脾的运化转输，营养全身脏腑、百骸。其剩余的传入大肠，经大肠继续吸收剩余的水分，其糟粕由肛门排出体外。其水分经过肾脏气化作用，渗入膀胱成为尿液，排出体外。在饮食物的消化吸收和排泄过程中，还有赖胆囊排泄的胆汁，以助饮食物的消化。同时，三焦的气化作用，也支持和推动着传化功能的正常进行。由于六腑传化水谷，需要不停地受纳、消化、传导和排泄，虚实更替，宜通而不宜滞。《素问·五藏别论》说：“**胃实而肠虚，肠实而胃虚**。”这说明饮食物在肠胃中必须更替、运化，而不能久留，故中医学认为“六腑以通为用”和“腑病以通为补”。

六腑之间在病理上是互相影响的。如胃实热，消灼津液，导致大肠传化失常，致大便干结难下，甚者秘结不通。若大肠燥化过度，便秘不通，亦可影响胃的和降，出现胃气上逆、恶心呕吐等症。胆汁虽能帮助消化，若胆火炽盛，亦可导致胃失和降，而见呕吐苦水。

然六腑虽以通为用，但亦有太过和不及之异，太过则会大肠滑利，不及则六腑功能会减退，临床上必须认真辨证分析。

第九节　五脏与六腑之间的关系

脏与腑的关系，实际上就是阴阳表里关系。由于脏属阴、腑属阳；脏为里，腑为表。脏与腑、阴与阳、表与里通过经脉互相络属，互相配合，构成了脏腑之间的密切关系。

一、心与小肠

心与小肠的关系，是心的经脉络属小肠，小肠的经脉络属于心，二者通过经脉的相互络属构成表里关系。小肠泌别清浊，吸收精微，充盈于心，供心之所主。在病理上，如心有实热，可移热于小肠，引起尿少、尿赤、小溲热痛等症。然而小肠有热，亦可循经上行而炎于心，出现心烦、舌赤、口舌生疮以及小便短赤的心与小肠的病变。

二、肺与大肠

肺与大肠的关系，亦是通过经脉的互相络属构成表里关系。肺的肃降有助于大肠传导功能的发挥；大肠的传导功能正常，亦有助于肺的肃降。然而肺热少津，失其清肃，津液不能下达，可见大便干结。若肺气虚，推动无力，亦可见大便艰涩难下。若大肠实热，大便干结，腑气不通，则可影响肺的肃降，而出现胸闷、咳喘等症。

三、脾与胃

脾与胃同属消化器官，二者通过经络互相络属构成表里关系。胃主受纳，脾主运化，共同完成饮食物的消化和吸收。其精微物质输布全身，营养五脏六腑、四肢百骸，维持人体生命的正常活动，故称脾胃为“后天之本”。

脾主升清，胃主降浊。升降相辅相成，升降有序。脾之升清将水谷精微输布全身，胃气之降，水谷及其糟粕才得下行，故脾宜升则健，胃宜降则和。脾属阴土，喜燥恶湿；胃为阳土，喜湿恶燥，二者燥湿相济，完成饮食物的受纳运化。《临证指南医案》说：“**太阴湿土，得阳始运，阳明燥土，得阴自安**。”

脾与胃在生理上互相联系，在病理上也是互相影响的。若脾为湿困，运化失职，清气不升，就可影响胃的受纳与降浊，出现纳差、呕吐、恶心、脘腹胀满等症。若饮食失节，食滞胃脘，胃失和降，就会影响脾的升清与运化，出现腹胀、腹泻等症。《素问·阴阳应象大论》说：“**清气在下，则生飧泄，浊气在上，则生䐜胀**。”这是对脾胃功能升降失常所致病证的高度概括。

四、肝与胆

胆附于肝，通过经络互相络属，构成表里关系。胆汁来源于肝之余气，胆汁的正常排泄和发挥作用，必须靠肝的疏泄功能来完成。若肝的疏泄功能失常，就会影响胆汁的分泌和排泄。若胆汁排泄不畅，也会影响肝的疏泄，因此肝与胆在生理上是互相联系的，肝与胆在病理上，也是互相影响的。肝病常影响胆，胆病也波及肝，终致肝胆同病。同时肝主谋虑，胆主决断，谋虑与决断亦是密切联系的。

五、肾与膀胱

肾与膀胱通过经脉互相络属构成表里关系。肾与膀胱的关系主要表现在水液代谢方面，膀胱贮尿和排尿的功能依赖肾脏的气化。肾脏旺盛，固摄有权，膀胱开合有度，小便正常。若肾气不足，气化失常，固摄无权，膀胱开合失司，就会出现小便不利或失禁。老年人肾气不足，尤其肾阳衰弱，就会出现夜尿频多，甚则失禁。

第三章　气血津液学说

气、血、津液是构成人体的最基本物质，是人体脏腑、经络及各组织器官进行生理活动的物质基础。同时气血、津液又是依赖各脏腑及各组织器官的功能活动而产生，二者始终存在着互为因果的密切关系。

气是不断地运动着的，并具有极强活力、肉眼看不见的极精微物质。血是由心所主，运行于脉道的血液。津液泛指人体内润滑脏器机窍，及水液代谢过程中，一切正常水液的总称。气属阳，具有温煦和推动血与津液运行的作用。血和津液属阴，具有濡润荣养脏腑、百骸的作用。

第一节　气的生理功能

气是古代哲学家对自然界的一种朴素认识。古代哲学家认为宇宙间一切事物都是由气的运动变化而产生的，这种朴素的唯物主义观点，被引进医学领域，在中医学中，逐渐形成了气的概念。

气是构成人体的最基本的物质，也是维持人体生命活动的最基本物质。《素问·保命全形论》说：“**天地合气，命之曰人**。”就是说：人是自然界的产物，也就是天地之气的产物。人体之气，来源于父母的先天之精气，然后受后天水谷之精气和自然界清气的充养而成。

气是维持人体生命活动的最基本物质，它对人体多种生理功能活动起着极其重要的作用。《难经·八难》说：“**气者，人之根本也**。”

气在人体中，具有极强的活力，它流行于全身各脏腑、经络及各组织器官，生生不息。气的运动谓之“气机”，气的升降出入运动、协调平衡，谓之“气机调畅”。气的升降出入运动，是人体生命活动的根本，它推动和激发着人体各脏腑及各组织器官的生理活动。如肺的呼吸功能：呼是出，吸是入；肺的宣发肃降功能：宣发是升，肃降是降。脾胃的受纳运化功能：胃的受纳是降，脾的运化是升。肾在水液代谢过程中吸清排浊：蒸腾气化、吸清是升，排出尿浊是降。肝胆的功能是疏泄，调畅气机，然肝主升发；脾胃受纳饮食物有赖胆汁的疏泄，故胆乃降浊。人体气的升降出入失调即气机失调，气机失调，人体就要产生病变。升降出入受到障碍，谓之气机不畅。上升太过谓之气逆，降之太过谓之气陷，局部发生阻滞谓之气滞，气之外逸不能内守谓之气脱，气入不能外达，结聚于内谓之气郁。总之，气是人体生命活动的根本，气机升降出入是人体生命活动的机枢。气的升降出入一旦息止，人的生命也就终止而死亡。

气在人体机体的生理活动中，起着推动和温煦作用。气的活力极强，它对人体的生长、发育、各脏腑组织器官的生理活动，以及血和津液的生成和输布，均起着推动和激发作用。若气衰其推动和激发力减弱，就会影响机体的生长发育，各脏腑组织器官的生理功能就会减弱。血和津液的生成就会不足，就会引起血虚、血津运行不利等病理现象。同时，气是人体热量的来源，人体的温度，依靠气的温煦来维持恒定。各脏腑及各组织器官以及血和津液都必须依赖气的温煦，才能维持正常的生理活动，和正常的循环运行。若气虚，温煦作用失常，就会出现四肢厥冷、体温低下和血津运行迟缓等寒象，故古人有“血得温而行，得寒而凝”的说法。只有气不停地运动，才能温煦脏腑及各组织器官。人体的生命活动，必须靠气的推动和温煦，生命才能生生不息。就是说，一旦气停止对脏腑及各组织器官的温煦，及对血津的推动，生命也就终止了。

一、气在人体起着固摄和气化作用

气的固摄作用，主要是对血液和津液等具有防止无故流失的作用，可使血液在脉管运行，防止逸出脉外，防止无故流失。人体的精微物质，通过气化生成血、津敷布全身，通过气的固摄和气化，使体内液体，诸如汗液、尿液、胃液等正常分泌排泄，通过气化把糟粕排出体外。如果固摄和气化功能不正常，就会导致体内精微物质流失，就会出现各种出血症，可导致自汗、遗尿、泄泻、滑精等各种代谢的异常病变。

二、气在人体内起着预防作用

气的防御作用，主要体现于护卫全身的肌肤，预防外邪的侵袭。《素问·评热病论》说：“**邪之所凑，其气必虚**。”就是说，气虚卫外功能减弱，外邪易侵入人体，机体的抗病能力下降，疾病易于罗生。

三、气的分类与分布

人体的气，从整体上说，由肾中精气和后天的水谷之精气，与肺吸入的清气所组成，它们在肾、脾胃、肺等的生理功能综合作用下所生成，充养着全身脏腑、四肢百骸。具体地说，人体的气又是多种的，它们的组成与分布，及其功能各不相同，大概可分为元气（原气）、宗气、营气、卫气。

1. 元气

元气，又称“原气”“真气”，是人体最重要的气，是人体生命活动的原动力。它来源于父母先天之精，根于肾，受后天水谷之精气充养。通过三焦通道，流行于全身，内至脏腑，外达肌肤的各个组织部分，推动着人体的生长和发育，温煦和激发各个脏腑、经络等组织器官的生理活动，所以说元气是人体生命活动的原动力，是维持人体生命活动的最基本物质。机体的元气充沛，各脏腑经络及各组织器官的活动就旺盛。若先天禀赋不足，或失后天之调养，致元气生成不足，或耗损太过，就会产生元气虚衰而形成多种元气虚衰的病变。

2. 宗气

宗气即积于胸中之气，是水谷之精气与肺吸入的清气互相结合而成，聚集于胸中，贯注于心肺之脉，出于肺，吸则入，呼则出。《灵枢·邪客》说：“**宗气积于胸中，出于喉咙，以贯心脉而行呼吸焉**。”宗气的主要功能是走息道以行呼吸，贯心脉以行气血，故肺的呼吸及声音、语言都与宗气的盛衰有关。气血的运行，心脏的跳动，以及肢体的寒温等，亦有赖于宗气的盛衰。《素问·平人气象论》说：“**胃之大络，名曰虚里，贯膈络肺，出于乳下，其动应衣，脉宗气也……其动应衣，宗气泄也**。”这说明宗气的功能，具有推动心脏搏动和调节心率、心律的作用，故临床听心脏的跳动和测脉象，能测知宗气的盛衰。

3. 营气

营气与血共行脉中。营血可分不可离，常营血并称，具有高度荣养作用，是水谷精气中的精华部分所化生。营气行于脉中，是血液的前身和重要组成部分，循脉营养全身。《素问·痹论》说：“**营者，水谷之精气也，和调于五藏，洒陈于六府，乃能入脉也，故循脉上下，贯五藏，络六府也。**”

营气的主要生理功能是营养和化生血液。营气来源于水谷之精气，是脏腑、经络和人体各组织器官生理活动必需的营养物质。《灵枢·邪客》说：“**营气者，泌其津液，注之于脉，化以为血，以荣四末，内注五藏六府。**”

4. **卫气**

卫气与营气相对而言，是行于脉外之气，属阳，亦称卫阳。卫气亦水谷之精气所化生，活动力特别强，流行迅速，慓疾滑利，行于腠理，运行于皮肤、分肉之间，不受脉管的约束，熏于肓膜，散于胸腹。

卫气的生理功能主要是保卫肌表，防御外邪侵入，温煦脏腑、肌肉、皮毛，调节控制腠理开合，维持体温的相对恒定。《灵枢·本藏》说：“**卫气者，所以温分肉，充皮肤，肥腠理，司开合者也。**”

营气和卫气都是水谷精气所化生，营在脉中，卫在脉外，营主内守而属于阴，卫主卫外而属于阳，二者运行必须协调，才能维持人体腠理正常的开合和防御外邪的能力。若营卫不和，即会出现恶寒发热，无汗或多汗，或抗御外邪能力低下等病证。

第二节 气的病理变化

气和血是并行的，气血不可分离。古人说：“气为血之帅，血为气之母。”就是说，气和血的关系非常密切，气和血的病理变化亦互相影响。然气的病理变化，临床则表现为“气虚”和“气机失调”。

1. 气虚

人身之气主要由先天之气和后天水谷之精气互相滋补，维持着人的生命活动。气虚主要由于先天禀赋不足，元气耗损；脾胃功能失调，精微来源不足致生气不足；或劳倦内伤，或久病不复，致脏腑功能减退，出现气虚之证，临床可见精神萎靡、倦怠乏力、眩晕自汗等症状。

2. 气机失调

气机失调主要是气的升降出入失常，所引起的气滞、气逆、气陷、气脱、气闭等病理变化。气的升降出入异常，可影响脏腑、经络、气血、阴阳等各方面功能的协调平衡。

3. 气滞

气滞即情志郁结，气机郁滞不畅，影响气的流通，形成气机不畅或阻滞，导致某脏腑经络功能障碍，可出现胀满、疼痛，甚至引起血瘀、痰核等病理产物。肝升肺降，脾升胃降，在调整气的升降出入中，起着重要作用。气滞会导致肝肺、脾胃的功能失常。然而，肝肺、脾胃的功能障碍，也能形成气滞。

4. 气逆和气陷

气逆一般以实为主，气陷一般都是虚证。气逆多由情志所伤，或饮食不节，或痰浊壅阻，致肝气上逆，肺失肃降或胃失和降所致。肝气上逆，发为头痛头胀；面红目赤，易怒。胃失和降，胃气上逆发为恶心呕吐。肺失肃降，肺气上逆则咳逆上气、喘息。

气陷是气虚无力升举的一种病理状态。机体的内脏位置相对恒定，全赖气的升降出入斡旋，因而气虚升举无力，就会引起某些内脏下垂，如胃下垂、肝下垂、女子子宫脱垂等。脾胃为生化之源，气来源于脾胃所化，故脾胃虚弱最易导致气陷，谓之中气下陷，出现短气乏力、声音低微、脉沉弱无力等。

5. 气脱和气闭

气脱即气出入异常为主的病理状态。气脱即气虚之极，以致气不内守而外脱。临床上多因大出血、大汗不止或病之垂危等，出现功能突然衰竭的病理状态。气脱病则危矣，医不可不知也。

气闭即厥逆或谓闭厥。有因恼怒、精神创伤，以致气外出受阻而闭厥；也有因触犯秽浊之气而闭厥；也有因外感热病，热盛之极而突发闭厥。总之气闭之证属实，气脱之证属虚，虚实之别，天壤之差，临床斟酌，慎之。

第三节 血的生理功能

血是红色液态物质，是构成人体和维持人体生命活动的最基本物质之一，具有极高营养和滋润作用。它来源于水谷之精气，即饮食物通过脾胃吸收运化，化生血液。《灵枢·决气》说：“**中焦受气，取汁变化而赤，是谓血。**”这说明脾胃的运化功能，在血液生成过程中的重要作用。血在生成过程中，肺亦起着重要作用，即肺吸入的清气（氧气）注入于脉，与脉中营气相合，乃化为血。《灵枢·营卫生会》说：“**中焦亦并胃中，出上焦之后，此所受气者，泌糟粕，蒸津液，化其精微，上注于肺脉，乃化而为血，以奉生身，莫贵于此，故独得行于经隧。**”

血在脉管中运行，周流不息，如环无端，环布全身，为脏腑及全身各组织器官提供源源不绝的营养，充养和濡润着脏腑百骸，维持着人体正常的生命活动。《素问·五藏生成》说：“**肝受血而能视，足受血而能步，掌受血而能握，指受血而能摄。**”这就说明机体的感觉和运动，必须依赖血提供的营养，才能维持正常的机体活动，同时血也是人体精神活动的物质基础。人的精力充沛，神志清晰，感觉灵敏，活动自如，均有赖于血的调和和充盛。血旺盛，肌肉丰满壮实，面色红润，毛发润泽有华。如果血的生成不足，或久病，或其他原因过度耗损血液，就可引起全身或局部血虚的病理变化，出现面色萎黄、毛发干枯、精神衰退、神志恍惚等症状。

血液在脉道正常运行，决定于气的推动和固摄。心脏的搏动，推动着血的运行。血液的运行，肝脏的疏泄和脾脏的统摄，以及肺的宣发，亦起着重要作用。肝的疏泄和脾的统摄失常，血液就运行不利或逸出脉外。肺失宣发、肺朝百脉的功能减弱，血液运行因而会变慢，导致心动过缓，甚至血瘀等病变。

第四节　血的病理变化

血的病理变化主要体现在血虚、血瘀和血热三方面。

一、血虚

血行脉管中，血是人体生命活动最根本的物质，全身各脏腑、经络等组织器官都依赖血来荣养和濡润。血来源于脾胃所化，若脾胃功能虚弱，化生之源不足，化生血液的功能减弱，就会造成血虚；或失血过多，新血不能及时补充；或久病不愈，阴血消耗，都能导致血虚。血虚主要体现机体或局部失荣，出现倦怠乏力、心悸心跳、头晕目眩、面色无华、两目干涩，或脚手麻木等症状。

二、血瘀

血瘀是指血液在脉管中运行不畅或局部停滞。导致血瘀的主要原因有气滞致血行受阻，气虚推动无力致血运迟缓，或寒邪凝滞、痰核阻滞脉络，这些原因都会使血液停阻不行而成血瘀。血瘀可使气机阻滞不畅形成气滞，气滞又会导致瘀血停滞，往往瘀血与气滞会导致恶性循环。血液运行不畅，瘀阻脏腑、经络某一局部，发生疼痛，甚者可形成肿块，可见面目黧黑、唇舌紫黯、脉迟缓。

三、血热

血热即血分有热，血行加速。血热多由外感邪热，或五志过极化火所致，血液运行过速，会灼伤络脉，迫血妄行，导致各种出血，血热又会灼伤津液，导致血伤津损、耗血动血之症。

第五节　津液的生理功能

津液同气和血一样，是构成人体和维持人体生命活动的基本物质。津液同属水液，包括各脏腑组织器官内体液及其正常体内分泌物，均来源于脾胃运化的水谷之精微。一般较清稀，流动性大，敷布于体表及孔窍，起滋润作用的称为津。性质稠黏，流动性小，灌注骨髓、脑、脏腑等组织，起濡养作用的称为液。《灵枢·五癃津液别》说：“**津液各走其道，故三焦出气，以温肌肉，充皮肤为其津，其流而不行者为液。**”津液来源于水谷之精气，通过脾的运化和肺的宣发，及肾的蒸腾气化，升清降浊，将精微物质输送全身，以濡养和滋润体表及脏腑各组织器官，其浊者化为汗液或尿液排出体外。《素问·经脉别论》说：“**饮入于胃，游溢精气，上输于脾，脾气散精，上归于肺，通调水道，下输膀胱，水精四布，五经并行。**”这就是对津液的生成、输布和排泄的高度概括。津液敷布于肌表的，有滋润皮毛肌肤的作用，流注孔窍的有滋润和保护孔窍的作用，注入内脏的有濡养脏腑组织器官的作用，注入于骨的有充养骨髓和脑髓的作用。《灵枢·决气》说：“**腠理发泄，汗出溱溱是谓津……谷入气满，淖泽注于骨，骨属屈伸，泄泽补益脑髓，皮肤润泽是谓液。**”

第六节　津液的病理变化

津液的正常代谢，是维持体内津液的正常生成、输布和排泄之间相对恒定的基本条件。津液代谢失常，也就是津液生成、输布、排泄失常，即出现津液生成不足，或耗散排泄过多，以致体内津液不足，出现口干口渴，皮肤干枯无泽，溲少便干，舌红少津，脉细数等病理现象；或输布、排泄失常，出现津液在体内停滞潴留，出现水肿或痰饮等病理变化。

津液的生成来源于脾胃的运化和脾的散精，通过肺的宣发肃降、肝脏的疏泄，肾与膀胱的蒸腾气化，由三焦输布全身，因此津液的生成和输布是通过肺、脾、肾等脏器的生理功能，互相配合来完成的。任何一脏的生理功能失常，都会导致津液代谢失常。如肺的宣发失常，就会导致排汗异常，出现多汗或无汗；失其肃降，就会出现痰涎壅塞于肺。脾的运化失常，津液环流迟缓，运化水湿减退，导致水湿停聚，形成痰饮。肾功能减退，特别肾阳亏虚，蒸腾气化无力，就会导致尿液的生成或排泄障碍，形成水湿泛滥而致水肿。津液不足或津液亏损，临床上会出现口干、毛发枯槁、孔窍失润等阴伤、津损液亏的症状。同时津亏液损，亦会导致髓海亏虚，出现头晕目眩、记忆力减退等症状。如《灵枢·口问》说：“**上气不足，脑为之不满，耳为之苦鸣，头为之苦倾，目为之眩。**”

第七节　气与血的关系

气属阳，血属阴。《难经·二十二难》说“**气主煦之，**

血主濡之”，简单地概括了气和血的生理功能及生理功能上的差别。气能生血、摄血，气能行血，气为血之帅，然气依属于血，血能载气，故血为气之母。

气能生血和气能摄血，即血在生成过程中离不开气的运动变化。营气是血的主要组成部分，同行脉中，营气即血的前身，在形成过程中比血早一点，它们都来源于水谷之精气，即水谷之精气化生营气和津液，然后从营气和津液转化为血液，故谓气能生血。气旺则血旺，气衰则血虚。同时血行脉中，依赖气对血的固摄，如果气虚固摄无权，可导致各种出血症。

血为气之母，气为血之帅，气血是人体的重要组成部分，气血相依不可分离。血行脉中，是气的载体，故血为气之母。气的活力极强，但必须依附于血，如果血虚，气失去依附，就会发生气脱。所以血虚者气易衰，血脱者，气亦逸脱。然血不能自行，血必须有赖气的推动，气行则血行，气滞则血瘀，血的循行，有赖心气的推动，气虚则推动无力，气滞则血行不利，甚者结成瘀血，故气为血之帅。故临床治疗失血证，常治以“益气固脱、补气摄血”之法，此之谓也。

第八节　气与津液的关系

气属阳，津液属阴。津液的生成、输布和排泄，全赖气的升降出入，和气的气化、温煦推动和固摄作用。然而气在体内的存在，不仅依附于血，而且依附于津液，故津液亦是气的载体。

1. 气能生津、化津

津液来源于脾胃运化的水谷之精气。脾胃之气健旺，则化生津液充盛。脾胃运化功能虚衰，津液生成不足就会形成津液不足。同时津液的输布和汗、尿的排泄，全赖气的升降出入运动，即脾气的转输，肺气的宣发、肃降，肾中阳气的蒸腾气化，才能促使津液输布全身而环流不息，以荣养脏腑百骸，多余残液化为汗液和尿液排出体外，维持着津液在人体的生理平衡。若气的升降出入不利，就会造成津液的输布和排泄受阻。若津液的输布和排泄因某种原因受阻，亦会影响气机，导致气机不利。所以，气虚气滞可导致津液停滞，津液停聚亦会导致气的升降出入失常，二者互相影响，互为因果，均能形成痰湿停聚，甚者水泛为肿的病理变化。

2. 气能摄津，津能载气

津液的输布和排泄，有赖于气的推动和气化。津液代谢的正常与否，有赖于气的固摄作用。若气虚固摄无权，必导致体内津液无故流失，出现多汗、多尿等津液匮乏的病理现象。同时津血同源，血能载气，津液亦能载气，气在体内运行依附津液。若大汗、多尿，或吐泻之甚，津液大量流失，出现短气乏力等气随津脱的症状。

第九节　血与津液的关系

血和津液都来源于水谷之精气，都具有滋润荣养人体脏腑及各组织器官的作用，津液可以渗注于脉中，成为血的重要组成部分。因此，津液和血的关系非常密切，故有血津同源之说。在病理情况下，血和津液多互相影响，如失血过多时，脉外之津液可渗注于脉，以补充脉中血液之容量。脉外津液大量渗注于脉，就会形成津液不足，出现口干、尿少、皮肤干燥等病理现象。相反，大量吐泻脱水，体内津液不足，脉内津液亦可渗出脉外，形成血脉空虚，津枯血燥等病变。故临床失血病人亦可补津，伤津者不可用补血之剂。《灵枢·营卫生会》说：“**夺血者无汗，夺汗者无血。**”《伤寒论》说：“**亡血家不可发汗，衄家不可发汗。**”

第四章　经络学说

经络学说是研究人体经络的生理功能、病理变化及其与脏腑相互关系的学说，是中医学理论体系的重要组成部分。经络联系脏腑、肢节、百骸，沟通人体上下、内外，是全身气血运行的通道。它与脏腑学说、气血津液学说、病因病机学说等结合起来，完整地阐述人体的生理功能、病理变化，并正确地指导着临床的诊断和治疗，故张子和说：“**不通十二经络，开口动手便错**。”

第一节　经络学说的内容

经络学说的主要内容包括：十二经脉、奇经八脉、十二经别和十五别络、孙络、浮络以及十二经筋和十二皮部。

经络是经脉和络脉的总称。经络内联脏腑，外联筋肉皮肤。经脉循行于深部，络脉循行于较浅表的部位。经脉有一定的循行路径，络脉则纵横交错，网络全身。

经脉分正经和奇经两类。正经有十二，即手三阳经，足三阳经；手三阴经，足三阴经，合称“十二经脉”，是全身气血运行的主要通道。十二经脉有一定的起止和循行部位，在肢体的分布和走向，以及交接有一定的规律，与体内脏腑有直接的络属关系。十二经脉对称地分别循行于人体上肢和下肢的内侧和外侧，每一经脉分别属于一脏或一腑，每一经脉的名称依手或足、阴或阳、脏或腑而命名。手经行于上肢，足经行于下肢；阴经行于四肢内侧，属脏，阳经行于四肢外侧，属腑。十二经脉分别命名为：手太阴肺经，手厥阴心包经，手少阴心经（手三阴经联系于胸部，内属肺、心包、心），手阳明大肠经，手少阳三焦经，手太阳小肠经（手三阳经内属于大肠、三焦、小肠），足太阴脾经，足厥阴肝经，足少阴肾经（足三阴经联系于腹部，内属于脾、肝、肾），足阳明胃经，足少阳胆经，足太阳膀胱经（足三阳经内属于胃、胆、膀胱）。

奇经有八条经脉，即督脉、任脉、冲脉、带脉、阴跷脉、阳跷脉、阴维脉、阳维脉，合称“奇经八脉”，具有统率、联络和调节十二经脉的作用。

十二经别是从十二经脉别出的经脉，它们分别起自四肢，循行于体腔脏腑深部，上出于颈项浅部。阳经的经别从本经别出，循行体内后，仍回到本经，阴经的经别从本经别出，循行体内后与相表里的阳经相合。十二经别的生理功能主要是加强十二经脉相表里两经的联系，并补其正经之不足。

十五别络属络脉，是经脉的分支，十二经脉各有一支别络，同时，任脉和督脉也各有一支别络，加上脾之大络，合为“十五别络”，十五别络的功能主要是加强正经与体表的联系。

孙络：是循行于人体体表最细小的络脉。

浮络：是浮现于人体浅表部位的络脉。

十二经筋即十二经脉与筋肉和体表连属部分，即十二经之气——结、聚、散、络于筋肉关节的体系，有连缀四肢百骸、主司关节运动的作用。

十二皮部即十二经脉的功能活动反应于体表的部位，是经络之气散布所在。

第二节　十二经脉走向、交接、分布、表里关系及流注次序

一、十二经走向交接与分布规律

十二经的走向和交接是有一定规律的。《灵枢·逆顺肥瘦》说：“**手之三阴，从藏走手；手之三阳，从手走头；足之三阳，从头走足；足之三阴，从足走腹**。”即手三阴经从胸腔走向上肢内侧，到手指末端，交手三阳经。手三阳经，从手指末端，循上肢外侧，走向头面部，交足三阳经。

足三阳经从头面部下行，循下肢外侧，走向足趾末端，交足三阴经。足三阴经从足趾循下肢内侧，走向腹腔、胸腔，交手三阴经。即手三阴经起于胸腹，足三阴经止于胸腹，手之三阴经与足之三阴经均在胸腹交接。手之三阳经止于头，足之三阳经起之于头，即手三阳经与足三阳经均在头面部交接，所以说“头为诸阳之会”。故十二经脉首尾相接、阴阳相贯，如环无端，息息不止，运行着全身的气血。

二、手足阴阳经脉走向交接规律示意图

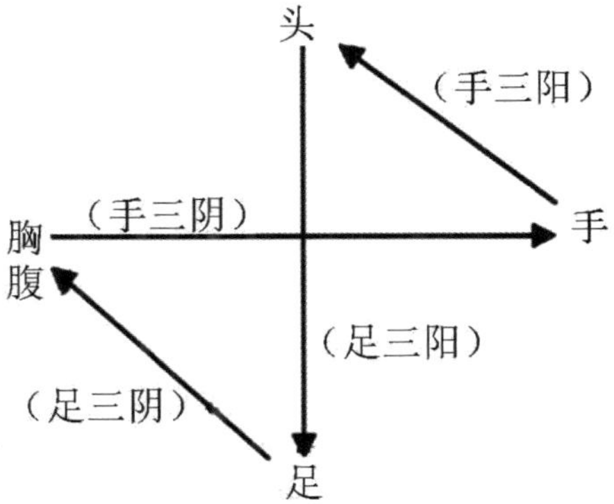

手足阴阳经脉走向交接规律示意图

三、十二经脉的分布规律

十二经脉在体表的分布也有一定的规律，在四肢部，阴经分布在内侧，阳经分布在外侧。内侧分之三阴，外侧分之三阳。大体上太阴、阳明在前缘，少阴、太阳在后缘，厥阴、少阳在中线。下肢小腿下半部，内踝上八寸以下，

厥阴在前，太阴居中，少阴在后。内踝上八寸以上又恢复原行经路线，太阴在前，厥阴在中，少阴在后。

在头面部，阳明经行于面部、额部，太阳经行于面颊、头顶及后头部，少阳经行于头侧部。

在躯干及腹部，手三阳经行于肩胛部，足三阳经之阳明经行于（胸、腹面），太阳经行于后（背面），少阳行于侧面。手三阴经均从腋下走出，足三阴经均行于腹面。循行于腹面的经脉，自内向外的顺序为足少阴经、足太阴经、足厥阴经。

四、十二经脉的表里关系

手足三阴、三阳通过经别和别络互相沟通，构成六对表里相合的关系。《素问·血气形志》说：“**足太阳与少阴为表里，少阳与厥阴为表里，阳明与太阴为表里，是为足阴阳也。手太阳与少阴为表里，少阳与心主（心包）为表里，阳明与太阴为表里，是手之阴阳也**。”相表里的两条经脉都在四肢末端交接，分别行于四肢内侧和外侧，然后络属于相表里的脏腑。

十二经脉的表里关系，不仅由于相表里的两条经脉的衔接而加强了联系，而且由于互相络属于同一脏腑，因而使相表里的一脏一腑，在生理功能上互相配合，在病理上也互相影响。如足太阴脾主运化、升清，足阳明胃主受纳、降浊。心与小肠相表里，心火可下移于小肠等。

五、十二经脉的流注次序

十二经脉分布在人体内外，经脉中的气血运行是循环贯注的。从手太阴肺经开始，依次传至足厥阴肝经，首尾相贯，如环无端，如下表：

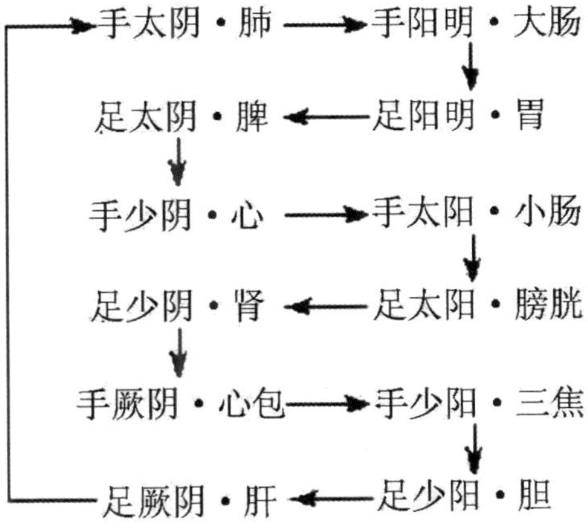

十二（四）经脉流注表

第三节　十二经脉循行部位

一、手太阴肺经

手太阴肺经起于中焦，下络大肠，还循胃口（下幽门，上贲门），通过膈肌属肺。致喉部，横行至胸部外上方

（中府穴），出腋下，沿上肢内侧前缘下行，过肘窝入寸口，上鱼际，直出拇指桡侧端（少商穴）。

其支者，从手腕的后方（列缺穴）分出，沿掌背侧走向食指桡侧端（商阳穴），交于手阳明大肠经（图1）。

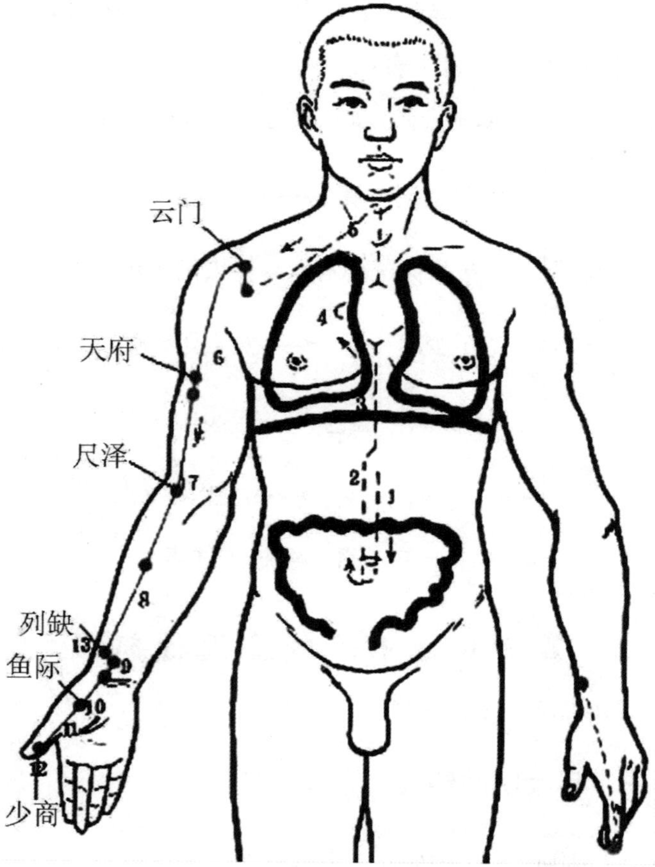

图1　手太阴肺经

二、手阳明大肠经

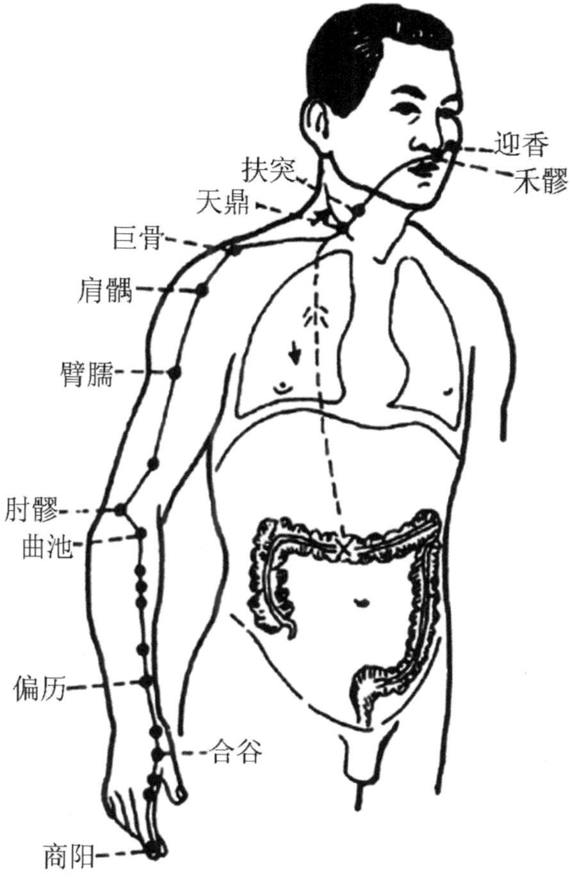

图 2　手阳明大肠经

手阳明大肠经起于食指桡侧端（商阳穴），经过手背，行于上肢外侧前缘，上肩，至肩关节前缘，向后到第七颈椎棘突下（大椎穴），再向前下行入锁骨上窝（缺盆），进入胸腔络肺，向下通过膈肌下行，属大肠。

其分支，从锁骨上窝上行，经颈部至面颊，入下齿中，回出挟口两旁，左右交叉，入人中，至对侧鼻翼旁（迎香穴），交于足阳明胃经（图2）。

三、足阳明胃经

足阳明胃经，起于鼻翼旁（迎香穴），挟鼻上行，左右侧交会于鼻根部，旁行入目内眦，与足太阳经相交。向下沿鼻柱外侧，入上齿中，还出，挟口两旁，环绕嘴唇，在颏唇沟承浆穴外，左右相交。退回沿下颌骨后下缘，到大迎穴处，沿下颌角，上行过耳前，经过下关穴（客主人），沿发际，到额前。

分支：从大迎穴前方下行，到人迎穴，沿喉咙向下，后行至大椎，折向前行，入缺盆，深入体腔，下行穿过膈肌，属胃络脾。

直行者：从缺盆出体表，沿乳中线下行，挟脐两旁（旁开二寸），下行至腹股沟处的气街穴。

分支：从胃下口幽门处分出，沿腹腔内下行到气街穴，与直行之脉会合，而后下行大腿前缘，至膝膑，沿下肢胫骨前缘，下行至足背，入足第二趾外端（厉兑穴）。

分支：从膝下三寸处（足三里穴）分出，下行入中趾外侧端。

分支：从足背上冲阳穴分出，前行入足大趾内侧端（隐白穴），交于足太阴脾经（图3）。

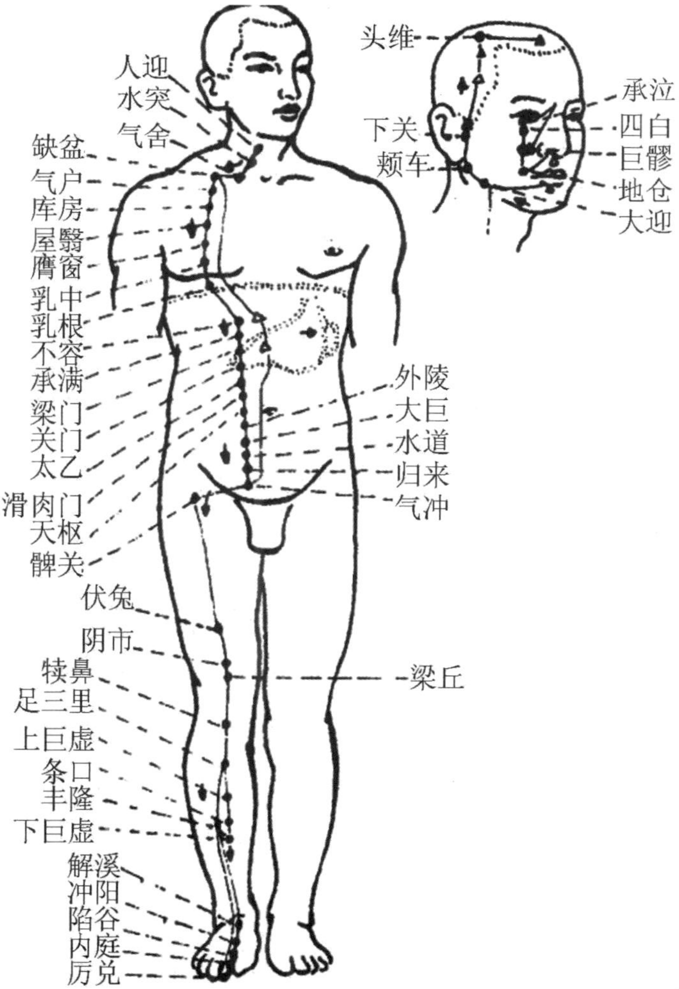

图3　**足阳明胃经**

四、足太阴脾经

足太阴脾经，起于足大趾内侧端（隐白穴），沿内侧赤白肉际，上行过内踝的前缘，沿小腿内侧正中线上行，在内踝上八寸处，交出足厥阴肝经之前，上行沿大腿内侧前缘，进入腹部，属脾，络胃。

向上穿过膈肌，沿食道两旁，连舌本，散舌下。

分支：从胃别出，上行通过膈肌，注入心中，交于手少阴心经（图4）。

五、手少阴心经

手少阴心经起于心中，走出后属心系，向下穿过膈肌，络小肠。

分支：从心系分出，挟食道上行，连于目系。

直行者：从心系出来，退回上行经过肺，向下浅出腋下（极泉穴），沿上肢内侧后缘，过肘中，经掌后锐骨端，进入掌中，沿小指桡侧，出小指桡侧端（少冲穴），交于手太阳小肠经（图5）。

六、手太阳小肠经

手太阳小肠经，起于小指外侧端（少泽穴），沿手背，上肢外侧后缘，过肘部，到肩关节后面，绕肩胛部，交肩

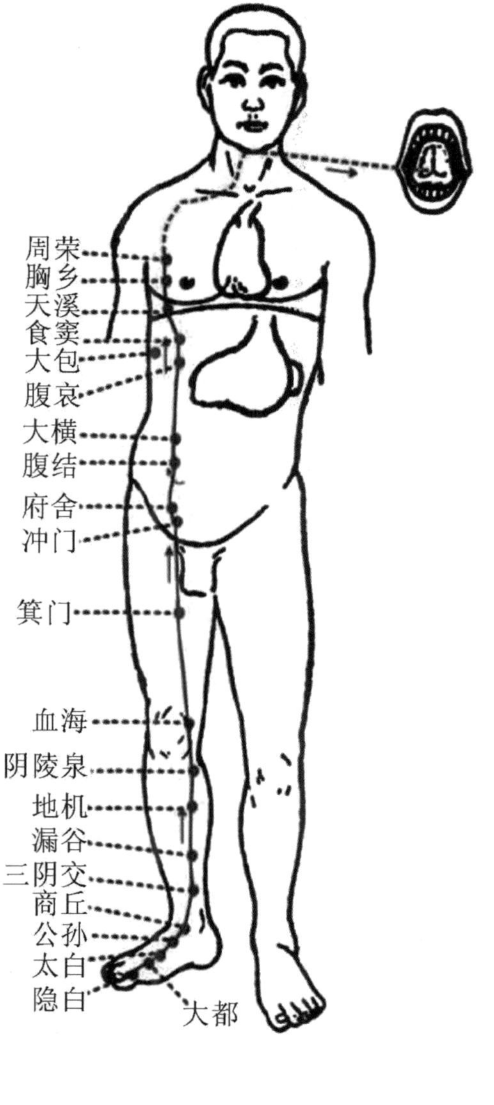

图4　足太阴脾经

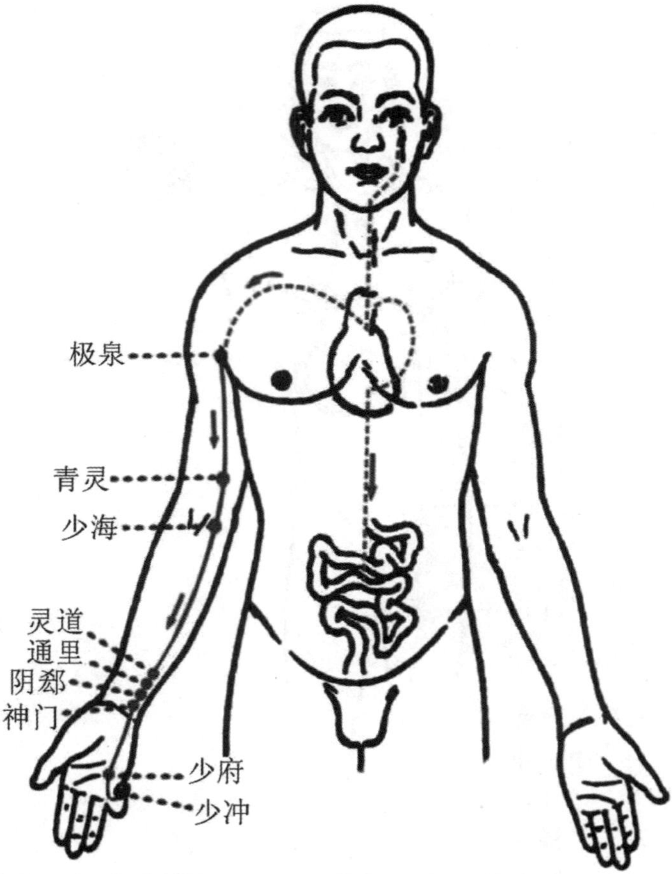

图 5　手少阴心经

上（大椎穴），前行入缺盆，深入体腔，沿食道，穿过膈肌，到达胃部，下行属小肠。

分支：从缺盆出来，沿颈部，上行到面颊，至目外眦后，退行进入目中（听宫穴）。

分支：从面颊部分出，向上行于眼下，至目内眦（睛明穴），交于足太阳膀胱经（图6）。

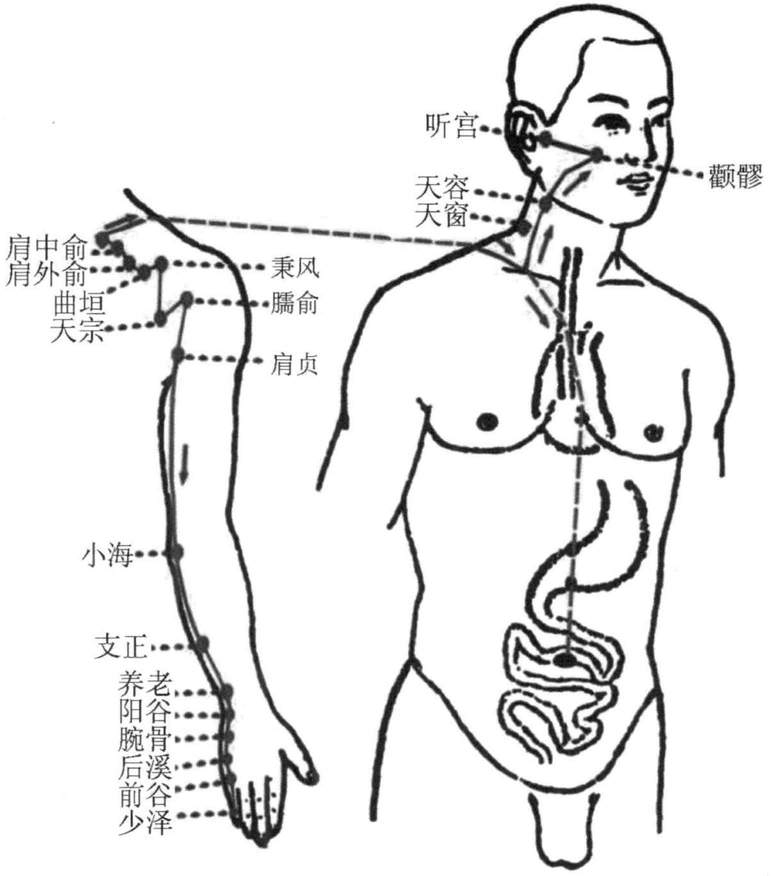

图6　手太阳小肠经

七、足太阳膀胱经

足太阳膀胱经起于目内眦（睛明穴），向上到达额部，左右交会于头顶部（百会穴）。

分支：从头顶部分出，到耳上角部。

直行者：从头顶部分别向后，行至枕骨处，进入颅腔，络脑，回出，分别下行到颈部（天柱穴），下行交会于大椎穴，再分左右，沿肩胛内侧脊椎两旁（一寸五分），到达腰部（背俞穴）进入脊柱两旁的肌肉，深入体腔，络肾，属膀胱。

分支：从腰部分出，沿脊柱两旁下行，穿过臀部，从大腿后侧外缘下行至腘窝中（委中穴）。

分支：从项分出下行，经肩胛内侧，从附分穴挟脊（三寸），下行至髀枢，经大腿后缘至腘窝中与前一支脉会合，然后下行，穿过腓肠肌，出走于足外踝后，沿足背外侧缘，至小趾外侧端（至阴穴），交于足少阴经（图7）。

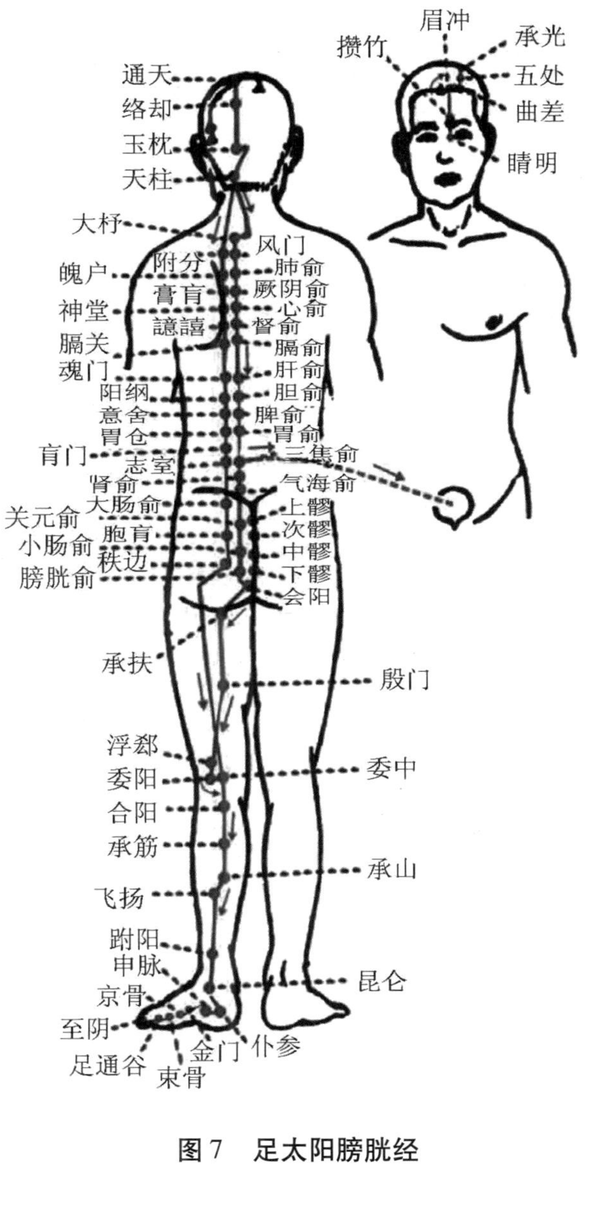
眉冲
攒竹
承光
通天
五处
络却
曲差
玉枕
睛明
天柱
大杼
风门
附分
魄户
肺俞
膏肓
厥阴俞
神堂
心俞
譩譆
督俞
膈关
膈俞
魂门
肝俞
阳纲
胆俞
意舍
脾俞
胃仓
胃俞
肓门
三焦俞
志室
肾俞
气海俞
大肠俞
上髎
关元俞
胞肓
次髎
小肠俞
中髎
秩边
膀胱俞
下髎
会阳
承扶
殷门
浮郄
委阳
委中
合阳
承筋
承山
飞扬
跗阳
申脉
昆仑
京骨
至阴
足通谷
金门
仆参
束骨

图7　**足太阳膀胱经**

八、足少阴肾经

足少阴肾经起于足小趾下，斜行于足心（涌泉穴），出行于舟骨粗隆之下，沿内踝后，分出进入足跟，向上沿小腿内侧后缘，至腘内侧，上股内侧后缘，入脊内（长强穴），穿过脊柱，属肾，络膀胱。

直行者：从肾上行，穿过肝和膈肌，进入肺，沿喉咙，到舌根两旁。

分支：从肺中分出，络心，注于胸中，交于手厥阴心包经（图8）。

九、手厥阴心包经

手厥阴心包经，起于胸中，属心包络，向下穿过膈肌，依次络于上、中、下三焦。

分支：从胸中分出，沿胸浅出胁部，当腋下三寸处（天池穴），向上至腋窝下，沿上肢内侧，中线入肘，过腕部，入掌中（劳宫穴），沿中指桡侧，出中指桡侧端（中冲穴）。

分支：从掌中分出，沿无名指，出其尺侧端（关冲穴），交于手少阳三焦经（图9）。

十、手少阳三焦经

手少阳三焦经，起于无名指尺侧端（关冲穴），向上

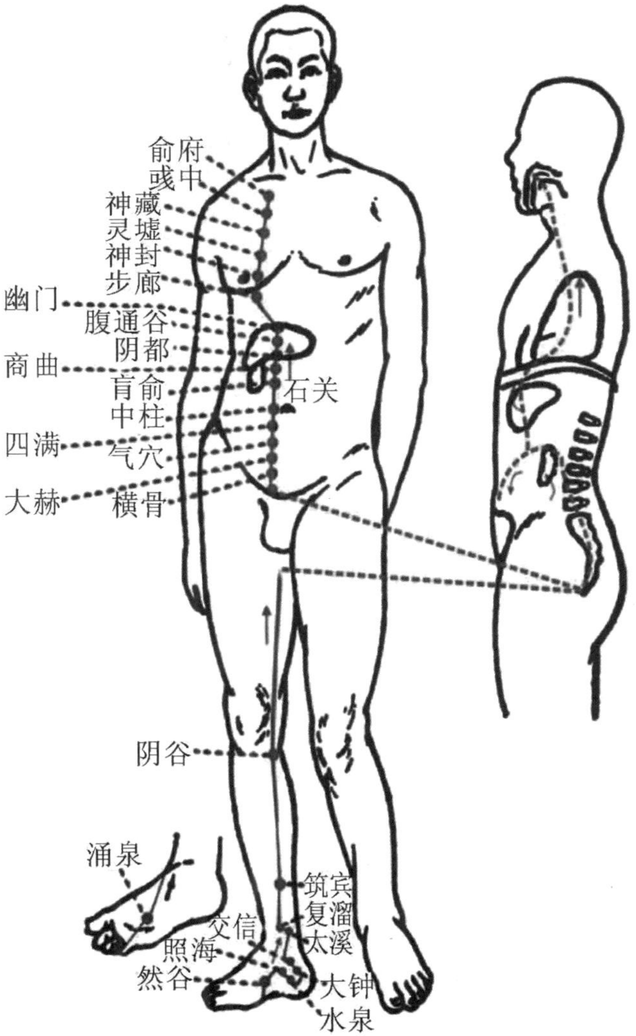
俞府
彧中
神藏
灵墟
神封
步廊
幽门
腹通谷
阴都
商曲
肓俞
石关
中柱
四满
气穴
大赫
横骨
阴谷
涌泉
筑宾
复溜
交信
太溪
照海
然谷
大钟
水泉

图8　足少阴肾经

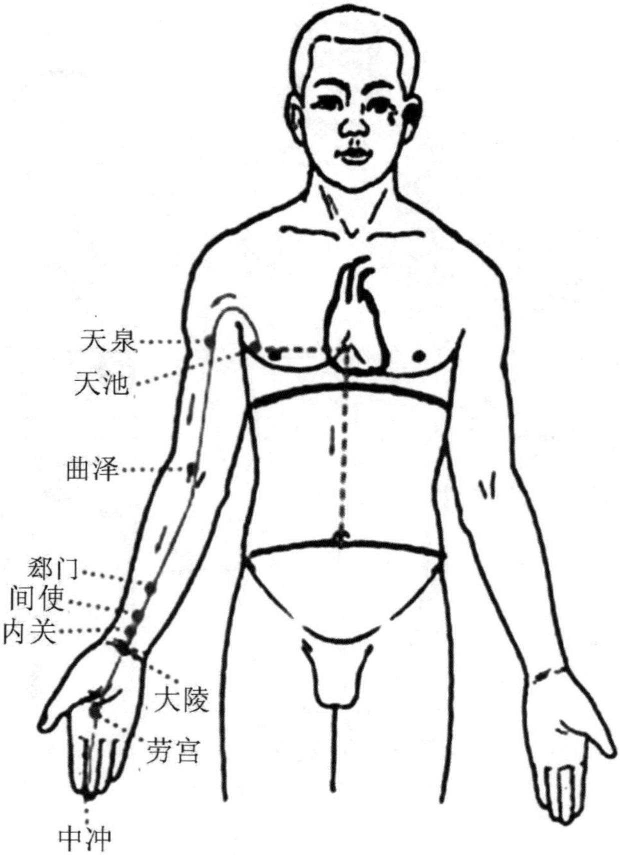

图9　手厥阴心包经

沿无名指尺侧，至手腕背面（阳池穴）上行尺骨、桡骨之间，通过肘尖，沿上臂外侧向上至肩部（肩髎穴），向前行于缺盆，布于膻中，散络心包，穿过膈肌，依次属于上、中、下三焦。

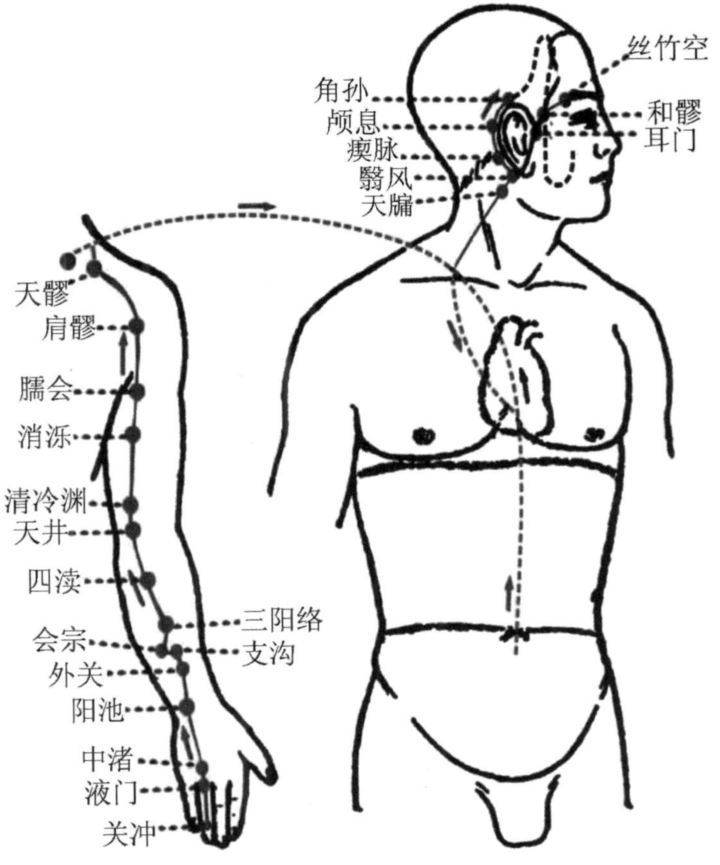

图 10　手少阳三焦经

分支：从膻中分出，上行出缺盆，至肩部，左右交会于大椎，上行到项，沿耳后（翳风穴），直上出耳上角，然后屈曲向下经面颊部，至目眶下。

分支：从耳后分出，进耳中，出走耳前，经上关穴前，在面颊部与前一分支相交，至目外眦（瞳子髎穴），交于足少阳胆经（图10）。

十一、足少阳胆经

足少阳胆经，起于目外眦（瞳子髎穴），上至头角（颔厌穴），再向下到耳后（完骨穴），再折向上行，经额部至眉上（阳白穴），又向后折至风池穴，沿颈下至肩上，左右交会于大椎穴，前行入缺盆。

分支：从目后进入耳中，出走于耳前，至目外眦后方。

分支：从目外眦分出，下行至大迎穴，同手少阳经分布于面颊部的支脉相合。行至目眶下，向下的经过下颌角部，下行至颈部，与前脉会合于缺盆后，进入体腔，穿过膈肌，络肝，属胆，沿胁里浅出气街，绕毛际，横向至环跳穴处。

直行者：从缺盆下行至腋，沿胸侧，过季胁，下行至环跳穴处，与前脉会合，再向下沿大腿外侧，膝关节外缘，行于腓骨前面，直下至腓骨下端，浅出外踝之前，沿足背行，出于足第四趾外侧端（窍阴穴）。

分支：从足背（临泣穴）分出，前行出足大趾外侧端，折回穿过爪甲，分布于足大趾爪甲后丛毛处，交于足厥阴肝经（图11）。

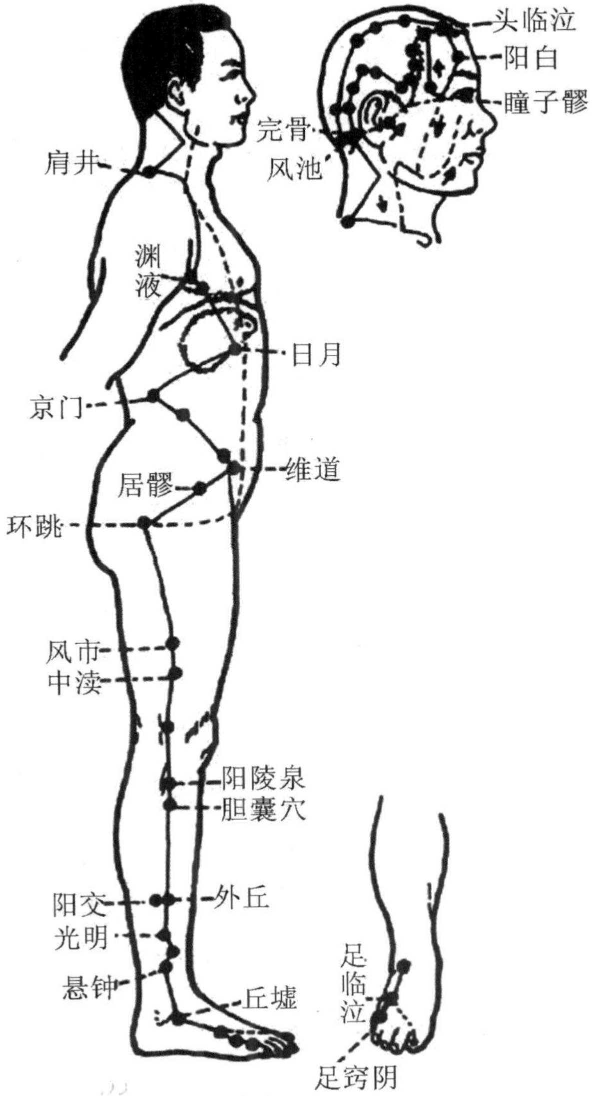
头临泣
阳白
瞳子髎
完骨
风池
肩井
渊液
日月
京门
维道
居髎
环跳
风市
中渎
阳陵泉
胆囊穴
阳交
外丘
光明
悬钟
丘墟
足临泣
足窍阴

图 11　足少阳胆经

十二、足厥阴肝经

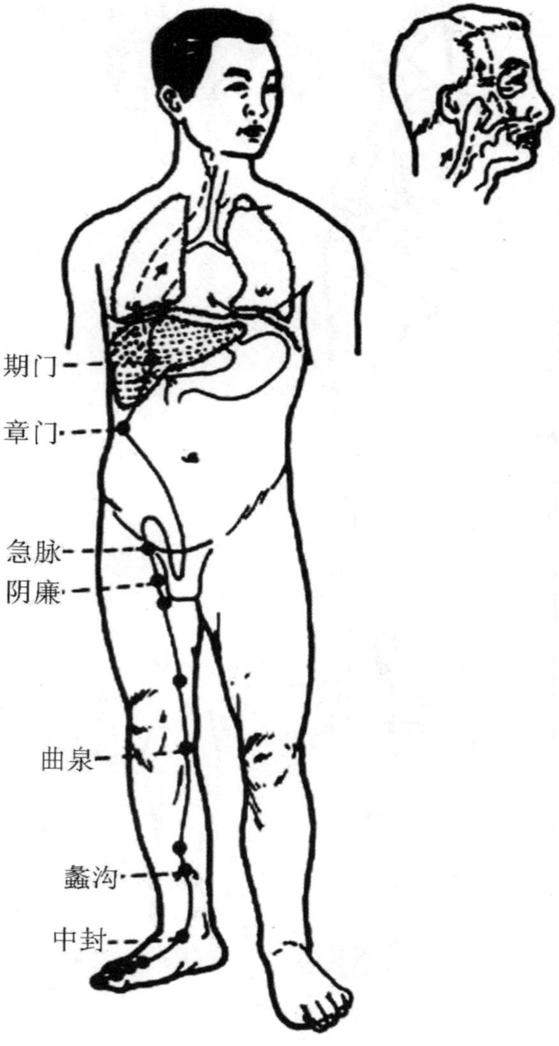

图 12　足厥阴肝经

足厥阴肝经，起于足大趾爪甲后丛毛处，向上沿足背至内踝前一寸处（中封穴），向上沿胫骨内缘，在内踝上八寸处，交出足太阴脾经之后，上行过膝内侧，沿大腿内侧中线进入阴毛中，绕阴器，至小腹，挟胃两旁，属肝，络胆，向上穿过膈肌，分布于胁肋部，沿喉咙的后边，向上进入鼻咽部，上行连接目系，出于额，上行与督脉会于头顶部。

分支：从目系分出，下行于颊里，环绕在口唇的里边。

分支：从肝分出，穿过膈肌，向上注入肺，交于手太阴肺经（图12）。

第四节　奇经八脉

奇经八脉是督脉、任脉、冲脉、带脉、阴维脉、阳维脉、阴跷脉、阳跷脉的总称。由于它们同脏腑没有直接的相互络属，相互之间也没有表里关系，也不像十二经脉分布那样规则，故称“奇经”。一共有八条经脉，故又称“奇经八脉”。

奇经八脉纵横交叉于十二经脉之间，具有如下三方面的作用。一、进一步密切十二经脉之间的联系。二、调节十二经脉的气血，即十二经脉气血有余时，则流注于奇经八脉，蓄以备用；十二经脉气血不足时，可由奇脉溢出，予以补充。三、奇经八脉与肝、肾等脏，与女子胞、脑、髓等奇恒之府关系密切，在生理、病理上均有一定联系。

一、督脉

督脉起于胞中（女子胞宫，男子精室），下出会阴，沿脊柱里面上行至项后风府穴处，进入颅内，络脑，并由项沿头部正中线，经头顶、额部、鼻部、上唇，到上唇系带处。

分支：从脊柱里面分出，属肾。

分支：从小腹内部直上，贯脐中央，上贯心，到喉部，再向上到下颌部，环绕口唇，向上至两眼下部的中央（图13）。

督脉的功能：督有总管、统帅的意思。督脉行于背部正中，其脉多次与手足三阳经及阳维脉交会，能总督一身之阳经，故又称“阳经之海”。其次督脉行于脊里，上行入脑，并从脊里分出属肾，它与脑、脊、髓和肾有密切联系。

二、任脉

任脉起于胞中（女子胞宫，男子精室），下出会阴，经阴阜，沿腹部和胸部正中线上行，至咽喉，上行至下颌部，环绕口唇，沿面颊，分行至目眶下。

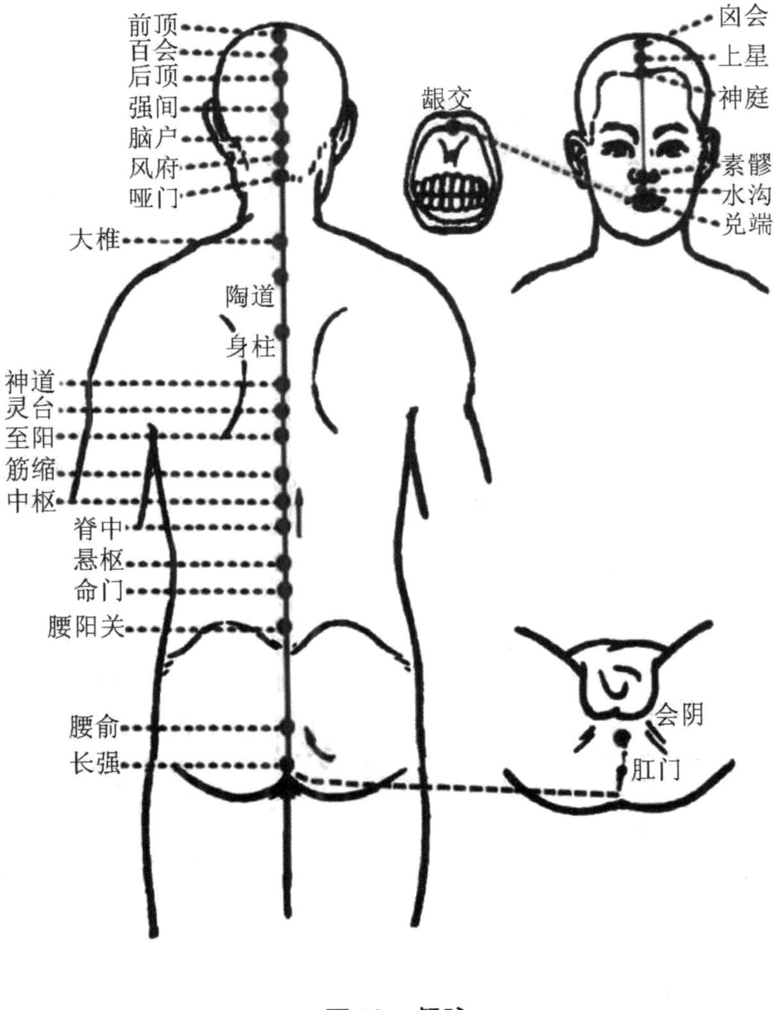

图 13　督脉

分支：从胞中出（男子精室），向后与冲脉偕行于脊柱前（图 14）。

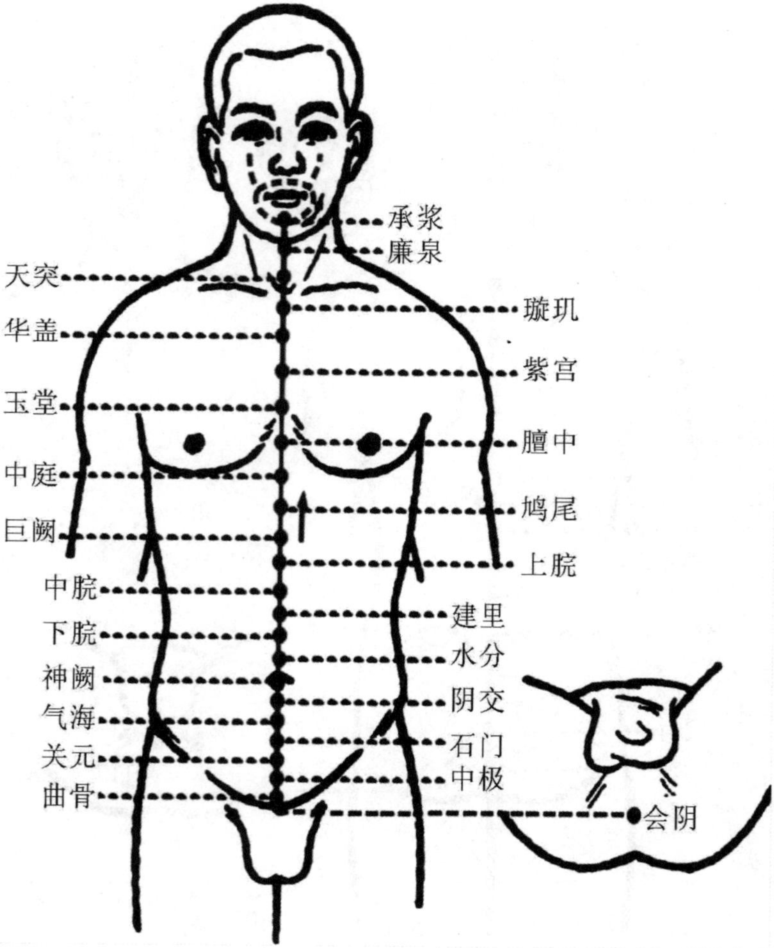

图 14 任脉

任脉的功能：任有担任、任授之意，任脉行于腹、面正中线，其脉多次与手、足三阴经及阴维脉交会，总任一身之阴经，故又称“阴经之海”。任起胞中，任含任养之意，能调节女子月经，与女子妊娠有关，故“任主胞胎”。

三、冲脉

冲脉起于胞中（女子胞宫，男子精室），下出会阴后，从气街部起与足少阴经相平，挟脐上行，散布于胸中，再向上行，经喉，环绕口唇，到目眶下。

分支：与少阴之大络同起于肾，向下从气街部浅出体表，沿大腿内侧进入腘窝，再沿胫骨内缘，下行到足底，又有支脉从内踝后分出，向前斜出足背，进入足大趾。

分支：从胞中（男子精室）出，向后与督脉相通，上行于脊柱内（图15）。

冲脉的功能：冲脉上至于头，下达于足，贯串全身，为气血之要冲，能调节十二经之气血，故称“十二经脉之海”，冲脉又称“血海”，与女的月经及生殖有密切关系。

四、带脉

带脉起于季胁，斜向下行到带脉穴，绕身一周，在腹面的带脉下垂到少腹（图16）。

带脉的功能：带脉围腰一周，犹如束带，能约束纵行诸脉。

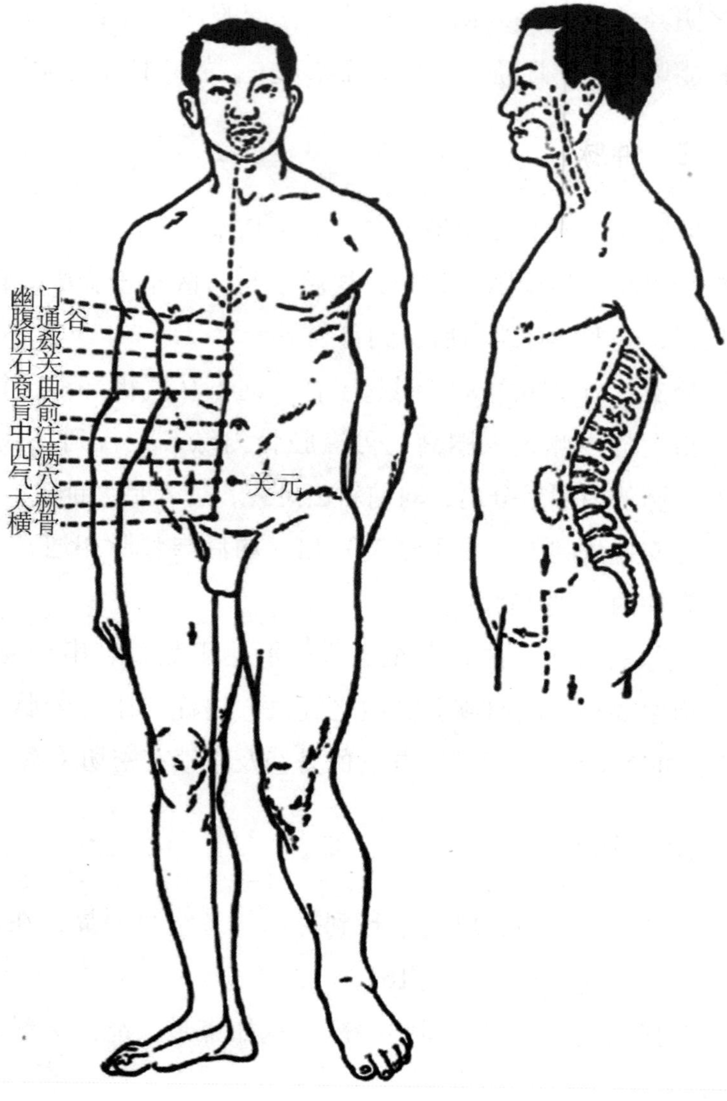

图 15 冲脉

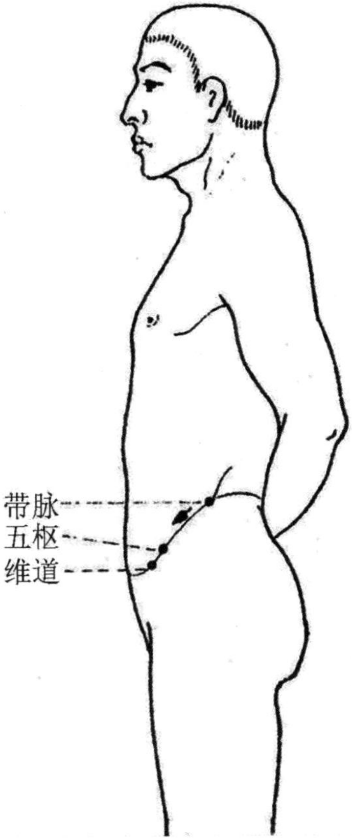

图 16　带脉

五、阴维脉、阳维脉

阴维脉起于小腿内侧，足三阴经交会之处，沿下肢内侧上行，至腹部，与足太阴脾经同行，到胁部，与足厥阴经相合，然后上行至咽喉，与任脉相会（图 17）。

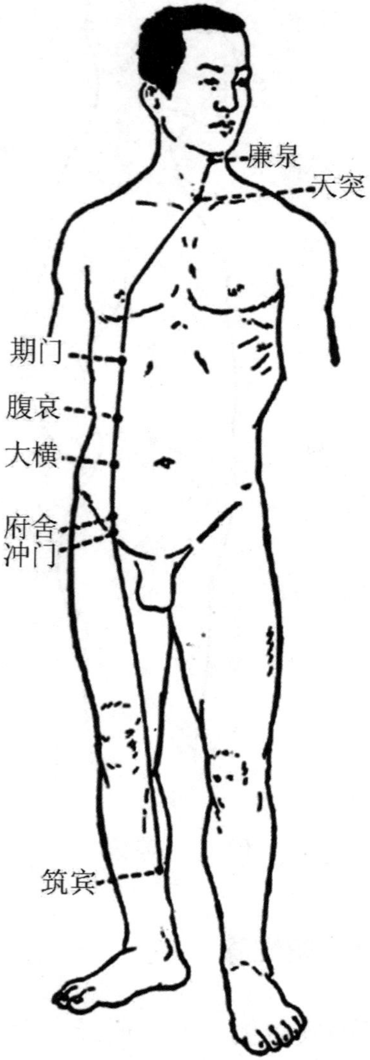

图 17 阴维脉

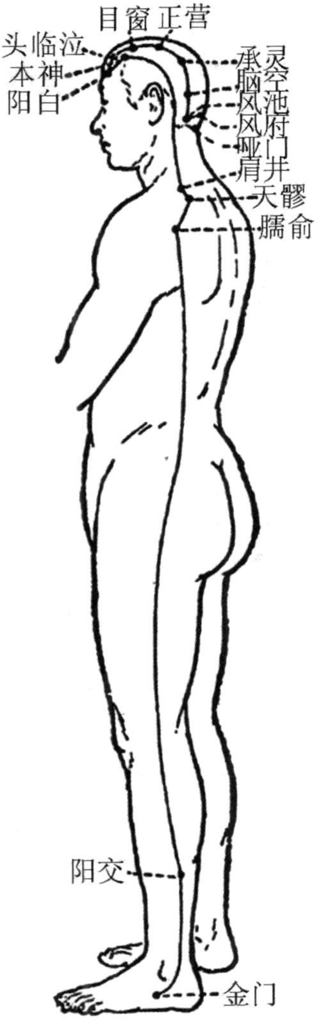

图 18　阳维脉

阳维脉起于外踝下，与足少阳胆经并行，沿下肢外侧向上，经躯干部后外侧，从腋后上肩，经颈部、耳后，前行到额部，分布于头侧及项后，与督脉会合（图18）。

阴维、阳维的功能，维有维系的意识，阴维脉“维络诸阴”，阳维脉“维络诸阳”。

六、阴跷脉、阳跷脉

跷脉左右成对，阴跷脉、阳跷脉均起于足踝下。

阴跷脉从内踝下照海穴分出，沿内踝后直上下肢内侧，经前阴，沿腹进入缺盆，出行于人迎穴之前，经鼻旁，到目内眦，与手足太阳经、阳跷脉会合（图19）。

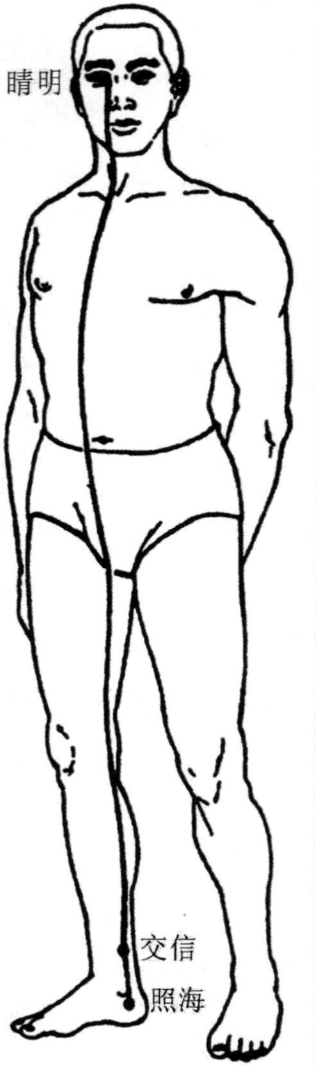

图19　阴跷脉

阳跷脉从外踝下申脉穴分出，沿外踝后上行，经腹部，沿胸部后外侧，经肩部，颈外侧上挟口角，到达目内眦，与手足太阳经、阴跷脉会合，再上行进入发际，向下到达耳后，与足少阳胆经会于项后（图20）。

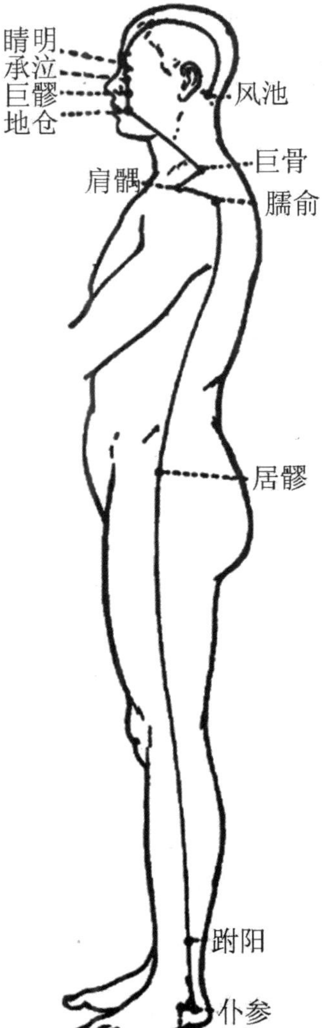

图20　阳跷脉

阴跷、阳跷的功能 跷乃轻健、跷捷之意，跷脉从下肢内外侧分别上行至头面，具有交通一身阴阳之气和调节肌肉运动的功能，使下肢运动灵活跷健。同时，阴跷、阳跷交会于目内眦，跷脉有濡养二目和司眼睑开合的作用。

第五节 经 别

经别又谓“十二经别”。十二经别就是十二经脉别行分出，循行于胸、腹及头部的重要支脉。

十二经别的循行，都是从十二经脉的四肢（多从肘、膝以上）别出（称为离），走入体腔脏腑深部（称为入），然后浅出体表（称为出）而上头面，阴经的经别合入相为表里的阳经的经别，而分别注入六阳经经脉（称为合），所以十二经别的循行特点，可用离、合、入、出来概括，每一对相为表里的经别组成一“合”，十二经别共组成“六合”。

足太阳膀胱经与足少阴肾经经别。

足少阳胆经与足厥阴肝经经别。

足阳明胃经与足太阴脾经经别。

手太阳小肠经与手少阴心经经别。

手少阳三焦经与手厥阴心包经经别。

手阳明大肠经与手太阴肺经经别。

经别的生理功能 由于十二经别的循行部位，有些是十二经脉循行所不及之处，因而在生理、病理及治疗等方面都有它一定的重要作用。主要有以下几个方面：

1. 加强了十二经脉中相表里的两条经脉在体内的联系

十二经别进入体腔后，表里两经相并而行，经过相表里的脏腑，并在浅出体表时，阴经经别合入阳经经别，共同注入体表的阳经，这样就加强了相为表里两个经脉的内在联系。

2. 加强了体表与体内、四肢与躯干的向心性联系

由于十二经别都是从十二经脉的四肢部分别出、进入体腔后，又都是向心性循行，这对扩大经络的联系，和由外而内地传递信息，起着重要作用。

3. 加强了十二经脉对头面的联系

十二经脉中循行于头面部，主要是六条阳经，十二经别则不仅六条阳经的经别循行于头部，而且六条阴经的经别亦上达于头部，足三阴经的经别在合入阳经经别之后，上达于头部，手三阴经经别均经喉咙而合于头面部。

4. 扩大了十二经的主治范围

由于十二经别的分布弥补了十二经脉所不到之处，因而相应地扩大了经络穴位的主治范围。

5. 加强了足三阴经、足三阳经与心脏的联系

足三阴经、足三阳经的经别，上行经过腹胸，除加强了腹腔内脏腑的表里联系外，又都与胸腔内的心脏相联系。因此，十二经别对于分析腹腔内脏腑与心的生理、病理联系有着重要意义，因此，十二经别对“心为五脏六腑之大主”提供了重要理论依据。

第六节 别 络

别络是经脉的分支，属络脉，它分布于体表。别络有十五条，即十二经脉各有一条，加上任脉、督脉及脾之大络，共十五条，又称十五别络（如再加上胃之大络，也可称为十六别络）。络脉中比较主要的部分称别络，对全身无数细小的络脉起着主导作用。从别络分出的细小部分谓之“孙络”。分布皮肤表面的，从孙络分出的更细微的络脉称“浮络”。

十五别络分布有一定的部位，十二经脉的别络都是从四肢肘、膝以下分出，表里两经的别络相互联络。任脉之络分布于腹部，督脉之络分布于背部，脾之大络分布于体之侧部。

别络的生理功能 别络的生理功能是加强十二经脉中相表里两条经脉的联系，主要通过阴经别络走向阳经和阳经别络走向阴经的途径，沟通和加强相表里两经在肢体的联系。别络对其细小络脉有统率作用。任脉别络散布于腹部，督脉别络散布在背部，脾之大络散布胸胁，因此，别络加强了人体前后以及侧面的统一联系。从别络分出的细小脉络，从大到小，网络全身，这样循行于经脉中的气血，就可以通过别络及孙络细小的脉络灌渗，濡养全身。

第七节 经筋及皮部

经筋是十二经脉连属筋肉的体系，受十二经脉的调节，有赖于经络气血的濡养。经筋一般都在浅部，从四肢末端走向头身，多结聚于关节和骨骼附近，有的也进入胸腹腔，但不络属脏腑。经筋的分布，基本上同十二经脉在体表的循行一致。手足三阳的经筋分布于肢体的外侧，手足三阴的经筋分布于肢体的内侧。

经筋的主要作用是约束骨骼，有利于关节的屈伸运动。正如《素问·痿论》说：“**宗筋主束骨而利机关也**。”

皮部是指体表皮肤按经络的分布进行部位的分区。十二经脉及其所属络脉，在体表有一定的分布范围，与之相应，全身的皮肤也划分为十二个部分，称为十二皮部。正如《素问·皮部论》所说“**欲知皮部，以经脉为纪**”“**凡十二经脉者，皮之部也**”。因此，皮部就是十二经脉及其所属的络脉在体表的分区，也是十二经脉之气的散布所在。因此，观察不同部位皮肤的色泽和形态变化，有助于诊断某些脏腑及经络的病变。在皮肤一定部位施行热熨、针灸等疗法可以治疗内脏的病变。

第八节 经络的生理功能

经络的生理功能，主要表现在沟通机体表里、上下，调节各组织的机能联系，以及各脏腑组织器官气血的通行，濡养各脏腑组织。经络的功能活动，谓之“经气”。

人体由五脏六腑、四肢百骸、五官九窍、皮、肉、脉、筋骨等组成，它们有不同的生理功能，但它们却共同、协调地进行着有机的整体活动，使机体内外、上下保持统一协调。这种有机的配合，主要是通过十二经脉及其分支的纵横交错，入里出表，通上达下，相互络属于脏腑，以及奇经八脉的联系，沟通十二正经、十二经筋、十二皮部，从而使人体各个脏腑组织器官有机地联系起来，构成一个协调共济的有机统一整体。通过经络运行气血，协调阴阳，使人的机体活动保持相对协调平衡。当人体发生疾病，出现气血不和，或阴阳失调时，即可用针灸或其他激发经络的方法，以调整阴阳来治疗疾病。

经络可通行气血，以濡养脏腑及人体各组织器官，使人体维持其正常的生理活动。人体的气血之所以通达全身，是有赖于经络的传注，所以《灵枢·本藏》说：“**经脉者，**

所以行血气而营阴阳，濡筋骨而利关节也。”

第九节　经络学说在医学上的应用

在正常生理功能情况下，经络有运行气血、感应传导的作用。而在发生病变时，经络就成为传递病邪和反应病邪的途径。脏腑之间，通过经络互相联系，所以，经络还可以成为脏腑之间病变相互影响的途径，同时，经络也是外邪由表入里的途径。通过经络的传导，内脏的病变可以反应于外表，表现某些特定部位与其相应空窍出现其不同的症状。如肝气郁结，可见胁痛和少腹胀痛，因肝经经脉布两胁抵少腹；胃火可见牙龈肿痛，都是经络传导的作用。

同时，经络学说亦可指导疾病的诊断和治疗。因为经络有一定的循行路线，并络属于脏腑，从疾病出现的部位和脏腑的病证，可结合经络循行的部位、路线，联系脏腑作为诊断疾病的依据。如头痛病，痛在前额多与阳明经有关，痛在两侧多与少阳经有关。《伤寒论》的六经分证法，就是在经络学说的基础上发展形成的辨证体系。

同时，经络学说，被广泛地应用于临床各科的治疗，特别是针灸、按摩，更有较大的意义。某一经某一脏腑的病变，在其经络循行的路线，远隔部位取穴，通过针灸和按摩，以调节经络气血，从而达到治疗疾病的目的。同时药物治疗，也是通过经络传输，使药物达到病所发挥其治疗作用。某些药物对某脏腑具有特殊的选择作用。故中医学创立了“药物归经”和“引经报使”的理论。如太阳经头痛可用羌活，阳明经头痛可用白芷，少阳经头痛可用柴胡。

第十节　经络病机

经络是人体脏腑与体表、四肢、五官、九窍相互联系的通道，具有运行气血，沟通机体上下、表里、内外，调节各脏腑组织器官生理功能等作用。经络病机，是指致病因素直接或间接作用于经络系统而引起的病理变化。经络病机主要有经络气血的偏盛偏衰，经络气血运行逆乱和经络气血运行阻滞，经络气血衰竭等。

经络气血偏盛偏衰，均可引起与其相互络属的脏腑组织、器官的病变。偏盛可引起脏腑组织器官功能的亢盛，破坏各经络脏腑功能的协调、平衡而发病。经络的气血偏衰，则引起其相互络属的脏腑组织器官的生理功能减退而发病，故经络气血的盛衰，可直接影响着与其互相络属脏腑的气血盛衰。

若经络气血升降逆乱，会影响气血的正常运行，导致气血的上逆或陷下而致病。气血的运行失常，必会导致经气逆乱，二者常互为因果。经络气血逆乱，必会引起人体阴阳之气不顺接而失调从而发生厥逆。同时，经络气血的逆乱，又可导致其络属脏腑生理功能的紊乱。

经络气血阻滞不利，会影响气血的运行，累及其相互络属脏腑的生理功能。经气不利，经络的气血运行不畅，会导致某一经络气滞、血瘀，即气滞血瘀，是由经气阻滞不利所形成。

经络气血衰竭，是由于经气衰败，而气血随之衰竭而出现的生命垂危现象，临床上观察经络气血衰竭的表现，可判断疾病的发展和预后。

第五章　病因病机

中医学认为，人体各脏腑组织之间，以及人体与外界环境之间，既对立又统一，即在不断地产生矛盾而又解决矛盾的过程中，维持着人体相对的动态平衡，从而保持着人体的正常生理活动。如这种相对动态平衡，因某种原因遭到破坏，人体就会产生疾病。这种破坏机体相对平衡状态，而引起的疾病原因，就是病因。

中医学认为，导致疾病发生的原因是多种的，但总地来说，可归为阴阳两类，即是说：人体发生疾病的因素，都可用阴阳来概括。然分而言之，疾病发生的原因，主要有六淫、戾气、七情内伤、饮食劳倦、外伤等，即古人病因学说的内因、外因、不内外因。在正常情况下，这些致病因素是不会使人致病的，只有机体超越了这种适应能力，反常时，才可能导致人体产生疾病。

然而，疾病在发生、发展变化过程中，正气与邪气的抗争变化就是病机，也就是发病的机理。病邪作用于人体，机体正气必然奋起抗邪，这就形成了正邪相争，破坏了人体阴阳动态相对平衡的局面，从而产生了多种的病理变化。

从一定意义上说，疾病的过程，也就是邪正相争盛衰变化的过程。

第一节　六　淫

一、六淫

六淫即风、寒、暑、湿、燥、火六种致病邪气的统称。风、寒、暑、湿、燥、火在正常情况下，称为“六气”，是自然界六种不同的气候变化。“六气”是万物生长的必需条件，对人体是有益无害的。然而，当气候变化异常，六气发生太过或不及，同时人体的正气不足，抵抗能力下降时，六气即成为致病因素，侵犯人体发生疾病，在这种情况下，六气就成为了“六淫”。

二、六淫致病特点

1. 六淫致病多与季节气候、居住环境有关。如春季多风邪致病，夏季多暑邪致病，秋季多燥邪致病，冬季多寒邪致病。久居湿地多有湿邪致病，高温环境作业，常有燥热或火邪致病。

2. 六淫之邪可单独致病，也可两邪或两邪以上同时侵犯人体致病，如：风寒感冒、风寒湿痹等。

3. 六淫发病过程中，在一定条件下，可互相影响，互相转化，寒邪入里可以化热等。

4. 六淫之邪致病，多侵犯机体，或从口鼻而入。

（一）风

风邪为外感发病的一种极为重要的发病因素，春季发病为多，但也不绝对限于春季，其他季节亦均可发生。风邪外袭，多从皮毛而入。风邪的性质及致病特点如下。

1. 风为阳邪，其性开泄，易袭阳位

风邪善动，具有升发、向上向外的特性，故为阳邪。其性开泄，是指风邪易使腠理疏泄开张。因风邪升发，向上向外，所以风邪伤人，常袭头部、阳经，出现头痛、汗出恶风等症状。《素问·太阴阳明论》说："**伤于风者，上先受之**。"

2. 风性主动，善行而数变

"善行"是指风邪致病具有病位无定性的特性。如风寒湿痹，风气盛者为"行痹"，即疼痛游走不定，痛无定处。"数变"是指风邪致病具有发病迅速，变化无常。如风疹块，发无定处，此起彼伏。《素问·风论》说："**风者，善行而数变**。"风性主动，即临床感受风邪，易发抽搐、摇动、角弓反张等症状。

3. 风为百病之长

风邪为六淫病邪的主要致病因素，寒、湿、暑、燥、

热均能依属于风而侵袭人体，如外感风寒、风湿、风热等。《素问·风论》说：“**风者，百病之长也**。”

（二）寒

寒为冬季的主气，寒邪致病又有外寒、内寒之分。外寒指寒邪而致病，内寒则是机体阳气不足，失却温煦的病理反应。寒邪的性质及致病特点如下。

1. **寒为阴邪，易伤阳气**

寒性属阴，阳气本可制阴，但阴寒偏盛，阳气不仅不能驱除阴寒之邪，阳气反为阴寒所侮，故寒邪最易损伤人体阳气。如外寒侵袭肌表，卫阳被遏，就会出现恶寒。

2. **寒性凝滞**

“凝滞”即阻滞不通、凝结之意。人身气血运行，全赖阳气温煦和推动，一旦寒气偏盛，阳气受损，致经脉凝闭阻滞，气血不通，不通则痛。《素问·痹论》说：“**痛者，寒气多也，有寒故痛也**。”

3. **寒性收引**

“收引”即收缩牵引之意。寒邪侵袭人体，可使气机收敛，筋脉收缩而挛急。寒邪侵袭肌表，卫阳郁而不宣，可见恶寒发热，身疼头痛。寒邪客于经络关节，可见关节屈伸不利，拘急疼痛。

（三）暑

暑为夏季的主气，乃暑热所化，纯属外邪，无内暑之说。暑邪有明显的季节性，主要发于夏至之后，立秋之前。《素问·热论》说：“**先夏至日为病温，后夏至日为病暑**。”暑邪的性质及致病特点如下。

1. **暑为阳邪，其性炎热**

暑为夏季火热之气所化，火热属阳，故暑属阳邪。暑邪伤人，多出现壮热、心烦、面赤、脉洪大的阳热症状。

2. **暑性升散，耗气伤津**

暑为阳邪，阳性升发，暑邪侵犯人体，可致腠理开泄多汗，汗多耗伤津液，致津液亏损，出现口渴喜饮，尿赤短少，大量汗出，气随津泄，可见气短乏力。

3. **暑多夹湿**

暑季除气候炎热外，常多阴雨潮湿，热蒸湿动，故暑邪为病，常夹湿侵犯人体，临床常见发热、烦渴、四肢困倦、胸闷呕恶。

（四）湿

湿为长夏主气。夏秋之交，阳热下降，水气上腾，潮湿充斥，为一年中湿气最盛的季节。湿邪为病，亦有内湿、外湿之分。外湿多由气候潮湿或处居湿地，湿邪侵袭人体所致。内湿则多由脾失健运，水湿停聚所形成。湿邪的性质及致病特点如下。

1. **湿性重浊**

“重”即沉重或重着之意，是指感受湿邪，常见头重如裹、四肢酸懒沉重等症状。如《素问·生气通天论》说：“**因于湿，首如裹**。”“浊”即秽浊，指分泌物秽浊不清、面垢、大便溏泻、妇女白带增多。

2. 湿为阴邪，易阻遏气机，损伤阳气

湿邪侵袭人体，留滞于脏腑经络，易阻遏气机，使气机升降失常，出现脘腹痞满、大便不爽等症状。湿为阴邪，侵犯人体，故最易损阳气。

3. 湿性黏滞

“黏”即黏腻，“滞”即为停滞，主要表现为黏滞不爽。湿邪为病，病程较长，缠绵难愈。如湿痹、湿温、湿疹等。

4. 湿性趋下

湿为阴邪，病多见下部症状，如水肿多以下肢肿胀明显，女子带下多由湿邪下注所致。《素问·太阴阳明论》说：“**伤于湿者，下先受之**。”

（五）燥

燥为秋季主气，秋天空气中缺乏水分之濡润，出现秋凉而干燥的气候。燥邪感染途径，多从口鼻而入，侵犯肺卫，谓之秋燥。初秋，燥与夏热之余气结合感人谓之“温燥”。深秋，燥与寒邪结合侵犯人体，谓之“凉燥”。燥邪的性质及致病特点如下。

1. 燥性干燥，易伤津液

因燥为干涩之病邪，易伤人体津液，故燥邪致病，多见口鼻干燥、咽干口渴、皮肤干涩、大便干结，所以《素问·阴阳应象大论》说：“**燥胜则干**。”

2. 燥易伤肺

肺为娇脏，喜润而恶燥，肺主气，司呼吸，与外界大气相通，燥邪伤人，多从口鼻而入，故最易损伤肺津，影响肺的宣发肃降，出现干咳少痰，或痰中带血等症。

（六）火（热）

火，热极也，火热为阳盛所生。火热有内外之分，外感之淫邪侵袭多谓之热，如风热、暑热、湿热。内生者多谓之火，多由脏腑阴阳气血失调、阳气亢盛所致。不过，风、寒、暑、湿、燥五种淫邪，在一定条件下可以化火，故有“五气化火”之说。七情过激也可化火，故又有“五志化火”之说。火热邪气的性质及致病特点如下。

1. 火热为阳邪，其性炎上

火热之性，燔灼焚焰，升腾上炎，故属阳邪。火热伤人，多见高热、烦渴、大汗、脉洪大等症。火曰炎上，火热阳邪，常可上炎，上扰神明，出现狂躁妄动、神昏谵语等症。《素问·至真要大论》说：“**诸燥狂越，皆属于火**。”

2. 火热易耗气伤津

《素问·阴阳应象大论》说：“**壮火食气**。”壮火即指阳热亢盛的邪火。阳热邪火而消灼阴津，损伤人体正气，出现口干口渴、喜饮，小便短赤，大便干结等津衰症状。

3. 火易生风动血

火热之邪侵袭人体，易燔灼肝经，耗损阴津，使筋脉失其濡润，而致肝风内动，出现神昏谵语、四肢抽搐、颈项强直、角弓反张等症状。《素问·至真要大论》说：“**诸热瞀瘛，皆属于火。**”同时，火热之邪可加速脉管血行，灼伤脉络，迫血妄行，而致吐血、衄血、皮肤发斑等各种动血、出血症状。

4. 火易肿疡

火热阳邪，入于血分，局部聚结，血肉腐蚀，易发疮疡。《灵枢·痈疽》说：“**大热不止，热胜则肉腐，肉腐则为脓，故名曰痈。**”

第二节　疫　　疠

疫疠又称“戾气”“异气”“疫气”“乖戾之气”，是一种烈性传染性的致病邪气。疫疠之气致病，来势凶猛，发病急骤，症情凶恶，并具有极强烈的传染性和流行性。《诸病源候论》说：“**人感乖戾之气而生病，则病气转相染易，乃至灭门。**”说明了疠气的传染性和对人类的危害性。疫疠之气从口鼻而入，可散在发生。但一般多引起大范围流行，所以古人有“一人受之谓之温，一方受之谓之疫”。2003 年癸未之春，我国乃至世界各地流行的“非典型肺炎”，其症高热，来势凶猛，病情险恶，死亡惨重，其邪即疫疠之气也。由于政府高度重视，迅速控制了疫情的蔓延，乃我华夏之幸也。

第三节 七情内伤发病

七情即喜、怒、忧、思、悲、恐、惊七种情志变化，七情是人体对客观事物的不同反应。在正常情况下，七情不会使人致病，只有突然遭强烈或长时间的精神情志刺激，超过人体正常的生理活动适应范围，使人体气机紊乱，脏腑阴阳气血功能失调，才会导致疾病发生。七情是造成内伤病的主要致病因素，所以又称“内伤七情”。

一、七情与内脏气血的关系

人体的情志活动与内脏有密切关系。人的脏腑功能活动，主要靠气血的温煦、推动和濡润，人的情志活动必须以五脏的精气作为物质基础。《素问·阴阳应象大论》说：“**人有五藏化五气，以生喜、怒、忧、思、恐。**”又说：“**心在志为喜，肝在志为怒，脾在志为思，肺在志为忧，肾在志为恐。**”喜、怒、思、忧、恐谓之“五志”。不同的情志变化，对各脏腑有不同的影响。同时脏腑气血的变化，也会影响情志的变化。《素问·调经论》说：“**血有余则怒，不足则恐。**”《灵枢·本神》说：“**肝气虚则恐，实则怒；心气虚则悲，实则笑不休。**”这说明七情与内脏气血的关系是非常密切的。

二、七情内伤致病的特点

七情致病不同于六淫，七情内伤直接影响内脏，使脏腑气机紊乱，气血失调，导致种种病变发生。

1. 七情直接伤及内脏

临床上不同的情志刺激，可对各脏有不同的影响。如怒伤肝，喜伤心，思伤脾，忧伤肺，恐伤肾。人体是一个有机整体，情志所伤，亦可对脏腑有影响，但都与心脏有密切关系。心是五脏六腑之大主，心神受损，可涉及其他脏腑。同时其他脏腑之间可互相影响，如怒伤肝，肝气横逆，可犯其脾胃，出现肝脾不调、肝胃不和等证。情志内伤，可以化火，即“五志化火”，而致阴虚火旺证。

2. 七情影响气机升降出入

《素问·举痛论》说：“**怒则气上，喜则气缓，悲则气消，惊则气乱，思则气结。**”

（1）**怒则气上**　是指过度愤怒，使肝气横逆上冲，血随气逆，并走于上，出现面红目赤或呕血，甚则突然昏厥。

（2）**喜则气缓** 在正常情况下，喜能缓和精神紧张，心情舒畅。但暴喜可使心气涣散，神不守舍，出现精神不集中，甚则失神狂乱等症状。

（3）**悲则气消** 是指过度悲忧，可使肺气抑郁，意志消沉，肺气耗伤。

（4）**恐则气下** 是指恐惧过度，可使肾气不固，气泄于下，临床上可见二便失禁，甚则恐惧不解，出现遗精等症。

（5）**惊则气乱** 是指突然受惊，心无所倚，神无所主，惊慌失措。

（6）**思则气结** 思虑过度，劳神伤脾，致气机郁结，古人认为“思”发于脾而成于心，故思虑过度，不但耗伤心神，也会耗损脾气，脾气受损，运化无力，出现纳呆、脘腹胀满等症。

3. 情志异常波动，可加重病情

在许多内伤性疾病的过程中，患者若有较剧烈的情志波动，往往可使病情加重，甚或迅速恶化。如高血压患者，若遇暴怒，血压迅速升高，发生眩晕，甚者昏厥。心脏病患者，也常因情志波动而使病情加重。

第四节 饮食、劳倦发病

饮食、劳动和休息，是人类生存必需的条件，但要有一定的节制和合理的安排，否则会造成人体气机紊乱、生理功能失常，从而产生疾病。

饮食摄取的营养物质，是维持人体生命活动的重要物质。但饮食失宜、饮食不节，或饮食偏嗜，则又会导致疾病的发生。

饥饱失常，均可发生疾病。过饥或长期不能饱食，或所摄取食物低劣，营养不足，气血生化之源匮乏，气血得不到补充，气血衰少，正气虚弱，抵抗力降低，就会出现身体羸弱多病。反之暴饮暴食，超过脾胃的吸收运化能力，也会导致饮食物阻滞，脾胃损伤，出现厌食、脘腹胀满等伤食的脾胃病。过食肥甘厚味，易生内热，甚至引起痈疽等症。

若进食不洁，也可引起多种肠胃疾病，出现腹痛、吐泻、痢疾等症。饮食要适当调节，若饮食偏嗜，或过食寒热，可导致阴阳失调，营养缺乏，腹痛腹泻，或肠胃炽热，腹满胀痛，大便干结。

正常的体力劳动和脑力劳动有助于气血流通，增强体质。必要的休息，可消除疲劳，恢复体力和脑力，不会使人致病。

若过度的体力劳动，会气少力衰，神疲消瘦。如《素问·举痛论》说：**“劳则气耗，劳则喘息汗出。”**过度的脑力劳动，会耗伤心血，损伤脾气，出现心神失常的心悸、失眠健忘等症。

若房事不节，房劳过度，则耗伤肾精，出现腰膝酸软、头晕耳鸣、精神萎靡、遗精早泄等症。

过度安逸，易使人体气血不畅，脾胃功能减退，食少乏力，精神不振，或肥胖臃肿，动则喘息，继生他病。

第五节 外伤发病

外伤包括枪弹伤、金刃伤、跌打损伤、持重努伤、烧烫伤、冻伤，及虫兽伤、其他误伤等。

枪弹、金刃、跌打损伤、持重努伤，引起肌肤血肿、瘀阻、出血，或筋伤骨折，甚者内脏伤损等严重病变。

烧烫伤多由高温物品、沸水、滚油或火烧烫引起。轻者肌肤损伤，重者除局部症状外，常引起剧痛、发热、口干、烦躁不安、昏迷，甚至死亡。

冻伤，乃人体遭受寒冷气温侵袭所致。当今严重冻伤致人伤残者甚少，一般局部冻伤多发生在手、足、耳、面颊部位，出现局部青紫、硬结痒痛，甚者出现水疱而溃破。

虫伤多包括毒蛇、猛兽、疯犬咬伤，及蝎、蜂蜇伤。猛兽伤当今亦少见。毒蛇伤常出现全身中毒症状，需及时抢救，如不及时救治常导致中毒死亡。疯犬咬伤有一段潜伏期，然后出现烦躁不安、恐水、恐风、恐碗，继而牙关紧闭，抽搐而死亡。

另外，亦有服毒、溺水、触电、寄生虫等，都能致人受损，甚至死亡。

第六节　阴阳失调

阴阳失调即阴阳失却平衡协调，形成阴阳偏盛偏衰，导致阴阳互损、阴阳格拒的病理状态。同时，阴阳失调也是脏腑气血关系的失调，阴阳失调是疾病发生发展的内在依据。

阴阳之间是互相制约、互相转化，既对立又统一的整体。阴阳相互平衡，维持着人体的正常生理活动。阴阳失调，即人体正常有序的生理活动受到破坏，产生病理变化。

一、阴阳偏盛偏衰

阴和阳是互相制约的，阳胜会制阴，导致阴偏衰；阴胜会制阳，而导致阳偏衰。《素问·阴阳应象大论》说："**阳胜则阴病，阴胜则阳病**。"

在疾病发生发展的过程中，阳偏胜会出现机体亢奋、热量过剩的病理状态的实热证。阳胜的原因多由感受温热阳邪或五志化火所致。由于阳胜耗伤机体的阴液，导致阴液相对或绝对不足，实热证也会转化为虚热证或阴亏证。

若阴偏盛，导致机体障碍，产热不足，形成阴盛阳虚的寒证。阴胜的原因，多由感受寒湿之邪，或寒滞中阻，阳不制阴所致。由于阴胜制阳，导致阳相对或绝对虚损，形成阴寒内胜的阳虚证，出现形寒肢冷、脉迟舌淡的阴胜阳虚证。

阴偏衰，即阴液不足，阳气相对亢盛，形成阴虚不能制阳的阴虚内热证，出现烦热盗汗、咽干口燥等症状。

阳偏衰，即阳气不足，阴相对亢盛，形成阳衰、热量不足，机体功能活动减退的病理状态，形成阳虚寒证。《素问·调经论》说：“**阴虚则内热，阳虚则外寒**。”

二、阴阳互损

阴阳互损是指阴阳任何一方虚损而影响相对一方，从而形成阴阳两虚的病变，即阴虚继而导致阳虚，阳虚继而导致阴虚，造成阴阳两虚，谓之阴阳互损。如阴液亏损，累及阳气生化不足，即在阴虚的基础上，又导致了阳虚，形成了以阴液亏损为主的阴阳两虚病证。若阳气虚损，累及阴液生化不足，即在阳虚的基础上，又导致了阴虚，形成了以阳虚为主的阴阳两虚的病理状态，这就是临床上发生的阳损及阴，或阴损及阳的阴阳互损的病理变化。

三、阴阳格拒

阴阳格拒即阴阳任何一方偏盛至极，将另一方排斥于外，迫使阴阳不相维系，出现真寒假热或真热假寒的复杂病理现象。

四、阴盛格阳

阴盛格阳即阴寒之邪壅盛于内，迫使阳气浮越于外，使阴阳之气不能顺接，相互格拒的一种病理状态。临床上出现面红、烦热、口渴而不饮，脉大而不实，身火热而喜盖衣被，内真寒外假热的真寒假热证。

五、阳盛格阴

阳盛格阴即邪热内盛，深伏于里，郁闭于内不能外达，格阴于外的一种病理状态。临床上出现四肢厥冷，脉沉伏而有力，心烦热，身大寒而反不欲近衣被的内真热外假寒的真热假寒证。

六、阴阳亡失

阴阳亡失即亡阴亡阳。亡阴即指机体阴液发生突然性大量消耗或失去，导致人体机能严重而迅速衰竭的一种病理状态。一般由于热邪炽盛，大量煎灼阴液所致，也可因其他原因，如慢性病长期消耗阴液，而导致亡阴的垂危证候。

亡阳是指机体阳气突然脱失，导致人体机能严重衰竭的一种病理状态。多由于邪盛正衰或素体的阳气虚极，大汗不止，阳随阴泄，致阳气外脱。《素问·生气通天论》说：“**阳者，卫外而为固也**。”故亡阳多见大汗淋漓、手足厥冷、神疲、脉微细欲绝的垂危证候。

由于阴阳互根互用，阴亡则阳无所依附，阳亡则阴无化生之机，故阴亡可迅速导致阳亡，阳亡也可迅速导致阴亡，故亡阴亡阳只在短暂瞬间发生，不可严格分开。亡阴亡阳最终导致阴阳离决，精气乃绝，生命活动终止而死亡。

综上所述，阴阳失调的病机，是以阴阳互相制约、互根互用、互相消长转化的关系，来分析说明人体的一切病理现象。阴阳的盛衰和亡失都存在着相互的密切关系，阴阳失调的各种病机，都是随着机体的强弱、正邪盛衰的变化而变化。

七、正邪盛衰的关系

疾病的发生与发展变化，与机体的强弱以及致病邪气的强弱有密切关系。病邪作用于人体，机体正气必然虚弱，否则机体是不会受病的。正如《素问·评热病论》说：“**邪之所凑，其气必虚**。”同时，病邪作用于人体，正气必奋起抗邪，形成正邪相争的局面，这就破坏了人体阴阳的相对平衡，导致脏腑气血功能紊乱，产生了人体疾病的病理变化，故正邪的盛衰，是疾病的发生发展及转归的重要条件。

八、正邪盛衰与虚实变化

在疾病的发展变化过程中，正气与邪气存在着消长盛衰的变化。若正气增长旺盛，邪气必然消退；若邪气增长亢盛，必然损伤正气，故随着正邪的消长盛衰，即形成了病证虚实进退的变化。《素问·通评虚实论》说：“**邪气盛则实，精气夺则虚**。”就是说，邪气强盛，机体正气未衰，正气与邪气相争，斗争剧烈，临床上出现邪气盛则实的有余实证，如外感实热证。若正气不足，脏腑的生理功能较弱，抗病能力低下，机体正气对邪气的斗争较弱，临床上出现精气夺则虚的虚弱衰退的证候，谓之虚证，临床多见于慢性病后期出现神疲倦怠、脉虚无力等症。

在正邪盛衰、消长的过程中，不仅产生单纯的实证、虚证的病理变化，而且往往出现虚实错综复杂的病理变化。临床上有些疾病治疗失误，或正虚无力驱邪外出等，导致疾病由实转虚，或因虚致实的转化。故在疾病的发生发展过程中，病机的虚实都是相对的，而不是绝对的，不是静止的，而是在不断的变化中。

九、正邪盛衰与疾病的转归

在疾病的发生发展转归过程中，正邪消长、盛衰不是固定不变的。若正气不虚，抗邪能力强，疾病就会逐渐好转或痊愈。若正气虚弱，抗邪能力低下，邪气日盛，疾病就会日趋恶化，甚至死亡，故疾病的转归取决于正邪之盛衰。正胜则邪退，邪胜则正衰，正胜邪退是许多疾病最常见的一种转归，因为机体的病理性损害逐渐得到恢复，机体的阴阳在新的基础上，又获得了新的相对平衡，疾病即告痊愈。

邪胜正衰，即疾病在发展过程中，向恶化方面发展，邪气炽盛，机体抗病能力日趋减退，机体受病理性损害日趋严重，病情日趋恶化加剧，邪气独盛，正气衰竭，最终，正不敌邪，邪胜正衰，亡阴亡阳，阴阳离决，生命活动终止而死亡。

第六章　四　　诊

四诊包括望、闻、问、切四部分。望诊是对病人神色、形态、五官、舌象，及排泄分泌物等，有目的地进行观察了解，以分析测知疾病的病变。闻诊是从病人的语言、呼吸等声音及患者口鼻排出的气味，以及排泄物，如大小便、汗液等释放的气味，来辨别内在的病情。问诊是通过对病人及其亲属的询问，以了解病人平时的健康状况，及其疾病发生发展的经过，以及病人临床的自觉症状。切诊即诊察病人的脉象及触按身体其他部位的情况，以测知体内外一切变化。

临床上必须四诊合参，全面搜集病人的症状、体征等临床表现，进行分析、综合归纳，以做出正确的诊断，不能草率从事。

第一节　望　　诊

望诊居四诊之首，在对疾病的诊断上占有非常重要的地位。望诊是医生运用视觉对病人全身和局部及排泄物等有目的地、详细地观察和了解，以分析、推断体内的病理变化。望诊一般包括望患者的神色、形态和排泄物，以及望舌质舌苔等。望舌是中医诊断理论的一种独特的诊断方法。正常人的神色、形态、舌象及排泄物都具有其正常的表现，一有反常，便是病态的表现。正如《灵枢·本藏》说："**视其外应，以知其内藏，则知所病矣**。"

一、望神色

神有广义狭义之分。广义的神，就是指整个人体生命活动的外在表现，狭义的神即指人体的精神活动。神不能离开人体而独立存在，有形才有神，形神合一。神的盛衰是人体健康的重要标志。神来源于先天之精，受后天水谷精微之滋养，人体健壮则神旺，体衰则神疲，即神体现了人体的生命活动。《灵枢·天年》说："**失神者死，得神者生也**。"

得神即有神，精充气足则神旺。得神则目光精彩明亮，言语清晰，反应灵敏，动作灵活，肌肉不削，即使有病，得正常人之神气，预后良好。

失神则无神，一般疾病发展到严重阶段，出现表情淡漠、反应迟钝、面色晦黯、神志昏迷等危候，谓之失神或无神，疾病多预后不良。

另外，临床上垂危病人，临终前突然出现精神好转，目光明亮，声音清亮，或面赤如妆，食欲增加，乃精气衰竭已极，阴不敛阳，虚阳外越的假神，古人谓之“回光返照，残灯复明”，是阴阳即将离决的危候，医不可不知也。

望色，主要是观察病人面部的颜色及光泽。正常人的面色光明润泽，红黄隐隐，谓之有胃气、有神气。若面色出现晦暗枯槁，多脏腑精气败坏，疾病多预后不良；若面色㿠白，多阳气虚弱；面色萎黄，多脾胃虚弱，气血不足；面色通红，多外感实热；面色黄而鲜亮或晦黯，眼球黄染，应考虑肝胆病变。

二、望形态

望形态即临床上通过观察病人的形体与姿态，来诊断疾病。患者形体的强弱和体型对疾病的诊断有一定帮助。如患者口眼歪斜，可知是中风（中经络）；如口眼歪斜，言语不利，行走蹒跚，可知是中风后遗症。观察患者姿态动静，可测知正邪的消长。观察病人的痰涎及呕吐物以及大小便的色、质量等变化，可了解有关脏腑的病变。

三、望舌

舌诊在中医辨证中占有极其重要的地位，是一种独特的诊断方法。舌通过经络气血与脏腑密切相连，舌质可反映脏腑气血虚实，舌苔可辨别邪气的盛衰和胃气的存亡。

故舌诊所得到的资料，是辨证不可缺少的重要依据。

舌附于口腔底，舌面有一层薄白苔，舌能感受味觉，调节声音，拌和饮食。舌为心之苗窍，和五脏六腑有密切联系，受胃气之熏蒸，形成舌苔。舌质血管丰富，可调节声音语言，与心之神志有关。舌质的黯淡、胖瘦等可反映内脏，特别是心脏的病变，反映正气的盛衰、病邪的深浅、病情的进退。

舌诊主要包括望舌质和望舌苔。正常舌象为淡红色、薄白苔，舌体柔软，运动灵活，颜色淡红鲜明。舌居口腔正中，无异常形态。若舌干枯，无光泽，谓之无神。若舌质淡白或瘦小，多为气血虚弱或阳气亏虚。若舌质红绛，多因热盛伤津或阴虚火旺；若舌质紫黯，多因寒凝血瘀。

正常舌苔薄白，颗粒均匀，干湿适中，不黏不腻。若舌苔白厚，或黄或灰或黑，一般则多为病理现象。白苔常见于表证、寒证。舌苔白而润，常见于寒湿证；舌苔白而燥，常见外感实热证。黄苔一般主里实热证，多为外感之邪入里化热，舌苔熏蒸而黄，胃热炽盛舌苔也常见薄黄苔。灰黑苔常见于里实热证，或寒湿盛证。舌苔灰黑燥裂，甚生芒刺，多为热极津枯；灰黑而润滑，多属寒盛极而阳衰。

另外舌苔亦有假苔和染苔。假苔即舌有白苔，刮之即去，舌苔无根，病乃轻浅。染苔乃舌苔灰黑或淡黄，多因咀食有色食物而染。

另外望小儿食指络脉，也是中医诊断疾病的特色之一。以小儿食指络脉浮沉分表里，即络脉浮露病在表，脉络深沉病在理。络脉红紫色泽辨寒热，即红主热证、表证，青紫主痛证、寒证。淡滞深浅定虚实，即淡浅主虚证，滞深主实证。三关（风关、气关、命关）测轻重，即风关症轻，命关症重。

第二节 闻 诊

闻诊包括听声音和嗅气味。听声音是指诊察病人的声音、呼吸、咳嗽、肠鸣等声音响动，嗅气味是指病人体内呼出的气味，以及分泌排泄物排出的气味，各种声音和气味都是在脏腑生理功能和病理活动中产生的，所以患者的声音及分泌排泄物的气味能反映出脏腑的生理和病理变化。

正常人的声音，虽老幼、男女各有差异，但声音自然，音调和畅，然病变的声音则有变化。如声音嘶哑，新病多属实证，久病多属虚证。声音高亢有力多属实证、热证，声调低微多属虚证。狂言谵语多属实证、热证，郑声、独语、语言错乱、声音低弱多属虚证、寒证。患者的呼吸气粗而快多属热证、实证，气微而慢则属虚证、寒证。呼吸有声响（哮鸣音）属哮证，呼吸气促喘息、张口抬肩则为喘证。《素问·阴阳应象大论》说：“**视喘息，听声音而知**

所苦。”

嗅气味，即指闻嗅与疾病有关的气味。一般有病体气味和病室气味。病体气味是由病体本身或患者排泄物放出的气味，病室气味即进入病室即闻嗅到的特殊气味。如正常人不会有口臭气，如有口臭气多属消化不良，胃有宿食，胃热炽盛，或口腔不洁。正常人出汗多有汗气，如汗气腥膻，乃属风湿热蕴积皮肤，熏蒸津液。鼻出臭气多属鼻渊，大小便腥臭多是湿热，妇人带下腥臭亦多属湿热。患者咳吐脓血腥臭，多为肺痈。

病室气味为进入病室即闻到的特殊气味，如病室有腥臭气味，病人多属失血证；如病室闻有烂苹果样气味，多属糖尿病患者危重证候。

第三节 问 诊

问诊是医生临床询问病人或病人家属，以了解患者症状及疾病的发生发展、治疗经过，问诊在四诊中占有极其重要的地位。《素问·徵四失论》说：“**诊病不问其始，忧患饮食之失节，起居之过度，或伤于毒，不先言此，卒持寸口，何病能中**。”这说明了问诊在临床上的重要意义。

问诊时，医生要抓住病人的主要病痛，进行有目的、有步骤的询问，参考四诊所获得的资料，进行分析综合、归纳，然后对疾病做出正确诊断。问诊首先要了解病人的一般情况和生活习惯、家族病史及既往病史以及现在症状。中医学对问现在症状极为重视。明代医学家张景岳，在总结前人问诊的基础上，编写了“十问歌”，即“**一问寒热二问汗，三问头身四问便，五问饮食六问胸，七聋八渴俱当辨，九问旧病十问因，再兼服药参机变，妇人尤必问经期，迟速闭崩皆可见，再添片语告儿科，天花麻疹全占验。**”十问歌言简意赅，可作为医生临床问诊参考。现在症状是临床辨证的主要依据，问病人恶寒发热、有汗无汗、疼痛部位，可分析邪气侵袭人体的轻重，以及正邪盛衰情况。问病人饮食、睡眠、二便，妇人经、带、胎、产，可了解病人脏腑气血盛衰情况。

总之，问诊是四诊中最重要的一环，只有详细询问病情，才能做出正确的诊断。

第四节　切　　诊

切诊分为脉诊和按诊两部分。脉诊是按脉搏，按诊是按病人的胸、腹、腰、肌肤及其他部位，从而获得辨证资料的诊疗方法，是中医诊疗的四诊之一。

一、脉诊

脉诊是医生用手指来触觉病人脉搏的跳动，以察知体内的病变，诊脉古人有“遍诊法，三部诊法和寸口诊法”。“遍诊法、三部诊法”《素问》和《伤寒论》虽有记述，然后世已少采用，普遍选用寸口诊法。寸口诊法把脉分为二十八种脉象，通过诊察脉象形态、强弱变化，来判断疾病的病位和推断疾病的进退与预后。

寸口又称气口或脉口，在腕后外侧桡动脉处。寸口脉为什么能诊断五脏六腑的病变呢？腕后桡动脉，手太阴肺动脉也。《素问·五藏别论》说：“**气口何以独为五藏主？曰：胃者水谷之海，六府之大源也，五味入口，藏于胃以养五藏气，气口亦太阴也，是以五藏六府之气味，皆出于胃、变见于气口。**”五脏六腑互相影响，脉之源始于胃，灌注于五脏六腑，然后又从百脉中朝于肺，寸口脉，肺动脉，其间受脏腑病变的影响，所以脏腑病变能反映于寸口之脉上。

寸口脉分寸、关、尺三部。掌后高骨至鱼际一寸，故名曰寸。高骨至尺泽一尺，故名曰尺。尺寸之间，高骨之下曰关，关前曰寸，关后曰尺，两手各有寸、关、尺三部。每部又分浮、中、沉三候，三部共有九候，寸口脉故曰三部九候。

寸口分候脏腑几种不同的分候法

学说	寸		关		尺	
	左	右	左	右	左	右
难经	心小肠	肺大肠	肝胆	脾胃	肾膀胱	肾命门
脉经	心小肠	肺大肠	肝胆	脾胃	肾膀胱	肾三焦
景岳全书	心心胞	肺膻中	肝胆	脾胃	肾膀胱大肠	肾三焦命门小肠
医宗金鉴	心膻中	肺胸中	肝胆膈	脾胃	肾膀胱小肠	肾大肠

中医诊脉根据《内经》上竞上、下竞下的原则，寸脉候上（心、肺、胸腔）；关脉候中（肝、胆、脾、胃，脐上大腹）；尺脉候下（肾及小腹）。即左手候心、肝、肾；右手候肺、脾、命。

诊脉时间，最好是清晨。《素问·脉要精微论》说：“**诊法常以平旦，阴气未动，阳气未散……**”但诊脉时要求有一个安静的内外环境，以免影响病人的情绪，并有利于医生体会病人的脉象。可根据病人身材大小，医生三手指可放疏密。中指按在掌后高骨内侧关部脉，食指再按关前寸部脉，无名指按关后尺部脉。三指平布，用力按肤，以体会脉象，手指轻按在皮肤取脉曰举；重按取脉按在筋骨曰按；不轻不重，前后挪移，委屈求之曰寻。健康平人之脉三部有脉，一呼一吸脉动四至（闰以太息五至，相当于70～80次/分），不浮不沉，不大不小，从容和缓，节律一致，脉来柔和有力，谓之脉象有神，脉有胃气。尺脉重取有力，谓之脉象有根。

脉搏的诊断，可判断疾病的病位、性质、正邪的盛衰。诊脉轻按即得为浮脉，病位多在表。重按即得为沉脉，病位多在里。脉数的多主热证，脉迟的多主寒证。脉虚弱无力的是正气不足的虚证，脉实有力的是邪气亢盛的实证。久病脉和缓是病退渐愈之佳兆，久病脉洪大多是邪盛正衰的危候。但是临床上必须四诊合参，方能得到正确的诊断。

脉有七怪脉，又称真脏脉，败脉、绝脉是疾病后期，脏腑元气衰竭，胃气败绝的病证。

1. **釜沸脉**——脉在皮肤，浮数之极，至数不清，如釜中沸水，浮泛无根，为三阳热极，阴液枯竭，多为临死前的脉象。

2. **鱼翔脉**——脉在皮肤，头定而尾摇，似有似无，如鱼在水中游动，为三阴寒极，阳亡于外的绝脉。

3. **虾游脉**——脉在皮肤，如虾游水，时跃然而去，须臾又来，为孤阳无依，躁动不安之候，主大肠气绝。

4. **屋漏脉**——脉在筋肉之间，如屋漏残滴，良久一滴，脉极迟慢，溅起无力，为胃气将绝之候。

5. **雀啄脉**——脉在筋肉之间，连连数下，三五不调，止而复作，如雀啄食，为脾无谷气，已绝于内。

6. **解索脉**——脉在筋肉之间，乍疏乍密，如解乱绳，时快时慢，散乱无序，为肾与命门之气皆亡。

7. **弹石脉**——脉在筋肉之间，如用指弹石，毫无柔和软缓之象，为肾气竭绝之候。

二、按诊

按诊是医生用手直接触摸或按压病人的某些部位，以了解患者局部的异常变化，从而推断疾病的部位、性质和病情轻重等一种诊断疾病的方法。按诊一般分触、摸、按三类：触即医生用手指或手掌接触患者局部，以了解患者机体的热凉、压痛、肿块形态等病变的情况。摸是以手抚摸局部，如肿胀部位等，以探明局部的感觉，以及肿物的形态、大小等情况。

按诊主要包括按胸腹、按肌肤、按手足。按胸腹即根据病情的需要，有目的地对胸前区、两胁及腹部进行触摸、按压，必要时进行叩击，以了解其局部病变。按胸胁可以了解心肺与肝胆的病变，按腹部可以了解肌肤热凉、腹部胀满、肿块、癥瘕、肠痈等病变。按诊是切诊的一部分，但在诊察疾病的过程中，必须望、闻、问、切四诊合参，才能全面地、系统地了解疾病的病因、病机，才能对疾病做出正确的判断。只有诊断正确，才能会得出最有效的治疗措施。

第七章 辨 证

辨证是在望、闻、问、切四诊所获得资料的基础上，进行综合分析、归纳的辨证思维，从而做出正确诊断，为治疗提供可靠的依据。

病是一个总称。证是在疾病发展过程中，对病因、病变部位、疾病的性质、正邪盛衰等多方面进行高度概括，也是疾病本身所反映的各种症状的概括，而症是疾病临床表现的症状。辨证是论治的前提，是治疗的依据，而治疗是解决疾病的手段。

辨证的方法有多种，长期临床形成的有：八纲辨证、病因辨证、脏腑辨证、气血津液辨证、六经辨证、卫气营血辨证、三焦辨证。一般八纲辨证是各种辨证的总纲。内伤杂病多运用病因辨证、脏腑辨证、气血津液辨证。外感热病多运用六经辨证、卫气营血辨证、三焦辨证。

病因辨证已在病因病机章论述，本章不作赘述。

第一节　八纲辨证

八纲即阴阳、表里、寒热、虚实，是各种辨证的总纲，也是其他辨证论治的理论基础。在疾病的诊断过程中，疾病的临床表现尽管极其复杂，千变万化，但都可以用八纲加以归纳、分析，以探讨疾病的属性、疾病的部位、病势的轻重、机体反映的强弱，从而做出判断。阴阳即指疾病的类别，表里即指疾病的深浅部位，寒热即指疾病的性质，虚实即指疾病发展过程中正邪的盛衰。其中阴阳是总纲，即表、热、实属阳；里、寒、虚属阴。阴阳表里寒热虚实，这四对矛盾是相对的，又是互相密切联系的。如表证，就有表热、表寒、表虚、表实之分，还有表热里寒、表寒里热、表虚里实、表实里虚的错综复杂关系，其他寒证、热证、虚证、实证也是如此。然而这种互相矛盾的双方，在一定条件下，还可以向对方转化，如由表入里、里邪出表、寒证化热、热证转寒等。同时疾病还会出现一些假象，如真热假寒、真寒假热、真虚假实、真实假虚等。故临床上要熟练地掌握各类证候的特点，才能正确认识疾病和诊断疾病。

一、阴阳辨证

阴阳是八纲的总纲，可以统括其他六纲。在诊断上，一切疾病都可以分为阴阳两个方面，《素问·阴阳应象大论》说：“**善诊者，察色按脉，先别阴阳**。”

1. 阴证

凡属于慢性的、里证、寒证、虚证、功能低下的、代谢减退的等，都属阴证。阴证一般常见面色苍白或黯淡，形寒肢冷，精神萎靡，身重倦怠，声音低微，呼吸微弱，纳差口淡，大便腥臭，小便清长，脉沉迟无力，舌淡胖，苔白滑等，这些都属阴证范畴。

分析 阴证概括了里、寒、虚证，面色苍白、精神萎靡、声音低微、呼吸微弱均为虚证之表现。形寒肢冷、纳差口淡、大便腥臭、小便清长均为里寒之证候。舌淡胖、脉沉迟无力，均为虚证、虚寒证之舌脉。

2. 阳证

急性的、表证、热证、实证，功能亢进的、躁动的、兴奋的、强实的等，都属于阳证。阳证一般见面色潮红或通红，身热喜凉，狂躁不安，烦渴引饮，烦躁多言，呼吸急促，大便秘结，小便短赤，脉浮洪滑数，强实有力，舌红苔黄糙等，这些都属于阳证范畴。

分析 阳证是表证、热证、实证的归纳。面红身热喜凉，烦渴引饮均为热证之表现；狂躁不安，烦躁多言，呼吸急促，大便秘结等均为实证之证候。舌红苔黄糙，脉滑数，弦实有力均为表实热之象征。

3. 阴证阳证鉴别表

四诊	阴证	阳证
望	面色苍白或黯淡，身重倦卧，倦怠乏力，萎靡不振，舌淡而胖嫩，舌苔润滑。	面色潮红或通红，身热喜凉，狂躁不安，口唇燥裂，舌红绛苔黄甚则燥裂或黑生芒刺。
闻	声音低微，静而少言，呼吸短气，怯弱。	语声壮厉，烦而多言，呼吸气粗，喘促痰鸣，狂言叫骂。
问	大便腥臭，饮食减少，口中乏味，不烦不渴或喜热饮，小便清长。	身热喜凉，口干，烦渴引饮，大便秘结，小便短少。
切	腹痛喜按，四肢厥冷，脉沉迟细弱无力。	腹痛拒按，肌肤灼热，脉洪滑，数实有力。

疾病发展到一定阶段，就会出现亡阴亡阳的危险证候。亡阴多由高热耗阴，汗热味咸，或大量吐泻，或失血过多等，过分消耗阴液，出现烦躁不安，口干舌红无津，口渴喜冷饮，呼吸气粗，脉数疾等证。亡阳则由于大汗不止，汗淡而黏，或吐泻过剧，或失血过多等原因，耗损阳气，使阳气突然衰竭，出现大汗淋漓，手足厥冷，面色苍白，

呼吸微弱，口唇青紫，脉细欲绝，或脉浮大而空等危险恶候。亡阳大多是亡阴的进一步发展，阴液过度耗损，相继阳气也随之亡脱。在一疾病的两个阶段，亡阴先于亡阳，由于阴阳互根，阴液消耗殆尽，阳气失其依附而散越，故亡阴，阳气必散，而亡阳，阴液必竭。主次不同，治法有别，临床斟酌。治疗均宜回阳救逆治之，可选参附汤加味，亡阴者重于养阴，亡阳者重于扶阳。

二、表里辨证

表里是辨别疾病的病位内外，和病势深浅的两个纲领，是一个相对的概念。表里辨证主要适用于外感病，可察知病情轻重深浅及病理变化的趋势。如人体外表躯壳和脏腑，相对而言，外表躯壳为表，脏腑为里。脏与腑，则腑为表，脏为里。经络中的三阳经属表，三阴经属里等。从病势的深浅而言，外感病初发为表，病邪入里为里。病邪入里一层，即进展一层，病深一层；出表一层，病邪减轻一层。这种概念，特别对六经辨证和卫气营血辨证尤为重要。狭义的表里，即外有病属表，内有病属里。如皮毛、经络为外属表，脏腑、骨髓为内属里。表证病轻，而里证病深病重。病邪由表入里病进，病邪由里出表病退。

1. 表证

表证一般指浅表之证。如六淫之邪从皮毛、口鼻侵入肺卫，出现恶寒发热、头痛身痛、喉痒、咳嗽、脉浮、舌苔薄白等症状，多见外感病初期，具有起病急、病程短的特点，若治疗恰当及时，可一药而愈。若肌体虚弱，邪气过盛，或治疗失误，表邪不解，邪内传入里，病情加重。

分析　六淫邪气客于皮毛肌肤，阻遏卫气的正常宣发，邪气郁滞经络，故出现恶寒发热、头痛身痛等症状；外邪相袭，正气奋起抗邪，故脉浮而舌苔薄白；邪袭肺卫，肺失宣发肃降，故喉痒咳嗽。若治之不当表邪不解，内传入里，宜清里热治之。

2. **里证**

里证是与表证相对而言，是疾病深入脏腑血脉骨髓。多见外感之邪未解，而内传入里，侵犯脏腑，或外感之邪直中脏腑，出现高热神昏，烦躁口渴，大便秘结，小便短赤，舌红苔黄白，脉弦数有力。或内伤七情、饮食劳倦等，直接损伤脏腑，使脏腑功能失调，气血逆乱的种种病证。

分析　邪热内传入里，或外邪直中入里，里热炽盛，故见高热神昏。热盛伤津，津亏液损，故烦躁口渴，大便干结，小便短赤，舌红苔黄白、脉弦数均热盛之征。内伤七情之里证，多见脾胃运化失司，肝胆疏泄失常，导致胁痛、腹痛、呕吐腹泻等症状。

某些里证，由于治疗及时得当，机体抗病能力增强，病邪可由里达表，病势减轻好转或痊愈。

三、寒热辨证

寒热是八纲中鉴别疾病性质的两个纲领。阴盛或阳虚的表现为寒证，阳盛或阴虚的表现为热证。《素问·阴阳应象大论》说：“**阳盛则热，阴盛则寒**。”实质上寒热即阴阳偏盛偏衰的具体表现。寒证是指一组有寒象的症状和体征，热证是指一组有热象的症状和体征。一般来讲，治疗寒证要用温热剂，治疗热证要用寒凉剂。正如《素问·至真要大论》说：“**寒者热之，热者寒之**。”

1. 寒证

寒证一般由寒邪过盛，或因阳气衰弱而阴气过盛，导致身体机能衰退，抵抗能力减弱而出现寒的证候。如出现体温下降，面色苍白，精神萎靡，喜温怕冷，口淡不渴，大便溏薄，小便清长，舌淡苔白滑，脉沉迟。

分析 阳气不足或寒邪所伤，形体失其阳气的温煦，故见喜温怕冷，体温下降，面色苍白，精神萎靡。寒邪伤脾，脾阳不振，故见大便溏薄，阴寒内盛，阳气虚弱，故见舌淡苔白，脉沉迟。

有些寒证，由于治疗不当，寒邪从阳化热，从而寒证转化为热证。有些寒证由于寒到极点出现面色皖白，口渴不饮，身热喜衣被，四肢厥冷，下利清谷等症状的真寒假热证。

2. 热证

热证一般是感受热邪，即外感火热之邪，或阳盛阴虚，或七情过激化热，或寒邪化热入里等，出现一系列热的证候。如身热烦躁不宁，面红目赤，恶热喜冷，口渴喜冷饮，大便干结，小便短赤，舌红，苔黄，脉数。

分析　阳热偏盛，故恶寒喜冷，身热烦躁不宁，大热伤津，阴津耗伤，故口渴喜冷饮，大便干结，小便短赤。火热之邪，迫血妄行，故见吐血呕血；舌红苔黄，脉数皆为阳热亢盛之征。

有些热证，由于治疗不当或治疗失误，损伤阳气，正不胜邪，机能衰退，热证转化为寒证；有些热证，热到极点，出现四肢厥冷，恶寒而不欲近衣被的真热假寒证。

至于真寒假热，真热假寒，乃疾病发展到热极或寒极的时候，出现与疾病本质相反的一些假象，即“热极似寒，寒极似热”。这些假象常见于病人生死存亡的严重关头，如不细察，极易误诊。

四、虚实辨证

虚实是辨别正邪盛衰的两个纲领。虚指正气不足，抵抗能力减弱。实即指邪气盛实，邪正斗争剧烈，病者体质强壮，病理变化表现有余。《素问·通评虚实论》说：“**邪气盛则实，精气夺则虚**。”病者体质虚弱，病理变化表现不足的是虚。《素问·评热病论》说：“**邪之所凑，其气必虚**。”虚实是相对、可以互相转化的，又可错杂出现。

1. 虚证

虚证是指人体正气不足，机体抗邪能力减弱，多由先天不足，或后天失其调养而致。诸如饮食失调，七情劳倦，房室不节，或大病久病损伤正气，均可致成虚证。临床常见面色皖白，精神不振，神疲乏力，心悸短气，形寒肢冷，自汗盗汗，五心烦热，大便溏薄，舌淡或舌红少苔，脉沉迟无力，或脉细数。

分析 虚证的病机主要表现伤阴或伤阳两个方面。伤阳者，以阳气虚为主，出现面色皖白，精神不振，神疲乏力，心悸短气，形寒肢冷，大便溏薄，自汗，舌淡，脉沉迟无力。伤阴者，出现五心烦热、盗汗、舌红少苔、脉细数。

2. 实证

实证是指人体感受外邪，病邪亢盛，正邪对抗激烈，或人体脏腑功能失调，而产生的各种邪气盛实的病理概念。如急性热病，高热口渴，烦躁谵语，呼吸急促，大便秘结，水湿内停，瘀血，食积，舌红或紫黯，苔黄糙或厚腻，脉洪实有力等都属于实证。

分析 邪气过盛，正气与之抗争，故高热口渴；热扰心神，故烦躁谵语；热邪阻肺，故呼吸急促。瘀血、食积、水湿内停均属邪实之候。大便秘结乃邪积大肠之候。舌红黯，苔黄糙，脉洪实有力乃属邪实之舌脉。

虚证和实证错综复杂，常虚中夹实，实中夹虚。如表虚里实，表实里虚，上虚下实，上实下虚，真虚假实，真实假虚等等。临床上要全面分析，详细察辨，才能做出正确的诊断。

3. 虚证与实证简表

分属＼虚实	虚证	实证
气	肺气虚：短气，自汗，言语无力。 中气虚：四肢厥冷，腹胀，腹痛喜按，食减便溏。 元气虚：虚阳上浮，两颧嫩红，耳鸣耳聋，头晕目眩。	肺气实：胸痞，痰多，气壅不得卧。 胃气实：中满嘈杂，嗳气吞酸，呕吐。 肠气实：腹胀满，绕脐痛，大便秘结或下痢赤白。 肝气实：胁痛，头痛目眩。
血	唇淡面白，心烦不寐，精神衰弱，四肢麻木，心悸心跳。	局部青肿，身痛，胸刺痛，脘腹痛，痛有定处。
五脏	心虚：多悲。 肝虚：眼花，目眩，善恐。 脾虚：四肢不用，饮食不化，善忧。 肺虚：少气，皮毛不泽。 肾虚：腰酸腿软，耳鸣遗精，五更泻。	心实：神志失常，喜笑不休。 肝实：胁痛，少腹痛，善怒。 脾实：腹胀，便秘，身肿。 肺实：气逆喘咳。 肾实：下焦癃闭或痛或胀。

第二节 脏腑辨证论治

脏腑辨证是根据脏腑生理功能、病理变化，对疾病的临床表现进行分析、归纳，从而判断疾病的部位、性质及正邪盛衰的一种辨证方法，是临床各科病证，特别是内科杂病的诊断基础，是辨证体系中的重要组成部分。脏腑辨证包括脏病辨证、腑病辨证、脏腑兼病辨证三个部分。

一、脏的辨证论治

（一）心

心居胸中，心包护于外。心主血脉，主神明，开窍于舌。心的病证有虚实之分。虚证有心气虚、心阳虚、心血虚、心阴虚。实证有心火亢盛、心脉痹阻、痰迷心窍、痰火扰心等。

1. 心气虚和心阳虚

心气虚和心阳虚多由先天禀赋不足，或久病体虚，或年高正气亏虚等耗损心气，致心阳不振所致。

（1）**心气虚** 心气虚即心气不足，心脏及全身机能活动衰弱。出现心悸、心跳、短气，活动后加重，胸闷不舒，自汗，面色皖白，舌淡，脉虚弱。

分析 心气虚，宗气运转无力，故心悸、心跳、胸闷气短；劳累耗气，故活动后心气益虚，症状加重。气虚卫外不固则自汗。气虚血液运行无力，血不上荣，故面色皖白，舌淡。气虚血脉失其鼓动，故脉虚弱无力。

治法 治宜补益心气法，可选“养心汤”。

（2）**心阳虚** 心阳虚既有心气虚之诸症，同时见畏寒肢冷，心悸心跳加重，胸憋闷胸痛；面色皖白或晦黯，舌淡黯，脉微细欲绝。心阳虚严重时，可出现冷汗淋漓，四肢厥冷，面色苍白，呼吸微弱，口唇青紫，神昏不清之危候。

分析 心阳虚是心气虚的进一步发展，心阳虚不能温煦肢体，故兼见四肢厥冷；心阳虚，寒盛寒凝经脉，心脉阻滞故胸憋闷而痛；心阳虚，血脉推动无力，故见舌淡黯，脉微细欲绝。若心阳衰竭，宗气泄，病情加重，则出现冷汗淋漓，面色苍白，呼吸微弱，口唇青紫，神昏等垂危证候。

治法 治宜回阳救逆法，可选“参附汤”加味。

2. **心血虚和心阴虚**

心血虚和心阴虚是指心血不足和心阴亏虚，不能濡养心脏而表现的证候。

（1）**心血虚** 即心血不足，临床上可见心烦、心悸怔忡，多由久病耗阴，或失血，或情志不遂，气郁化火，暗耗阴血所致。

临床可见：失眠多梦，眩晕健忘，面色无华，唇淡，舌质淡，脉细弱。

分析 心血虚，心失所养，故见心烦、心悸怔忡。心血不足，心神得不到阴血的濡养，故失眠多梦；血虚不能濡养脑髓，故眩晕健忘；血虚不能上荣，故见面色无华，唇舌色淡；血虚脉道失其充盈，故脉细弱。

治法 心血虚治宜补心养血法治之，可选“四物汤”加味。

(2) **心阴虚** 有心血虚的心烦、心悸怔忡、失眠多梦之症，但不见面色㿠白，而见五心烦热，潮热盗汗，颧红，口干少津，舌红，脉细数等阴液亏虚、火旺之证。

分析 心阴亏虚，虚热内生，故见五心烦热，午后潮热；阴虚阳盛，营阴受蒸外流而为盗汗；阴虚虚热炎上故颧红，口干少津；舌红、脉细数乃阴虚内热之征象。

治法 治宜滋养心阴法，可选“天王补心丹”。

3. **实证**

(1) **心火亢盛** 心火亢盛是心火内炽所表现的证候，临床表现为心胸烦热，失眠，面赤口渴，溲赤便干，舌质红绛，甚者狂躁谵语，喜笑不休，脉数有力。

分析 心火亢盛多由气郁化火，或火热之邪内侵等原因所致。心位胸中，心火内炽，故自觉心胸烦热。心主神明，心火炽盛，内扰心神，故失眠，甚者狂躁谵语，喜笑不休。里热炽盛，故面赤口渴，溲赤便干。心开窍于舌，心火亢盛，火热循经上炎，故舌质红绛，甚者舌质糜烂。心主血脉，心火亢盛，脉道充实，故脉数有力。

治法 心火亢盛乃心之实热证。宜清心泻火治之。可选“泻心汤”或“导赤散”。

（2）**心脉痹阻** 心脉痹阻是阳气不能正常运行，导致心脏脉络痹阻不通的证候，常由年高病久、正虚，或痰浊停滞，或气滞血瘀等原因所致。临床表现为心胸憋闷刺痛，痛引肩背，时发时止，伴短气、倦怠乏力，劳累后加重，舌紫黯，脉细涩或结代。

分析 心脉痹阻乃正气虚，阳气不足，血液运行无力，血脉阻滞，故胸憋闷刺痛；心经经脉上行出腋下，循内臂，故痛引肩背。由于本证是本虚标实，血液运行无力，故见短气倦怠乏力，劳累后加重。心开窍于舌，心脉痹阻，血液运行不畅，故舌质紫黯。心主血脉，血脉痹阻，血液运行不畅，故脉细涩或结代。

治法 心脉痹阻乃气虚瘀血内阻也，宜益气、活血行瘀治之，可选“大胸痹丸”。

（3）**痰迷心窍** 痰迷心窍主要由于情志不遂，气郁生痰；痰浊遏郁中焦，蒙闭心窍。临床表现为面色晦黯，意识模糊，喉中有痰鸣声，胸闷，甚者昏迷不醒，舌苔白腻，脉滑有力。

分析 痰迷心窍，内伤多由肝气郁结所致。气郁生痰，痰蒙心窍故胸闷，意识模糊。外感湿浊，遏郁中焦，清阳不升，浊气上泛，故见面色晦黯；痰浊随气上升，则喉中痰鸣。舌苔白腻，脉滑乃痰浊内盛之征兆。

治法 痰迷心窍乃痰邪上蒙心窍也，宜开窍涤痰治之，可选“涤痰丸”。

（4）痰火扰心 痰火扰心即痰火上扰心神，引起神志错乱的病变。多因精神刺激或气郁化火，或外感热邪，燔灼于里，痰火上炎，上扰神明，出现言语错乱，哭笑无常，狂躁妄动，或热盛，面红目赤，痰盛狂躁谵语，舌红苔黄，或黄腻，脉滑数。

分析 痰火扰心，内伤杂病中，乃精神剧烈刺激，导致气机逆乱，火热灼液生痰，痰火上扰神明，故言语错乱，哭笑无常，狂躁妄动。

治法 宜豁痰开窍治之，可选“蒙石滚痰丸”。

分析 痰火扰心外感热病中，因邪热亢盛，燔灼于里，烁液成痰，上扰神明，故见面红目赤，狂躁谵语。舌红苔黄腻，脉滑数为痰火内盛之征。

治法 宜开窍、清心醒神治之，可选“局方至宝丹”。

（二）肺

肺居胸中，肺主气，司呼吸，主宣发肃降，通调水道，外合皮毛，开窍于鼻。肺的病证有虚实之分，虚证包括肺气虚、肺阴虚、肺痿，实证包括风寒束肺，寒邪客肺，风热犯肺，热邪壅肺，燥邪犯肺，痰湿阻肺，邪毒蕴肺。

1. **虚证**

（1）**肺气虚** 肺气虚是指肺功能减弱的一种病理现象。多由久病耗损肺气，致气生化不足。出现面色㿠白，声音低弱，短气，气少不足以息，动则益甚，畏风自汗，易感冒，舌淡，脉虚弱。

分析 肺气虚，乃宗气不足，血失气之敷布，故见面色㿠白，声音低弱，短气，气不足以息。动则耗气，故动则益甚。肺主皮毛，肺气虚不能固表，腠理不密，故畏风自汗，易感冒，舌淡、脉虚弱乃肺气虚之征。

治法 肺气虚宜补益肺气治之，可选“补肺汤”。

（2）**肺阴虚** 肺阴虚即肺阴亏虚，出现的燥火虚热内生的病变，多由久咳伤阴，或热病后期损伤阴津，或痨虫袭肺所致。主要症状为干咳少痰，潮热盗汗，两颧潮红，五心烦热，甚者痰中带血，舌红少津，脉细数。

分析 肺阴虚，阴虚生内热，津为热灼，炼液成痰，故干咳少痰；虚热内炽，故潮热，五心烦热；虚热上炎，故颧红；热扰营阴，阴不内守，故盗汗。虚热灼伤肺络，络伤血溢，故咳痰带血。舌红少津，脉细数，皆阴虚内热之象。

治法 肺阴亏虚，乃阴虚火旺之候，宜滋阴降火，润肺止咳治之，可选“百合固金汤”。

（3）**肺痿** 肺痿乃肺叶枯萎，肺张合无力，咳吐浊唾涎沫为主症。常伴有寒热，身体消瘦，心悸气喘，动则加剧，精神萎靡，脉象虚数。属现代医学“间质性肺炎”之范畴，乃肺病之恶候。

治法 当大补肺气，润肺生津为主，可选人参、黄芪、沙参、麦门冬、玉竹、甘草治之。

2. **实证**

（1）**风寒束肺** 风寒束肺即风寒外邪侵袭于肺。肺气被束，不得宣发，逆而为咳。因邪未内传，故多见风寒表证。主要症状有恶寒头痛，发热无汗，鼻塞流清涕，咳嗽痰清稀，舌苔白，脉浮紧。

分析 感受风寒，肺气不得宣发，故恶寒头痛，发热无汗；鼻为肺之窍，肺气失宣，故鼻塞流清涕；风寒之邪在表，邪未内传，故舌苔白，脉浮紧。

治法 风寒客肺，邪气在表，宜宣肺解表治之，可选“桂枝汤”。

（2）**寒邪束肺** 寒邪客肺即感受寒邪，内客于肺，阳气被遏，肺气上逆，发为咳喘，主要症状为咳喘突发，形寒肢冷，痰稀色白，舌淡苔白，脉象迟缓。

分析 感受寒邪，邪客于肺，故突发咳喘；寒为阴邪，故痰稀色白；阳气被遏，郁而不达，不能温煦肌肤，故形寒肢冷。寒性阴凝，气血运行不利，血不上荣于舌，故舌淡苔白；寒邪凝滞脉道，脉行不畅，故脉象迟缓。

治法 寒邪客肺，宜宣肺散寒治之，可选“杏苏散”。

(3) **风热犯肺** 风热犯肺是外感风热之邪，犯于肺卫，肺失宣发肃降出现的证候，主要症状为身热恶风，口干咽痛，咳痰黄稠，鼻塞流黄浊涕，舌红苔薄黄，脉浮数。

分析 风热阳邪，灼液成痰，故痰黄稠。风热客肺，肺气失宣，鼻窍不利，鼻受风热所熏，故鼻塞流黄浊涕；肺卫受邪，卫气抗邪则发热，卫气被郁故恶寒，风热之邪上扰，故口干咽痛，风热之邪过盛，故舌红苔黄。浮脉主表，数脉主热，浮数并见，为风热犯肺之脉象。

治法 风热犯肺乃肺卫热盛，以清热解肌、泄肺治之，可选“白虎汤”。

(4) **热邪壅肺** 热邪壅肺即热邪相袭，内壅肺脏，上逆而咳。甚者痰热内郁，血肉被腐成脓，临床主要症状为：大热口渴，烦躁不安，咳痰黄稠，气喘息粗，鼻翼扇动，胸痛，衄血咯血，甚者咳吐脓血腥臭痰涎，大便干结，小便短赤，舌红苔黄，脉滑数。

分析 热邪壅肺，热邪炽盛，故大热口渴；热扰心神，故烦躁不安；热盛炼液成痰，故咳痰黄稠；热盛，气道郁闭不利，故气喘息粗，鼻翼扇动；热盛，阻滞脉络，气血运行不畅，故胸痛；热盛伤肺络，络损血溢，故衄血咯血；

热盛血腐化脓，故咳吐腥臭脓血；热盛伤津，肠失润濡，故大便干结。舌红苔黄，脉滑数，乃里热炽盛之征象。

治法 热邪壅肺者，宜清肺泄热、清热解毒治之，可选“麻杏石甘汤”。肺已成痈者，可选“千金苇茎汤”。

（5）**燥邪犯肺** 燥邪犯肺一般是指秋令感受燥邪，伤耗肺津所致，临床主要表现为：恶寒发热，干咳无痰，或痰少不易咯出，或咳痰带血丝，唇、鼻、咽舌干燥，舌红苔白，脉细数。

分析 燥邪伤肺，肺气通于卫，肺为燥所袭，故见恶寒发热；燥邪易伤肺津，肺津受伤，肺失滋润，故见干咳无痰，或痰少不易咯出；津伤燥化，气道失其濡润，故见唇、鼻、咽、舌干燥；燥邪化火，灼伤脉络，故见痰中带血丝；燥为阳邪，袭肺伤阴，故舌红苔黄白，脉细数。

治法 燥邪袭肺，伤阴损津，故宜清热肃肺、润肺止咳治之，可选“清燥救肺汤”。

（6）**痰湿阻肺** 痰湿阻肺是因感受寒湿之邪，痰湿壅阻于肺，发生咳喘，临床表现为咳嗽痰多，色白清稀，易咳，胸闷，甚者气喘痰鸣，舌淡苔白腻，脉滑缓。

分析 脾为生痰之源，脾虚失运，聚湿成痰，上渍于肺；或久咳不止，肺不布津，聚为痰湿。痰湿为阴邪，故咳嗽、痰多色白易咳出；痰湿阻滞气道，肺气不利，故胸闷，气喘痰鸣。舌淡苔白腻、脉滑缓均为痰湿内阻之征。

治法 痰湿阻肺宜燥湿化痰治之，可选“二陈汤合三子养亲汤”。

（7）邪毒蕴肺 邪毒蕴肺乃邪毒蕴积于肺，与气血相裹，聚成肿块，阻滞肺窍，致咳嗽，痰中夹血丝，胸闷胸痛，大便干结，潮热盗汗，身体消瘦，困倦乏力，舌淡苔白，脉沉缓无力。

分析 邪毒蕴肺，气血受损，血聚成块，肺窍被阻，宣降失司，故胸闷胸痛；肺窍不利，肺络损伤，故咳嗽痰中夹血丝；肺与大肠相表里，肺气受损，故大便干结；血聚成块，阻滞肺窍，虚热内生，营阴受损，故潮热盗汗；肺的功能是朝百脉，为全身敷布精微，肺脏有疾，失其敷布精微，故身体消瘦，困倦乏力。舌淡苔白，脉沉缓无力，乃肺气虚之征。

治法 邪毒蕴肺，乃肺病之恶候，治宜大补肺气，佐清热解毒、消瘀散结之法，可选“人参养荣汤”加泽漆、白花蛇舌草、桃仁、红花。

（三）肝

肝居右胁，胆附于肝，肝主疏泄，主藏血，开窍于目。肝的病变有虚实之别。虚证有肝气虚、肝血虚、肝阴虚，实证有肝气郁结、肝阳上亢、肝火上炎、肝风内动、寒滞肝脉、肝血瘀阻。

1. **虚证**

（1）**肝气虚** 肝气虚又谓“肝气不足”，为肝本脏精气不足，主要表现为面色少华，唇淡乏力，精神昏愦，耳鸣失聪，易恐惧，甚或头摇手颤，舌淡，脉沉弱，左手尤甚。

分析 肝气虚弱，气血不能上荣，故见面色少华，唇淡乏力；肝肾同源，肝气虚，肝肾精血失充于脑，故精神昏愦，耳鸣失聪；肝藏魂，肝气虚，魂无所藏，故易惊害怕；肝气虚甚，易生风，虚风内动，故头摇手颤；舌淡脉沉弱乃气虚之征，左手候肝胆，故左手尤甚。

治法 肝气虚，以大补肝气治之，可选“补肝汤”加黄芪。

（2）**肝血虚** 肝乃藏血脏器，肝血虚多由脾胃虚弱，气血生化之源不足，或由慢性病耗伤肝血，或失血过多所致。临床表现为面白无华，爪甲不荣，夜寐多梦，视力减退，或手足麻木；妇女月经量少，甚则闭经；舌淡苔白，脉细弱。

分析 肝血不足不能上荣，故面白无华；肝主筋，爪为筋之余，肝血虚，爪甲失养，则爪甲不荣，干枯脆薄；肝藏魂，肝血虚不足以安魂定志，故夜寐多梦；肝开窍于目，肝血虚，目失所养，故视力减退；肝主筋，血虚筋失所养，故手足麻木。女子肝血不足，不能充盈冲任之脉，故月经量少，甚至闭经。舌淡脉细弱，均为血虚常见之征。

治法 肝血虚，宜滋补肝血治之，可选“四物汤”加味。

（3）肝阴虚 肝阴虚即肝脏阴液亏虚，多由情志不遂，气郁化火，或肝病、温热病长期耗损肝阴所致，临床表现为两目干涩，头晕耳鸣，胁肋灼痛，或五心烦热，口咽干燥，手足蠕动，舌红少津，脉细数。

分析 肝阴不足，不能上滋头目，故两目干涩，头晕耳鸣；肝阴不足，虚火内生，灼伤肝络，故见胁肋灼痛；虚热内蒸，故五心烦热；肝阴虚不能上润，故口咽干燥；肝阴虚，筋脉失其濡养，故手足蠕动；肝阴不足，虚热内炽，故舌红少津，脉细数。

治法 肝阴不足，宜滋补肝阴，疏肝柔肝治之，可选“一贯煎”加减。

2. **实证**

（1）肝气郁结 肝主疏泄，肝气郁结是肝疏泄功能失常的一种证候，多由情志不舒，精神刺激，或其他原因影响气机升降失常而发生的病变，临床表现为两胁胀满或窜痛，胸闷叹息，心烦易怒，口苦咽干。妇女月经不调，乳房胀痛等症状，常随情绪变化而加重。舌红苔白，脉沉弦。

分析 肝气郁结，经气不利，故女子乳房胀痛，两胁胀满窜痛；肝主疏泄，久郁不解，失其疏泄，故胸闷叹息，心烦易怒；肝气郁结，虚热内生，故口苦咽干；气滞血瘀，殃及冲任，故女子月经不调。舌红脉沉弦，乃肝气郁结之舌脉。

治法 肝气郁结宜疏肝解郁、理气行滞治之，可选“柴胡疏肝散”或“逍遥散”。

（2）**肝阳上亢** 肝阳上亢多由肾阴不足，水不涵木，肝阳失潜；或恼怒气郁化火，耗伤阴液，致阴不制阳，而发生肝阳上亢的病变，临床表现为头晕耳鸣，头目胀痛，面红目赤，急躁易怒，失眠多梦，腰酸腿软，头重脚轻，心悸健忘，舌红，脉弦有力。

分析 肝肾阴亏，肝阳亢逆无制，气血上冲，故眩晕耳鸣，头目胀痛，面红目赤；肝为刚脏，肝性失柔，故急躁易怒；阴虚心失所养，故心悸健忘，失眠多梦；腰为肾之府，膝为筋之府，肝肾阴虚，筋脉失养，故腰酸腿软；肝阳亢于上则上盛，阴液亏于下则下虚，上盛下虚，故头重脚轻。舌红，脉弦有力，为肝肾阴虚、肝阳亢盛之征象。

治法 肝阳上亢证，宜平肝潜阳治之，可选“天麻钩藤饮”或“镇肝熄风汤”。

（3）**肝火上炎** 肝火上炎是肝经实火上逆之证候，多因情志不遂，肝郁化火，循经上炎，或热邪内犯所致，临床表现为头晕胀痛，面红目赤，口干口苦，烦躁易怒，胁肋灼痛，耳聋耳鸣；或吐血衄血，舌红苔黄，脉弦数。

分析　火曰炎上，肝火循经上炎，故头晕胀痛，面红目赤；肝胆相表里，肝热传胆，胆气循经上溢，故口干口苦，耳聋耳鸣；肝火盛，肝失条达，故烦躁易怒；肝火内炽，气血壅滞肝络，故胁肋灼痛；肝火上炎，灼伤脉络，血热妄行，故吐血衄血。舌红苔黄，脉弦数，为肝经实火炽盛之征。

治法　肝火上炎宜清肝泻火治之，可选“龙胆泻肝汤”。

（4）**肝风内动**　肝风内动，即多种疾病病变过程中出现的症状，诸如眩晕、昏仆、抽搐、震颤等，临床表现有虚实之分。实证有热极生风，肝阳化风。虚证有阴虚动风，血虚生风。

①**热极生风**　热极生风即外感热病，邪热亢盛，引动肝风所表现的证候，临床表现为高热神昏，躁扰如狂，手足抽搐，颈项强直，角弓反张，两目上视，牙关紧闭，舌红苔黄，脉弦数有力。

分析　热邪炽盛，传入心包，故神昏、躁扰如狂；热灼肝经，引动肝风，故手足抽搐，颈项强直，角弓反张，两目上视，牙关紧闭；热邪内犯营血，故舌红苔黄，脉弦数有力。

治法　热极生风致肝风内动者，宜清热开窍、熄风豁痰治之，可选“羚羊钩藤汤”或“局方至宝丹”。

②肝阳化风 肝阳化风多由情志所伤，或肝肾阴虚，阴不制阳，致肝阳化风。临床主要症状为头项强痛，眩晕欲仆，语涩舌强；或突然昏仆，不省人事，舌红苔白腻，脉弦有力。

分析 肝肾之阴素亏，不能制阳，致肝阳化风。肝风上扰头目，故头项强痛，眩晕欲仆；肝经经脉络舌本，肝风扰动络脉，故语涩舌强；肝风上蒙清窍，心神昏愦，故突然昏倒，不省人事。舌红乃热极之象，苔白腻乃挟痰之征。脉弦有力乃肝风内动之病理反应。

治法 肝风内动宜镇肝潜阳、平肝熄风治之，可选“镇肝熄风汤”。

③阴虚动风 阴虚动风多因外感热病后期阴液耗损，或内伤久病阴液亏虚所致，临床出现手足蠕动，五心烦热，口咽干燥，舌红少津，脉细数。

分析 热为阳邪，损耗阴液，肝阴亏虚，经脉失濡养，故手足蠕动；阴液亏损，虚热内生，故五心烦热；阴虚阴津不能上润，故口咽干燥；阴虚生内热故舌红；阴虚津液不足，故舌少津；脉细数乃阴虚热盛之征兆。

治法 阴虚动风宜滋阴熄风治之，可选“大定风珠”。

④血虚生风 血虚生风多由急慢性出血症或久病血虚所致，临床表现为面色晄白，爪甲不荣，手足震颤，关节拘急，肢体麻木，舌淡苔白，脉细弱。

分析　肝血虚不能上荣，故面色㿠白；肝主筋，肝血虚，筋失濡养，故手足震颤，关节拘急，肢体麻木；爪为筋之余，肝血虚不能荣爪，故爪甲不荣；血虚舌失荣养，故舌淡；血虚，脉道失充，故脉细弱。

治法　血虚生风者，宜滋补阴血治之，可选“四物汤”加味。

（5）**寒滞肝脉**　寒滞肝脉常见于男性病，即寒邪凝滞于肝脉的病变。肝脉络于外阴部，经小腹，分布两胁。如寒邪凝滞肝经经脉，可出现小腹坠胀疼痛，阴囊收缩，牵引睾丸坠胀冷痛，受寒则甚，得热则缓，舌淡苔白滑，脉迟或沉弦。

分析　寒邪侵袭肝经，阳气被遏，气血运行不利，故小腹坠胀疼痛。寒为阴邪，寒性收引，故阴囊收缩牵引睾丸坠胀冷痛。寒则血凝，热则通利，故疼痛遇寒加重，得热痛减。阴寒内盛，故舌苔白滑；沉脉主里，弦主肝脉，迟脉主阴寒，均是寒滞肝脉之征。

治法　寒滞肝脉，宜暖肝散寒治之，可选“暖肝煎”。

（6）**肝血瘀阻**　肝主疏泄，主藏血，因气郁肝不能正常疏泄，致肝脏之血瘀积于内，与邪相裹，聚成肿块，渐渐增大。日晡潮热，胁痛胀满，纳差乏味，身体消瘦，少气懒言，疲倦乏力，大便干结，小便短赤，面黄或面部黧黑，舌黯有瘀点，脉沉弦或沉弱。

分析 肝血瘀聚于内，疏泄失司，故肿块愈积愈大。肿大肝脏阻滞气机，故胁痛胀满；邪毒与血相裹，正邪相争，故日晡潮热；邪盛，肝疏泄失常，故纳差乏味；邪气日盛，正气日衰，故身体消瘦，少气懒言，疲倦乏力；邪毒炽盛，损耗阴津，故大便干结，小便短赤；血瘀于肝，血不上荣于面，故面黄或面部黧黑；舌之血脉丰富，肝血瘀阻，血不荣于舌，故舌黯有瘀点；脉沉乃气滞之脉；弦脉乃肝脉之象，脉弱乃血虚之征。

治法 肝血瘀阻乃肝病之恶候，病情重笃，宜益气养血以扶正，逐瘀散结以攻邪，攻补兼施治之，可取“扶肝化滞汤”。

（四）脾

脾胃共处中焦，通过经络互相络属，构成表里关系。脾主运化水谷，为气血生化之源，后天之本。主统血，主四肢，主肌肉。脾的病证亦有虚实之别。虚证有脾气虚，脾阳虚，中气下陷，脾不统血。实证有寒湿困脾，湿热蕴脾。

1. 虚证

（1）**脾气虚** 脾气虚即指脾失健运、统摄无权的一种证候，临床表现为食欲不振，脘腹胀满，食后尤甚，倦怠乏力，少气懒言，头晕目眩，声音低微，面色萎黄，身体消瘦，肛门坠胀；便血尿血；或女子月经过多、崩漏等；

舌淡，脉沉弱。

分析 脾气不足，水湿内生，脾被湿困，故食欲不振，脘腹胀满，饭后尤甚；脾气不足，肢体失养，故倦怠乏力；中气不足，故少气懒言；脾胃为后天之本，气血生化之源，脾气不足，生化匮乏，营血亏虚，故头晕目眩，声音低微，面色萎黄，身体消瘦；中气不足，气虚下陷，故肛门坠胀；脾气虚弱，统摄无权，致血妄行，故便血尿血，女子月经过多，或崩漏不止；舌淡，脉沉弱，乃脾气虚弱之征。

治法 脾气虚弱，宜健脾益气治之，可选“补中益气汤”或“归脾汤”。

（2）**脾阳虚** 脾阳虚指脾阳虚衰，阴寒内盛的一种证候，多由脾气虚或肾阳虚，或过食生冷所致，临床主要表现为纳少，脘腹胀满，便溏，四肢困重不温，或浮肿，或女子白带清稀量多，舌淡胖苔白滑，脉沉迟无力。

分析 脾阳虚衰，运化不健，故纳少，脘腹胀满；脾阳虚衰，阳虚水湿不化，流注肠中，故大便溏薄；脾主四肢，脾阳虚不能温四末，故四肢困重不温；阳虚膀胱气化失司，水溢肌肤，故浮肿；阳虚水湿下渗，故女子白带清稀量多；阳虚阴寒必盛，故舌淡胖苔白滑，脉沉迟无力。

治法 脾阳虚，宜温中健脾治之，可选“理中汤”加味。

（3）**中气下陷** 中气下陷即脾气虚的进一步发展，脾气升举无力，反而下陷的一种证候，临床表现为脘腹坠胀，食入益甚；肛门重坠，甚或脱肛；或女子子宫脱垂，伴少气乏力，肢体倦怠，声音低微，头晕目眩，舌淡苔白，脉弱。

分析 中气下陷以胃下垂为多见。胃下垂脘腹坠胀，食入气陷更甚，故食后加重；中气下陷，故肛门坠胀，甚或脱肛；中气下陷，升举无力，故可见女子子宫脱垂；脾虚气陷，精微不能正常输布，全身机能活动减退，故少气乏力，肢体倦怠，声音低微；脾气下陷，清阳不升，故头晕目眩，中气下陷，脾气虚弱，故舌淡苔白，脉弱。

治法 脾气虚，中气下陷者，宜补中益气治之，可选“补中益气汤”。

（4）**脾不统血** 脾不统血即脾气亏虚不能统摄血液，致血妄行的证候，临床表现各种出血症。诸如便血、尿血、各种衄血，女子月经过多，甚或崩漏。常伴神疲乏力，少气懒言，面色无华，舌淡苔白，脉细弱。

分析 脾气亏虚，统摄无权，血溢于脉外。溢于肠胃，则见便血；溢于膀胱，则见血尿；脾气虚冲任不固，故女子月经过多，甚或崩漏。脾虚失其健运，中气不足，反复出血，故神疲乏力，少气懒言，面色无华，舌淡，脉细弱。

治法 脾虚不能统血，致血妄行者，宜健脾益气，统血摄血治之，可选“归脾汤”。

2. **实证**

(1) **寒湿困脾**　寒湿困脾即寒湿内盛，中阳受困而出现的一种证候，多由过食生冷，或久居湿地，或淋雨涉水；或寒湿内侵，脾阳受遏，运化失常所致。临床表现为脘腹痞闷，食欲减退，呕恶便溏，头身困重，或肢体浮肿，小便短少，或肌肤面目黄染，舌淡胖苔白腻，脉濡缓。

分析　寒湿内侵，中阳受困，脾失运化，故脘腹痞闷，食欲减退；湿困中焦，胃失和降，湿注肠中，故呕恶便溏；湿为阴邪，湿性重着，阻遏阳气，清阳失展，故头身困重或肢体浮肿；寒湿阻遏阳气，膀胱气化失司，故小便短少；脾为寒湿所困，阳气不宣，胆汁外溢肌肤，故肌肤面目黄染。舌淡胖苔白腻，脉濡缓，乃寒湿内盛之征。

治法　寒湿困脾，脾阳受损，宜温中化湿治之，可选“胃苓汤”或“茵陈五苓散”加减。

(2) **湿热蕴脾**　湿热蕴脾即湿兼于热，内蕴中焦，多由感受湿热外邪，或过食肥甘，酿成湿热阻滞脾的运化功能，致运化失职，升降失常，临床出现脘腹痞闷，肢体困重，大便溏薄，小便短赤，或面目肌肤黄染，舌红苔黄腻，脉濡数。

分析　湿热之邪蕴结脾胃，受纳运化失职，升降失常，故脘腹痞闷；脾为湿困，湿性重着，故肢体困重；湿热蕴脾，湿热下迫，故大便溏薄，小便短赤；湿热蕴脾，熏蒸肝胆，致胆汁外溢肌肤，故面目肌肤黄染。舌红苔黄主热，苔腻主湿，濡脉亦主湿，数脉主热。

治法 湿热蕴脾者，宜清利湿热治之，可选“茵陈五苓散”或“茵陈蒿汤”加减。

（五）肾

肾位腰部，左右各一枚，与膀胱通过经络互相络属，构成表里关系。肾藏精，主生殖，主水，主骨，生髓通脑，开窍于耳，为先天之本。中医历来认为，肾脏无实证，皆虚证。诸如：肾阴虚，肾阳虚，肾气虚（肾精不足，肾气不固，肾不纳气）。然湿热蕴结于肾，煎熬结晶成石，故肾结石应属肾脏之实证也。

1. **虚证**

（1）**肾阴虚** 肾阴虚即真阴不足（肾水不足）之证。多由久病伤肾，或房劳过度，或过服温燥劫阴之品，或先天禀赋不足等，致肾阴亏损。出现腰膝酸软，头晕耳鸣，失眠多梦，遗精早泄，口干咽燥；或潮热盗汗，五心烦热，颧红面赤，便干溲赤，舌红少津，脉细数。

分析 肾阴不足，骨髓失养，故腰膝酸软；肾阴亏虚，脑髓失充，故头晕耳鸣；肾水亏虚，水火失济，致心神不宁，而见失眠多梦；肾水亏虚，相火妄动，君火不宁，扰动精室，故见遗精早泄；肾阴亏虚，虚热内生，故见口干咽燥，潮热盗汗，五心烦热，颧红面赤，便干溲赤，舌红少津，脉细数等症。

治法　肾阴亏虚，宜滋补肾阴治之，可选“六味地黄汤”加味。

（2）**肾阳虚**　肾阳虚多由素体亏虚，或年高肾亏，或房劳过度等原因，引起肾脏阳气虚衰的一种证候，临床表现为腰膝酸软，畏寒肢冷，精神萎靡，头晕目眩，面色㿠白，或五更泄泻，或浮肿，舌淡胖苔白，脉沉弱。

分析　腰为肾之府，肾阳虚衰，不能温养腰府及骨骼，故腰膝酸软；阳气亏虚，不能温煦肌肤，故畏寒肢冷；阳气虚，心神无力振奋，故精神萎靡；阳气虚弱，气血运行无力，不能上荣，故头晕目眩，面色㿠白；肾阳虚，命门火衰，脾阳不振，故久泻不止或五更泄泻；肾阳虚，膀胱气化功能障碍，水湿内停，故见肌肤浮肿；舌淡胖苔白，脉沉弱，均为肾阳虚衰，气血运行无力的表现。

治法　肾阳虚衰，宜温补肾阳治之，可选“桂附地黄汤”。

（3）**肾气虚**

肾气虚即肾气虚衰的证候，出现腰酸腿软，性功能减退，遗精早泄等症，临床包括“肾精不足，肾气不固，肾不纳气”。

①**肾精不足**　肾精不足多因先天禀赋孱弱，又失后天滋养；或久病伤肾，或房劳过度，损伤肾精，临床表现为

小儿发育迟缓，成人早衰，耳鸣耳聋，健忘乏力，性功能减退，男子少精不育，女子经闭不孕，舌淡，脉弱。

分析 肾精不足，不能化气生血、充肌长骨，故小儿发育迟缓；精亏髓少，骨骼失养，故成人早衰；肾开窍于耳，脑为髓海，精少髓亏，脑海失养故耳鸣耳聋，健忘乏力；肾藏精，主生殖，肾精亏虚，故性功能淡漠，男子精少不育，女子经闭不孕；精血同源，精亏血亦虚，故舌淡，脉弱。

治法 肾精亏虚者，宜填精补肾治之，可选“益精助育丹”加减。

②**肾气不固** 肾气不固是由于肾亏虚，固摄无权而出现的证候，临床表现为腰酸腿软，小便频数或失禁，或夜尿频多；或男子滑精早泄，女子带下清稀，滑胎早产，舌淡苔白，脉沉弱。

分析 肾气亏虚，骨骼失肾气之温养，故腰酸腿软；肾与膀胱相表里，肾气虚，膀胱失约，故小便频数或失禁；夜间阴气盛，阳气衰，故肾气亏虚者夜尿频多；肾藏精，肾气虚，精关不固，故见滑精或早泄；肾气虚，女子带脉失固，故见腰酸带下清稀；肾气虚，冲任失养，胎元不固，故滑胎早产；舌淡苔白，脉沉弱，乃肾气虚衰之象。

治法 肾气虚，肾气不固者，宜补肾固摄治之，可选“金锁固精丸”。

③肾不纳气　肾不纳气是因为久病咳喘，肺肾亏虚，呼多吸少，吸气不能归根（中医学认为：呼出心肺，吸入肾肝），即吸气不能达于小腹出现的证候，临床表现为短气，喘息气不得续，甚则汗出，声音低怯，舌淡，脉沉弱。

分析　肾不纳气即肾虚摄纳无权，气不归元，故短气，呼多吸少，喘息气不得续；肺肾母子关系，肾虚肺亦虚，肺气虚，卫外不固，故多汗，声音低怯；舌淡，脉沉弱，乃气虚之征。

治法　肾气虚肾不纳气者，宜补肾纳气治之，可选“人参胡桃汤”加减。

2. **实证**

肾湿热证　即湿热之邪蕴积于肾，湿与热结，日久煎熬成颗粒沙石，临床表现为腰突然剧痛，疼痛牵引小腹。结石可下移膀胱，阻滞尿道，致小便不利，排尿困难，甚则尿血，舌红苔黄腻，脉弦涩。

分析　湿热之邪，蕴积肾脏，结成砂石，阻滞肾脏气化，故突发腰痛；肾与膀胱相表里，肾脏之经络通膀胱，故痛引小腹；结石下移阻滞尿道，故排尿不利而涩痛；结石划破脉络，故尿血；湿热盛，故舌红苔黄腻，脉弦涩。

治法　湿热蕴结于下焦，致腰痛小便不利形成结石者，宜清热利尿、溶石排石治之，可选“加减八正散”或“金桃化石丹”加减。

二、腑病辨证论治

（一）胃

1. 胃阴虚证

胃阴虚即胃阴不足，胃阳偏亢，虚热内生所表现的证候。多由胃火炽盛，或脾胃湿热，或热性病损耗胃阴所致。临床表现为胃脘痞闷隐痛，饥不欲食，口干舌燥，大便干结，干呕呃逆，舌红少津，脉细数。

分析 胃阴不足，胃阳偏亢，虚热内生，热郁胃中，胃气不和，致胃脘痞闷隐痛，饥不欲食；胃阴亏虚，上不能滋润咽喉，故口干舌燥，下不能濡润大肠，故见大便干结；胃阴亏虚，热扰于胃，胃气上逆，故见干呕呃逆；舌红少津，脉细数，乃阴虚内热之征。

治法 胃阴虚胃脘痞闷隐痛者，宜养阴滋燥治之，可选“沙参麦门冬汤”加减。

2. 胃气虚证

胃气虚即胃的消化和受纳功能减弱的证候，临床表现为脘腹痞闷，消化不良，食入反吐，大便溏薄，舌淡苔薄，脉缓无力。

分析 胃气虚弱，腐熟水谷力微，饮食物不能及时转输，故脘腹痞闷，消化不良；胃气以降为顺，胃弱，饮食物稽留胃脘不能下行，故食入反吐；胃气虚弱致脾运化失司，故大便溏薄；舌淡苔薄，脉缓无力，乃胃气虚弱、气血化源亏虚之征。

治法　胃气虚致消化不良者，宜健脾益气治之，可选“六君子汤”加减。

3. **食滞胃脘证**

食滞胃脘即饮食物停滞胃脘，食物不能腐熟所表现的证候，多由饮食不节或暴饮暴食，或脾胃素弱，健运失司，导致食滞胃脘。临床表现为胃脘胀满疼痛，嗳气吞酸，呕吐酸腐食物，或便溏、泻下物臭秽，舌苔厚腻，脉滑。

分析　胃气以降为顺，食滞胃脘，胃气郁滞，故胃脘胀满疼痛；胃失和降，胃中腐败之物上泛，故嗳气吞酸；胃气上逆，故呕吐酸腐食物；食积气滞过久，湿邪内生，湿食下移，故便溏泻，下物臭秽；胃中浊气上腾，故舌苔厚腻，邪盛正气抗邪，气血充盛，故脉滑。

治法　食滞胃脘，积滞不行者，宜消食导滞治之，可选“保和丸”加减。

4. **胃虚寒证**

胃虚寒证即阴寒凝滞胃脘所表现的证候，多由脘腹受凉，或过食生冷，或劳倦伤中所致，临床表现为胃脘疼痛，轻者绵绵作痛；重则剧痛，遇冷加重，得热则减，喜揉喜暖，口淡不渴，或口泛清水，或胃脘停饮，水声漉漉；舌淡苔白，脉迟缓。

分析 寒邪凝滞胃脘，络脉收引，气机郁滞，故胃脘疼痛；寒为阴邪，得阳始化，得冷便凝，故疼痛遇冷加剧，得热痛减；口淡不渴，乃阴不耗津；寒随胃气上逆，故见口泛清水；进食阳气得振，故食后痛减；脾胃虚寒，中气不足，故神疲乏力；胃气虚寒，阳气不足，故胃脘停饮，水声漉漉；阴寒内盛，故舌淡苔白，脉迟缓。

治法 胃虚寒，寒邪凝滞胃脘，致胃脘疼痛者，宜温胃散寒治之，可选“良附丸”或“理中汤”加味。

5. **胃热证**

胃热证即胃中火热炽盛所表现的证候，多由嗜食肥腻辛辣，化热生火，致热炽胃中；或气郁化火，热邪内犯等原因耗灼胃阴，致胃腑经脉气血受损所致。临床出现胃脘灼痛，渴喜冷饮，消谷善饥，或胃脘不适，吞酸嘈杂，口苦口臭，大便秘结，小便短赤，舌红苔黄，脉滑数。

分析 热炽胃中，胃腑气血壅滞，故胃脘灼热疼痛；胃热炽盛，耗津灼液，故渴喜冷饮；胃热炽盛，机能亢进，故消谷善饥；肝经郁热，横逆侮土，肝胃气火上逆，故胃脘不适，吞酸嘈杂；胃热炽盛，浊气上逆，故口苦口臭；热盛伤津，大肠失润，故大便秘结、小便短赤；热盛，故舌红苔黄；热盛，气血运行加速，故脉滑数。

治法 胃热炽盛，宜清胃泻火治之，可选“清胃散”加减。

（二）胆

1. 肝胆湿热证

胆附于肝，肝胆多同病。肝胆湿热即湿热蕴积肝胆，胆汁失其疏泄所出现的证候，临床表现为胁肋灼痛，纳差厌食，寒热往来，泛恶口苦，大便不调，小便短赤，或身目黄染，或湿热邪毒浸淫下肢成湿疹，瘙痒难忍，舌红苔黄腻，脉弦数。

分析　湿热蕴结肝胆，疏泄失职，肝气郁结，故胁肋灼痛；肝胆湿热，肝木横逆侮土，脾胃受病，故纳差厌食；肝胆有疾，枢机不利，正邪相争，可见寒热往来；肝胆湿热，循经上溢，故泛恶口苦；湿热内蕴，湿偏重则大便溏薄，热偏重则大便干结；湿热下注，膀胱气化失司，则小便短赤；湿热熏蒸，胆汁不循常道而外溢肌肤，故身目黄染；湿热随经下注，则下肢湿疹，瘙痒难忍；湿热盛，故舌红苔黄腻；脉弦数，乃湿热内蕴肝胆之征。

治法　肝胆湿热宜清热利胆治之，可选“大柴胡汤”或“龙胆泻肝汤”加减。

2. 胆郁痰扰证

胆郁痰扰即胆失疏泄，痰热内扰所表现的证候，多由情志不遂，疏泄失职，生痰化火，出现失眠惊悸，烦躁不宁，头晕耳鸣，口苦呕恶，胸胁胀闷，舌红苔黄腻，脉弦滑。

分析 胆失疏泄，气机郁滞，生痰化火，痰热内扰，胆气不宁，故见失眠惊悸，烦躁不宁；痰热循经上扰，故头晕耳鸣；热蒸胆气上逆，使胃气上逆，故口苦呕恶；胆气郁滞，故胸胁胀满；舌红苔黄腻，脉弦滑，均为痰热内蕴之征。

治法 痰郁内扰宜燥湿化痰治之，可选“温胆汤”加减。

3. **胆石证**

胆石证主要因胆汁疏泄失常，煎熬胆汁成砂石。临床表现为胸胁苦满，右胁胀痛，口苦咽干，大便不调，小便短赤，舌红苔黄，脉弦。

分析 胆汁煎熬成石，阻滞肝胆升降气机，故胸胁苦满；胆汁煎熬成石，疏泄失司，故右胁胀痛；胆气不利，胆热上逆，故口苦咽干；胆囊结石，胆汁分泌受碍，胆汁分泌过多则大便溏薄，分泌不足则大便干结；胆汁下注则小便短赤；胆囊结石，郁而化热，热盛故舌红苔黄；脉弦乃肝胆病之脉象。

治法 肝胆郁滞，煎熬胆汁成石者，宜清热利胆、溶石排石治之，可选“大柴胡汤”加减。

（三）小肠

1. **小肠实热证**

小肠实热是小肠里热炽盛所表现的证候，多由心移热于小肠所致，临床表现为心烦口渴，口舌生疮，小便短赤，尿道灼痛，尿血，舌红苔黄，脉数。

分析　心火内炽，热扰心神则心烦，热盛灼津则口渴，心火上炎则口舌生疮；心热下移小肠，故小便短赤涩痛；热甚伤络则见尿血，舌红苔黄、脉数为里热之征。

治法　小肠实热证乃心移热于小肠，宜泻火清热治之，可选“导赤散”加味。

2. **小肠虚寒证**

小肠虚寒证多由脾阳虚弱，水湿内停所致，临床表现为腹胀纳少，腹痛喜温喜按，小便不利，舌淡，脉沉迟。

分析　小肠者受盛之官，受纳胃腐熟的水谷，如小肠虚寒，受盛力微，致运化失常，故腹胀纳少；受盛力微，脾阳虚弱，脾阳不运，故腹痛喜温喜按；小肠虚寒，脾阳不振，水湿内停，膀胱气化失司，故小便不利；小肠虚寒，化物力微，精微不足，气血虚弱，故舌淡，脉沉迟。

治法　小肠虚寒中阳不振者，宜温中散寒治之，可选“理中汤”加味。

3. **小肠气痛证**

小肠气痛证即小肠从少腹坠入阴囊而致气胀坠痛证，临床表现为少腹牵引睾丸坠胀冷痛，或阴囊收缩引痛，舌淡苔白，脉弦迟。

分析　小肠气痛由寒滞肝脉而致寒疝，又谓“小肠气”。寒滞肝脉，肝脉络阴器抵少腹，阳气被遏，气血运行不利，故少腹牵引睾丸坠胀冷痛。寒性收引，筋脉拘急，故可致阴囊牵引疼痛。寒盛乃舌淡，脉弦迟。

治法 小肠气痛乃寒滞肝脉也，可选“暖肝煎”治之。

（四）大肠

1. 大肠液亏证

大肠液亏乃津液不足，不能濡润大肠所表现的证候，多由素体阴虚，或久病伤阴，或热病后津伤未复所致，临床表现为大便干结，难于排出，数日一行；口干咽燥，口臭头晕，舌红少津，脉细涩。

分析 津液不足，肠失濡润，故大便干结，难于排出，数日一行；阴伤于内，口咽失润，故口干舌燥；大便日久不解，浊气上逆，故口臭头晕；阴伤阳亢，故舌红少津；血津同源，津亏脉道失充，故脉细涩。

治法 大肠津亏大便干结者，宜健脾、润肠通便治之，可选“润肠丸”或“麻仁丸”加减。

2. 大肠湿热证

大肠湿热是湿热邪毒侵袭大肠所表现的证候，多由湿热外邪，或饮食不洁，邪毒壅阻气机所致，临床表现为腹痛，下利赤白黏液，里急后重，或暴注下泄，肛门灼痛，口渴，小便短赤。若表邪未解，可见恶寒发热，舌红苔黄腻，脉滑数或濡数。

分析　湿热邪毒侵袭大肠，壅阻气机，故腹痛；邪毒熏灼肠道，脉络损伤，故下利赤白黏液；热毒熏蒸肠道，机能亢奋，故里急后重；热炽肠道，故肛门灼痛；热盛伤津，同时水液从大便泄出，故小便短赤，口渴。表邪未解，邪正相搏，故恶寒发热；舌红苔黄腻，为湿热之象；热胜则脉滑数，湿盛则脉濡数。

治法　大肠湿热致下利赤白者，宜清热解毒、利湿止痢治之，可选“白头翁汤”加味；若恶寒发热者，可选“葛根芩连汤”加味。

3. **大肠滑泄**

大肠滑泄多因久痢久泻，阳虚阴盛，大肠失固所致，临床表现为下痢无度甚则大便失禁，甚则脱肛，或腹痛隐隐，喜热喜按，舌淡苔白，脉沉弱。

分析　久痢久泻伤阳，阳气虚衰，大肠失固摄之用，因而下痢无度，甚则大便失禁或脱肛。阳虚则阴盛，寒从内生，寒凝气滞，所以腹痛隐隐，喜热喜按，阳虚阴盛，故舌淡苔白，脉沉弱。

治法　肠虚泄泻滑脱不止者，宜补虚温中、涩肠固脱治之，可选“真人养脏汤”。

（五）膀胱

1. 膀胱湿热证

膀胱湿热证即湿热之邪下注膀胱所表现的证候。临床表现为尿频，尿急，尿道灼痛；或尿赤短少，小腹窘迫，甚或发热腰痛；或湿热煎熬，结成砂石，尿血甚或癃闭；舌红苔黄腻，脉数。

分析 湿热之邪侵袭膀胱，热迫尿道，故尿频，尿急，尿道灼痛；湿热内蕴，膀胱气化失司，故尿赤短少，小腹窘迫；湿热郁蒸可发热；波及肾脏则腰痛；热灼阴络则尿血；热郁煎蒸，尿中杂质成砂石；湿热内蕴、热盛，故舌红苔黄腻，脉数。

治法 膀胱湿热致小便不利者，宜清利湿热治之，可选“加减八正散”。

三、脏腑兼证辨证论治

人体脏腑之间，在生理上是互相资生、互相制约、互相联系的，在病理上是互相影响的。当某一脏或某一腑发生病变时，不仅表现本脏腑的证候，同时影响其他脏器发生病变，即同时见到两个以上脏器的病证，谓之脏腑兼证。

脏腑兼证，一般具有表里关系，生克乘侮关系的脏器容易发生兼证。

1. 心肾不交

心肾不交是心肾水火不济所表现的证候，多由久病伤阴，或房室不节，或思虑过度郁而化火；或外感热病伤阴，致心火亢盛所致。临床表现为心烦不寐，心悸不安，头晕耳鸣，失眠健忘，腰酸腿软，五心烦热，口干咽燥，舌红少苔，脉细数。

分析 心为火脏，肾为水脏，心火下温肾水，肾水上济心火，水火互济，使心肾阴阳协调，谓之心肾相交，水火既济。若水亏于下，火炽于上，心阳偏亢，水火不济，故心烦不寐，心悸不安；水亏于下，骨髓失阴精充养，脑髓失荣，故头晕耳鸣，失眠健忘；腰为肾之府，肾水亏于下，故腰酸腿软；水亏于下，心火独亢，故五心烦热，口干咽燥，舌红脉细数。

治法 心肾不交阴虚火旺者，宜滋阴降火治之，可选“知柏地黄汤”。

2. 心脾两虚

心脾两虚多由病久失调，或劳倦思虑过度，或慢性出血导致心血不足，脾气虚弱所表现的证候，临床表现为心悸怔忡，失眠多梦，眩晕健忘，面色萎黄，食欲不振，腹胀便溏，神疲乏力，或女子月经淋漓不净，或皮下出血，舌淡脉细弱。

分析 脾为气血生化之源，主统血，心主血，在生理上二者相互为用，在病理上常相互影响。心血不足，心失所养，则心悸怔忡，失眠多梦；心血不足，头目失养，则眩晕健忘；气血虚弱，肌肤失荣，故面色萎黄；脾气虚弱，运化不健，故食欲不振，腹胀便溏；气血虚弱，机体活动减退，故神疲乏力；脾虚失其统摄，故见女子月经淋沥不净，或皮下出血；气血不足，故舌淡脉细弱。

治法 心脾两虚、气血虚弱者，宜补血益气健脾治之，可选“归脾汤”。

3. **心肝血虚**

心肝血虚多由思虑过度，暗耗阴血，或久病体虚，表现心肝两脏血液亏损的证候，临床表现为心悸健忘，失眠多梦，眩晕耳鸣，面色㿠白，两目干涩，视物模糊，爪甲不荣，四肢麻木，女子月经量少甚者闭经，舌淡苔白，脉细弱。

分析 心主血，肝藏血，心肝两脏生理上常相互为用，病理上亦相互影响。心血虚，心失所养，故心悸怔忡，失眠多梦；血虚血不上荣，故眩晕耳鸣，面色㿠白；肝主目，肝血虚，目失滋养，故两目干涩，视物模糊；肝主筋，其华在爪，血虚，爪甲失血濡养，故爪甲不荣，四肢麻木；血虚，冲任失养，月经来源匮乏，故月经量少，甚或闭经；血虚不能上荣于舌故舌淡；血虚，脉道失充，故脉细弱。

治法 心肝血虚者宜补血养血治之，可选“当归补血汤”合“四物汤”。

4. **心肾阳虚**

心肾阳虚是心肾两脏阳气虚衰，阴寒内盛所表现的证候，多由久病不愈，或劳倦内伤所致。临床表现为心悸怔忡，畏寒肢冷，或浮肿，下肢尤甚，或小便不利，或唇甲青紫，舌淡黯或青紫，苔白滑，脉沉微细。

分析 肾阳为一身阳气之根本，心阳为气血津液运行输布之动力。心阳虚衰，心失阳气之温养，故心悸怔忡；心肾阳虚，肢体肌肤失阳气温煦，故畏寒肢冷；肾阳虚衰，三焦决渎不利，膀胱气化失司，水湿停聚，泛溢肌肤故浮肿；水性趋下，故下肢肿甚，小便不利。阳虚气血运行无力，血脉瘀滞，故唇甲青紫，舌淡黯；阳虚，血液运行无力，故脉沉微细。

治法 心肾阳虚证，宜温肾助阳、安神定悸治之，可选“真武汤”合“桂枝甘草龙骨牡蛎汤”。

5. **心肺气虚**

心肺气虚多由禀赋不足，或年高体弱，或久病咳喘耗伤心肺之气，导致心肺两脏气虚证，临床表现为心悸咳喘，短气乏力，动则尤甚，胸闷，痰液清稀，面色㿠白，神疲头晕，自汗，舌淡苔白，脉沉弱。

分析 心主血，肺主气，心气不足不能养心则心悸；肺气虚肃降无权，气机上逆则咳喘；气虚则短气乏力，动则耗气，故动则咳喘尤甚；气虚呼吸机能减弱，故胸闷；气虚不能输布精微，水液停聚为痰，故痰液清稀；心肺气虚，气血不能上荣，故面色皖白，神疲头晕；气虚卫外不固则自汗；气血两虚，不能上荣舌体，则舌淡苔白；气血虚，血脉气血运行无力则脉沉弱。

治法 心肺气虚证宜补血益气治之，可选“八珍汤”。

6. 脾肺气虚

脾肺气虚即脾肺两脏气虚所表现的证候，多由肺虚及脾，或劳倦伤脾，或饮食不节伤脾，使脾虚不能输精微于肺所致。临床表现为久咳不止，气短而喘，痰多稀白，食欲不振，腹胀便溏，疲倦乏力，困倦懒言，面色皖白，甚则面浮足肿，舌淡苔白，脉细弱。

分析 脾为气血生化之源，脾虚生化之源不足，不能输精微于肺，致肺气日损；脾虚失其健运，聚湿成痰，上渍于肺，故有“脾为生痰之源，肺为贮痰之器”之说。久咳不止，肺气受损，故气短而喘；气虚水津不布，聚湿生痰，故痰多稀白；脾虚失其运化，故食欲不振；脾虚失其运化水湿，湿邪下注，故腹胀便溏；气虚机能减退，故疲倦乏力，困倦懒言；气虚肌肤失荣，故面色皖白；脾虚失其运化，水湿泛滥，故面浮足肿；气血虚，故舌淡苔白；气虚脉道失充，故脉细弱。

治法 脾肺虚弱宜健脾补肺治之，可选“补肺汤”

加减。

7. **脾肾阳虚**

脾肾阳虚即脾肾两脏久病耗伤阳气，或肾阳虚衰不能温煦脾阳，或脾阳久虚不能充养肾阳，终致脾肾两脏阳气俱虚的证候。临床表现为面色皖白，畏寒肢冷，腰膝下腹冷痛，久泻久痢，或五更泄泻，或下利清谷，或小便不利，或面浮肢肿，舌淡胖，苔白滑，脉沉细。

分析　脾有赖肾阳之温煦，肾须靠脾精之供养，故脾肾在生理上是相互资生、相互促进的，脾肾两脏在病理上也是相互影响的。如脾阳虚，运化无力，致水湿内停影响肾阳气化功能。肾阳虚不能温煦脾阳，火不生土，致脾阳受损。故脾肾阳虚，不能温煦形体，则面色皖白，畏寒肢冷，腰膝下腹冷痛；脾肾阳虚命门火衰，脾失健运，故久泻久痢，下利清谷；五更黎明，阳气未复，阴气极盛，相火虚衰，故泄泻频作；肾阳虚衰膀胱气化失司，水泛肌肤，故面浮肢肿；阳虚阴盛，故舌淡胖，苔白滑，脉沉细。

治法　脾肾阳虚证，宜温肾健脾治之，可选“四神丸”加味。

8. **肺肾阴虚**

肺肾阴虚是因为久咳伤肺致肺阴亏虚，肺虚及肾，或房劳过度致肾阴亏虚，肾虚及肺，从而导致肺肾两脏阴液不足的证候。临床表现为口咽干燥，咳嗽少痰，或痰中带血，或声音嘶哑，腰膝酸软，骨蒸潮热，颧红盗汗，男子遗精，女子月经不调，舌红少苔，脉细数。

分析 肺肾两脏金水相生，互相滋养；在病理上互相影响，肺阴亏虚，津不上润，故口干咽燥；肺阴亏虚，虚热内生，清肃失职，虚火灼肺，故干咳少痰，或痰中夹血丝，甚者声音嘶哑；肾阴亏虚，失其濡养，故腰膝酸软；阴液亏虚，虚火内蒸，故见骨蒸潮热；阴虚内热，内扰营阴，虚火上炎，故颧红盗汗；火扰精室故遗精；阴虚热盛，阴血不足，故女子月经不调；阴虚火旺，故舌红少苔，脉细数。

治法 肺肾阴虚证宜养阴润肺、滋补肾阴治之，可选“百合固金汤”合“左归丸”加减。

9. **肝肾阴虚**

肝肾阴虚即肝肾两脏阴液不足所表现的证候，多由久病失调，房室不节，或情志内伤所引起，临床表现为头晕目眩，耳鸣健忘，失眠多梦，口咽干燥，腰膝酸软，胁痛，五心烦热，颧红盗汗，男子遗精，女子经少，舌红少苔，脉细数。

分析 肝肾阴液互相滋生，肝肾同源，肝肾两脏在病理上亦互相影响。肾阴亏虚，水不涵木，肝阳上亢则头晕目眩，耳鸣健忘；阴虚虚热内扰，心神不安则失眠多梦；阴虚津不上润，则口咽干燥；肝肾阴虚，筋脉失养，故腰膝酸软；肝阴亏虚，肝脉失养故胁痛；阴虚生内热，热蒸于里，故五心烦热；火炎于上，内迫营阴，故颧红盗汗；虚热扰其精室，故男子遗精；肝肾阴虚，冲任失充，故女子月经量少；阴虚内热炽盛，故舌红少苔，脉细数。

治法　肝肾阴虚证宜养阴柔肝、滋阴补肾治之，可选“一贯煎”合“左归丸”加减。

10. **肝脾不调**

肝脾不调即肝失流泄、脾失健运所表现的证候，多由郁怒伤肝，或饮食不节，劳倦伤脾所致，临床表现为胸胁胀满窜痛，急躁易怒；纳呆腹胀，便溏不爽，或腹痛必便，便后痛减；舌淡苔白，脉弦。

分析　肝失疏泄，经气郁滞，故胸胁胀满窜痛；气机郁结不畅，条达失职，故急躁易怒；脾失健运，气机郁滞，故纳呆腹胀；脾虚气滞湿阻，故便溏不爽；气失条达，气滞则腹痛，排便后气滞得畅，故便后痛减；脾虚故舌淡苔白，肝郁失其柔和故脉弦。

治法　肝脾不调证宜抑肝扶脾治之，可选“痛泻要方”加味。

11. **肝胃不和**

肝胃不和即肝失疏泄，胃失和降所出现的证候，多由情志不遂，气郁化火，肝气横逆犯胃所致，临床表现为脘胁胀闷疼痛，嗳气吞酸，烦躁易怒，口苦，舌红苔薄黄，脉弦。

分析 肝胃不和，肝郁化火，横逆犯胃，肝胃气滞，故脘胁胀闷疼痛；胃失和降，气机上逆，故嗳气吞酸；肝郁失其条达，故急躁易怒；肝郁化火循经上逆，故口苦，舌红苔薄黄；脉弦乃肝郁气滞之脉象。

治法 肝胃不和宜疏肝和胃治之，可选“柴胡疏肝散”加减。

12. **肝火犯肺**

肝火犯肺即郁怒伤肝，肝经之热邪上逆犯肺所致，临床表现为胸胁灼痛，烦躁易怒，干咳无痰，或痰少，甚则咯血；舌红苔薄黄，脉弦数。

分析 肝火内郁，热壅气滞，故胸胁灼痛；肝气郁结，肝性失柔，故烦躁易怒；肝火循经上逆犯肺，肺受火灼，故干咳少痰；火灼肺络受损，故咳痰带血；肝经实火内炽，故舌红苔黄，脉弦数。

治法 肝火上逆犯肺者，宜清肝泻火、润肺化痰治之，可选“黛蛤散”合“清金化痰汤”。

第三节 六经辨证论治

六经辨证是东汉张仲景在《素问热病论》“**今夫热病者，皆伤寒之类也**”的基础上，运用六经，结合伤寒病传变情况，总结出来的六个辨证纲领；是外感热病过程中某个阶段呈现的综合症状，是六种证候的分类。病邪由表及里向内发展，由太阳转变为少阳，少阳转变为阳明。然后由实而虚，病邪由阳证、热证转变为阴证、寒证，即转变为太阴证、少阴证、厥阴证。然而六经病中，彼此亦有一定的联系，可以“合病”“并病”，也可以互相转化。

一、太阳病证

太阳主表，为人身之藩篱，外邪袭人，首犯太阳，正气奋起抗邪，即出现脉浮、头项强痛而恶寒的主脉主证。因太阳经脉行于身体脊部，其经受邪，故出现头项强痛、恶风恶寒之证。

1. 太阳中风证

分析　太阳病亦有中风、中寒之别（即中外感风邪或寒邪）。中风证由于风邪外袭，卫阳受风邪之侵，邪正相争，出现发热、恶风、头项强痛、自汗、脉浮缓。卫阳浮盛于外，失其固表，营阴不能内守而自汗出，医学上谓表虚证。

治法　太阳中风证，宜辛凉解表、清肺透热治之，可选“银翘散”加减。

2. 太阳中寒证

太阳中寒证，即寒邪袭表，卫阳被束，营阴郁滞，出现发热恶寒、头项强痛、无汗、脉浮紧的表实证。

治法 太阳中寒证宜辛温解表、宣肺散寒治之，可选“荆防汤”加减。

二、少阳病证

少阳病位居半表半里，即太阳病未愈，病邪入里，未达阳明，邪在半表半里之间，既不属于表证，也不属于里证，而是属于半表半里的热证。出现口苦、咽干、目眩，寒热往来，胸胁苦满，心烦喜呕，嘿嘿不欲饮食，舌苔白或黄白，脉弦。

分析 口苦、咽干、目眩为少阳病之提纲。胆属少阳，少阳受病，邪热熏蒸，胆热上腾则口苦，热灼津液则咽干；目为肝胆之外候，少阳风热上腾，故目眩；邪入少阳，正邪相争，邪盛则恶寒，正盛则发热，故寒热往来；少阳经脉布胁肋，热郁少阳，故胸胁苦满；胆热犯胃，胃为热扰，故嘿嘿不欲饮食；胆火上逆，心神被扰，故心烦；胆气横逆，胃为邪袭，失其和降，故时时欲呕；肝胆受邪，热盛故舌苔黄白，脉弦。

治法 少阳病宜和解少阳治之，可选“小柴胡汤”。

三、阳明病证

阳明病乃太阳病未愈，病邪亢盛，直入阳明，或从半表半里传入阳明，出现胃家实的里实热证。阳明病又分阳明病经证、阳明病腑证。

1. **阳明病经证**

即邪入阳明，燥热亢盛，充斥阳明经脉，出现身大热，汗大出，大渴引饮，脉洪大，烦躁面赤，舌红苔黄燥的里实热证。

分析　邪入阳明，燥热亢盛，故周身大热；热盛迫津外泄，故大汗出；汗出伤津，故大渴引饮；热盛阳亢，热迫其经，故脉洪大；热盛上腾，上扰心神，故烦躁面赤；热甚津伤，故舌红苔黄燥。

治法　阳明经证里热炽盛，宜清热养阴治之，可选“白虎汤”。

2. **阳明病腑证**

即阳明邪热传里，与肠中糟粕相搏，结成燥粪，临床表现为日晡潮热，手足濈然汗出，腹中胀满疼痛，大便秘结，甚者狂乱谵语，舌红苔黄糙，甚者燥裂，脉沉迟而实或滑数。

分析　阳明腑证较阳明经证重，由阳明经证发展而来。阳明经证时不用清热养阴之剂，误用发汗使津液外泄，邪热传里，致成腑证。阳明经气旺于日晡，腑中实热弥漫于经，故日晡潮热、濈然手足汗出；热与糟粕充斥肠道，结而不散，故腹中胀满疼痛，大便秘结；邪热炽盛，上熏心宫，心神被扰，故狂乱谵语；热盛津液被劫，故舌红苔黄糙，甚者糙裂；燥热内盛，脉道壅滞，故脉沉迟而实或滑数。

治法 阳明腑实证大便秘结不通者，宜清热润肠通便治之，可选“大承气汤”或“增液承气汤”。

四、太阴病证

太阴病属于里虚寒证，太阴脾与阳明胃相表里，阳明病而中气虚者，可转为太阴病。太阴病而中阳渐复，可转为阳明病。太阴病一般由三阳传变而来，大多不发热。常见腹满而吐，食不下，自利，口不渴，时腹自痛，舌苔白腻，脉沉缓或沉弱。

分析 太阴病，脾土虚寒，寒邪阻滞气机，气机不利，故见腹满而吐，时腹自痛；中焦虚寒，故食不下或自利；邪从寒化，津液未伤，仍能上乘，故太阴病口不渴；太阴湿土，寒湿弥漫，故舌苔白腻，脉沉缓而弱。

治法 太阴里虚寒证，宜温里散寒治之，可选“附子理中汤”。

五、少阴病证

少阴病属于全身性虚寒证，一般由太阴传变而来，也有邪气直中少阴。少阴经属心肾，为水火之脏，少阴病是心肾机能衰减，抗病力薄弱的病变。少阴病既可从阴化寒，又可从阳化热，因而在临床上有寒化、热化的不同证候。

1. **少阴寒化证**

是少阴病过程中较常见的一种证候，多为阳气不足，病邪内入，从阴化寒，呈现全身性虚寒证，出现无热恶寒，四肢厥冷，下利清谷，呕不能食，或食入即吐，脉微细，但欲寐。

分析　少阴病阳气衰微，阴寒独盛，故无热恶寒；阳衰寒盛，外不能温煦四肢，故四肢厥冷；阴寒内盛，不能温运脾胃，阴霾充斥，故下利清谷，呕不能食，或食入即吐；阳气衰微，不能鼓动血液运行，故脉微细；阳气衰微，神气失养，神情衰倦，故出现欲寐的迷糊状态。

治法　少阴寒化证，宜扶阳抑阴治之，可选“四逆汤”。

2. **少阴热化证**

是少阴阴虚阳化，从阳化热的证候，出现心烦不得卧，口燥咽干，舌尖红赤，脉细数。

分析　少阴化热，水亏不能上济于心，心火独亢，阳不能入阴，故出现心烦不寐；热化阴液受损，阴津不能上承，故口干咽燥，舌尖红赤，脉细数。

治法　少阴热化证，宜育阴清热治之，可选“黄连阿胶汤”。

六、厥阴病证

厥阴病是在热病病变过程中的较后阶段，是正气与邪气相争于内，病变表现极为错综复杂，阴阳对峙，寒热交错，正邪消长，上热下寒，厥热胜复等不同转机。临床出现消渴，气上冲心，心中疼热，饥而不欲食，食则吐蛔。

分析 厥阴乃阴之极，是阴阳各趋其尽，阳并于上则热，阴并于下则寒。热并于上，津伤热扰，故消渴，气上冲心，心中疼热；阴并于下，阳气虚弱，腐熟力微，故饥而不欲食；肠道虚寒，肠道蛔虫无食则窜动，故食则吐蛔。

治法 厥阴病，上热下寒，厥热胜复宜寒温并用，攻补兼施，蛔厥，宜驱蛔杀虫治之，可选“乌梅丸”。

第四节 卫气营血辨证论治

卫气营血辨证是清代叶天士创建的，运用于外感热病的一种辨证方法，适用于外感热病的辨证，它弥补了六经辨证的不足，丰富了外感辨证的内容。卫、气、营、血即卫分证、气分证、营分证、血分证。叶天士说：“**大凡卫之后方言气，营之后方言血。**”其治法又说：“**在卫汗之可也，入气才可清气，入营尤可透热转气，入血尤恐耗血动血，直须凉血散血。**”又说：“**温邪上受，首先犯肺，逆传**

心包。”即温热病邪，首先犯卫，由卫入气，由气入营，由营入血，步步深入，病情逐渐加重。

一、卫分证

卫分证，卫有卫外的意思，卫一身的表层。卫气与肺气相合，有温养肌肤、防御外邪的功能。邪气侵袭体表，出现发热，微恶风寒，头痛身痛，无汗或少汗，口微渴，咽喉肿痛，咳嗽，舌红苔白，脉浮数。

分析 温热病邪，犯于卫表，卫为邪郁，故发热微恶风寒；邪气相袭，卫阳被遏，清空被扰，故头痛身痛；邪气相袭，卫阳被束，故无汗或少汗；肺合皮毛，邪袭肤表，肺失宣降，故咳嗽；热为阳邪，循经上灼，伤其津液，故口干咽喉肿痛；温热阳邪袭表，故舌红苔白，脉浮数。

治法 温热之邪，侵袭肺卫，宜辛凉解表、清肺透热治之，可选“银翘散”加减。

二、气分证

气分证以中焦阳明证为主证，即温热病的化热阶段，出现正盛邪实、正邪剧争、阳热亢盛的里热证。由于邪气内侵的部位不同，所以所反映的证候也不同，最常见的如热壅于肺，不恶寒反恶热，心烦口渴，呼吸气促，喘息，大便秘结，小便短赤，舌红苔黄，脉洪大或滑数。

分析　温热病邪，入于气分，邪正剧争，阳热亢盛，邪不在表，故不恶寒反恶热；热扰心神，热盛伤津，故心烦口渴；热壅于肺，肺失清肃，气机不利，故呼吸气促，喘息。邪入中焦，肺胃热盛，热迫大肠，故大便干结；热盛灼津，故小便短赤；温热病邪亢盛于里，故舌红苔黄，脉洪大或滑数。

治法　邪热入于气分，里热炽盛，宜清热养阴治之，可选“白虎汤”。

三、营分证

营分证是温热病邪内陷的深重阶段，大都由气分证传变而来，也有由卫分证逆传的。《温热论》云：“**温邪上受，首先犯肺，逆传心包**。”营行脉中，通于心。营分证，营阴受损，威胁心包，心神被扰，临床表现为高热夜甚，口渴不甚，心烦不寐，甚者神昏谵语，斑疹隐现，舌红绛，苔黄糙，脉细数。若病邪由营转气，说明病情好转；若由营入血，则表示病情加重。

分析　邪热入营，灼伤营阴，真阴被劫，故高热夜甚，口干渴而不甚；邪热入营，心神被扰，故心烦不寐，神昏谵语；邪热炽盛，窜及血络，故斑疹隐现；营分有热，热势蒸腾，故舌红绛，苔黄糙，脉细数。

治法　邪热入营，宜清营佐透邪外出，务使热邪转入气分。若邪热不能由营转气，宜凉血清营治之，可选“清营汤”。

四、血分证

血分证是温热病发展到最深重阶段，邪热入于血分，势必影响心、肝、肾诸脏，耗伤真阴，耗血动血，阴伤动风诸症，临床表现为高热，夜间热甚，躁扰不宁，昏狂谵语，斑疹透露，色紫黯，吐血，衄血，便血，甚者抽搐，颈项强直，角弓反张，牙关紧闭，舌红绛，脉弦数。

若邪热久羁，灼伤肝肾之阴，阴精耗竭，至低热不退，五心烦热，口干咽燥，神疲乏力，甚者手足瘛疭，舌红少津，脉细数等阴虚阳热之证。

分析　邪热入于血分，血热扰心，耗伤真阴，故高热夜甚，躁扰不宁，昏狂谵语；血分热极，迫血妄行，故现出血诸证；血分热极，故斑疹紫黯；血热灼及肝经，肝风内动，故见抽搐，颈项强直，角弓反张，牙关紧闭；血分热炽，故舌红绛，脉弦数。

血分热邪羁留，劫灼肝肾之阴，热邪由实热转为虚热，出现一系列阴虚阳热之证。

治法　热邪入于血分，宜清热凉血治之，可选“犀角地黄汤”。邪热羁留，灼伤真阴，由实转虚，宜填阴熄风治之，可选“大定风珠”加减。

第五节　三焦辨证

三焦辨证是清代吴鞠通创建的，运用于温病的一种辨证方法。结合温病的传变规律，重点阐述三焦所属脏腑在温病过程中的病理变化，说明了温病初、中、末三个不同阶段的证候特点。

一、上焦病证

温病病邪由口鼻而入，自上而下。鼻通于肺，所以温病开始，就出现肺卫受邪的症状。温邪犯肺，由上焦手太阴传入中焦，出现足阳明胃经证候。也有不传中焦，逆传心包，出现邪陷心包的证候，临床出现发热，恶风寒，自汗头痛，口渴而咳，舌红，苔白，脉浮数，两寸有力。

若邪陷心包，则出现神昏谵语，舌謇肢厥，舌红绛，苔黄白，脉细数。

分析　邪犯上焦，肺卫受邪，故发热，恶风寒；肺合皮毛，肺卫受邪，卫阳受损，故自汗头痛；阳邪伤肺，宣发失常，故口渴咳嗽；热邪袭肺，邪热炽盛，故舌红苔白，脉浮数。邪在上焦，故两寸有力。

热邪逆传心包，热迫心伤，故神昏谵语。舌为心窍，邪热伤心，心阳内郁，故舌謇肢厥；热入心包，邪热炽盛，故舌红绛、苔黄白，脉细数。

二、中焦病证

温病首犯上焦，顺传至中焦，出现脾胃证候。胃喜润恶燥，邪入中焦从燥化，出现阳明燥热证候，临床表现为发热不恶寒，汗出口渴，面目红赤，腹满便秘，口唇燥裂，舌红苔黄，甚或焦黑，脉洪大有力。

脾喜燥恶湿，邪入中焦从湿化，出现太阴湿热证候，临床表现为身热不扬，面色淡黄，头胀身重，胸闷呕恶，小便不利，大便溏薄，舌淡苔腻，脉缓。

分析 热入阳明，里热炽盛，故发热不恶寒；里热炽盛，迫津外泄，故汗出口渴；阳热上炎，故面目红赤；阳明燥热，胃失所润，津为热迫，故腹满便秘，口唇燥裂；里热炽盛，血为热迫，故舌红苔焦黑，脉洪大有力。

太阴湿热，热蒸于上，湿热郁滞，故身热不扬，面色淡黄，头胀身重；湿热困郁，气机不畅，升降失常，故胸闷呕恶；湿热阻滞中焦，脾失健运，故小便不利，大便溏薄；湿热遏郁，故舌淡苔腻，脉缓。

三、下焦病证

温热病邪久稽中焦，阳明燥热，劫灼下焦之阴，阴液耗损，肝肾受灼，出现肝肾阴伤之证。灼伤肾阴，出现身热面赤，手足心热于手足背，心烦不寐，口干舌燥，脉象虚大。热邪伤肝，临床出现热深厥深，心中憺憺，手足蠕动，甚则抽搐，舌红绛苔少，脉虚大。

温病后期，温热之邪进入下焦，易损肾阴，肾精亏虚，虚热内扰，故出现身热面赤，手足心热于手足背；肾阴耗劫，阴液亏虚，不能上济心火，故心烦不寐，口干舌燥，脉虚大。

温热之邪进入下焦，劫耗肝肾之阴，肝肾同源，肝筋失濡养，故手足蠕动，甚则抽搐；阴虚水亏，虚风内扰，故心中憺憺；阴精耗竭，故舌红少苔，脉虚大。

第六节　气血津液辨证

气血津液是脏腑功能活动的物质基础，气血津液的生成和运行，有赖于脏腑功能的活动。在病理上，脏腑发生病变，可以影响到气血津液的变化，气血津液的病变也可影响到脏腑的功能，因此气血津液的病变与脏腑密切相关。

一、气病辨证

气的病证很多，许多内伤杂病都与气有关。气的升降出入，气的虚实顺逆，都可导致机体的病变，所以《素问·举痛论》说“**百病皆生于气**”，说明了气在人体产生疾病的极其广泛性。气病临床最常见的证候，可概括为气虚、气陷、气滞、气郁、气逆等。

1. **气虚证**

气虚证是指脏腑机能减退所表现的证候，泛指气少，元气虚弱，多由脏腑虚损，或久病耗伤元气，或劳累过度，或年老体弱等因素所引起。临床表现为少气懒言，神疲乏力，头晕目眩，自汗或盗汗。甚者面色淡白、短气、声音低弱，活动后加剧，舌淡苔薄白，脉虚或细弱，按之无力。

分析　元气亏虚，脏腑功能减退，所以少气懒言，神疲乏力；气虚清阳不升，头目失养，所以头晕目眩；气虚腠理疏松，故自汗或盗汗；气虚血亦虚，气血虚不能上荣，故面色淡白；气虚升举无力，故短气、声音低微；劳则耗气，故活动后诸证加剧；气虚无力鼓动血脉，故舌淡苔白，脉虚或细弱，按之无力。

2. **气陷证**

气陷证是气虚证的进一步发展，因劳累或其他原因伤气，致气无力升举反而下陷的证候，临床表现为少气乏力，动则喘息，头晕眼花，面色萎黄，声音低微，胸闷，脘腹坠胀，舌淡苔白，脉沉弱，常见于胃下垂、脱肛、女子子宫脱垂等证。

分析　气虚升举无力，故少气乏力，动则喘息；气虚不能上荣，故头晕目眩，面色萎黄，声音低微；气虚胃腑下垂，故胸闷，脘腹坠胀；气虚无力推动血脉运行，故舌淡苔白，脉沉弱。

3. 气滞证

气滞证是内科杂病中最常见的证，是人体某脏腑气机运行不畅，某部位气机阻滞，导致气滞内阻。特别是肝胆、脾胃、七情郁结等，致肝胆疏泄失常；致食积胃脘，胃气郁滞，出现胸胁胀闷，胃脘胀满窜痛，纳差，脉沉弦。

分析 人体气机以通顺为贵，一有郁滞，轻则胀闷，重则疼痛。七情郁滞，肝胆失疏，故胸胁胀闷窜痛；食积胃脘，胃气郁滞，故纳差而胀满，气滞肝失疏泄则脉弦。

4. 气郁证

气郁证多因情志刺激，气机运行失调，胆汁疏泄不利，气机出入升降失常，肝气郁结所致，临床表现为胸胁胀满疼痛，心烦易怒，口苦咽干，食欲不振，脉沉弦。

分析 肝气郁结，疏泄失常，脾胃受病，运化失健，故胸胁胀满疼痛，心烦易怒；肝气郁结，胆气随之上逆，故口苦咽干；肝木横逆乘土，故食欲不振；脉沉弦乃肝郁之脉象。

5. 气逆证

气顺则平，气逆则病。气逆即气机升降失常，气逆向上出现的证候，临床常见有肺气上逆、胃气上逆、肝气上逆等。

分析 肺气上逆多因风寒痰浊壅肺，肺失宣发肃降，出现咳嗽喘息。胃气以降为顺，若寒饮、痰浊、食积等停留胃脘，阻滞气机，胃失和降，致胃气上逆，出现呃逆、嗳气、恶心、呕吐等症。若郁怒伤肝、肝气升发太过，致肝气上逆，出现血压升高，眩晕头痛，甚则昏厥，呕血吐血。

二、血病辨证

血行脉中，血随气行，内流脏腑，外至肌肤，无处不到。若外邪干扰，或脏腑失调，使血的生理功能失常，导致血的病变，常见血的病变一般有血虚证、血瘀证、血热证、血寒证。

1. 血虚证

血虚证一般由于失血过多，或脾胃虚弱生化乏源；或禀赋不足，脏腑虚损，生化精血机能减退；或久病不愈，气血耗损，出现血液亏虚，脏腑百骸失养，全身虚弱的证候，临床表现为面色皖白或微黄，唇色淡白，爪甲苍白；头晕眼花，心悸健忘，失眠多梦；手足麻木，女子月经量少，色淡或闭经，舌淡苔白，脉细弱无力。

分析 血虚肌肤失养，故面色皖白或微黄，唇舌爪甲淡白；血虚脑髓失养，目失滋润，故头晕眼花；心主血脉，心藏神，血虚心神失其滋养，则心悸健忘，失眠多梦；经络失血之滋，则手足麻木；血虚冲任失充，故女子月经量少色淡或经闭；血虚脉道失充，则脉细弱无力。

2. **血瘀证**

血瘀证是由于离经之血（血管溢出之血），不能及时排出或消散，停留体内；或气虚推动无力，血行不畅，壅遏于经脉之内，或寒凝气滞，瘀积于脏腑组织器官，出现局部或腹内硬结肿块。临床常见症状为腹内癥瘕肿块，痛有定处，拒按；或体表局部青紫，面色黧黑，肌肤甲错，口唇甲爪紫黯；或日晡潮热，或大便色如柏油，或妇女经闭不行；舌紫黯有瘀点，脉细涩。

分析 腹内瘀阻不散，形成肿块，谓之癥积，癥瘕阻碍气机运行，故痛有定处，拒按；瘀阻皮下，故局部青紫；瘀血内阻，气血运行不利，肌肤失养，故面部黧黑，肌肤甲错，甚则口唇爪甲紫黯；夜间阳气入脏，阴气用事，故日晡潮热；胃肠出血，不能吸收，随大便排出体外，故大便呈柏油色；瘀血内阻，新血不生，故妇女可见经闭。舌紫黯有瘀点，脉细涩，乃为瘀血之征。

3. **血热证**

血热证即血热妄行，是脏腑火热炽盛之候，有内伤外感之别，热迫血分，血热沸腾，致血妄行。外感血热证见卫气营血辨证，内伤血热多因烦劳、嗜酒，或房室不节，或嗜食辛辣等原因所引起。临床表现为咯血、吐血、衄血、便血，舌红绛，脉弦数等症状。

分析 血热为实证，火热炽盛，脉行加速，致络脉损伤，肺络伤则咯血；胃络伤则吐血；膀胱络伤则尿血；火热炽盛，血流旺盛，故舌红绛，脉弦数。

4. **血寒证**

血寒证即寒邪侵袭血脉，脉道收引，血行不畅所表现的证候，临床表现为局部冷痛，肤色紫黯发凉，形寒肢冷，喜暖恶寒，舌淡黯苔白，脉沉迟。

血寒证多见机体局部，全身症状少见。

分析 寒邪凝滞，气血不得畅达，故局部冷痛，肤色紫黯发凉；寒邪凝滞，阳气被遏，不能外达肌肤，则形寒肢冷；血得温则行，得寒则凝，所以喜暖恶寒；寒凝经脉，气血运行受阻，不能上荣于舌，故舌淡黯苔白；沉脉主里，迟脉主寒，沉迟之脉乃寒凝之征。

三、津液病辨证

津液是人体正常水液的总称，有滋养脏腑、润滑关节、濡养肌肤等作用，其生成与输布，主要与脾的运化、肺的通调、肾脏的气化有密切关系。

津液病变一般可概括为：津液不足和水液停聚两方面。

1. **津液不足**

津液不足即津液亏少，全身或某些脏腑组织器官失其濡润滋养所出现的证候。临床表现为口咽干燥，唇燥而裂，皮肤干枯，小便短少，大便干结，舌红少津，脉细数。

分析 机体内而脏腑，外至肌肤，均有赖于津液的濡养。津液亏损不足，不能滋润口咽，故口燥咽干，唇燥而裂；外不能濡养肌肤，则皮肤干枯；下不能化生小便、濡润大肠，则溲少便干；津少血亏，虚热内生，故舌红少津，脉细数。

2. **水液停聚**

凡外感六淫，或内伤七情，影响肺、脾、肾三脏水液代谢功能，均能导致水液停聚的病证。水液停聚病证一般有水肿和痰饮。

（1）**水肿**

水肿一般分阳水和阴水，体内水液停聚，泛溢肌肤，引起面目、四肢，甚至全身浮肿称水肿。

水肿发病急，来势猛，先见头面眼睑、上半身肿甚属实者为阳水，多因外感风邪，或水湿浸淫所引起，属现代医学“急性肾小球肾炎”。临床表现为头面眼睑浮肿，继而遍及全身，小便短赤，伴发热恶风恶寒，肢节酸重，咽喉肿痛，舌红苔薄白，脉浮数。

分析 外感风邪，肺卫受病，肺居上焦，宣发受阻，通调失职，水液停滞，所以水肿先见头面眼睑。肺宣发肃降失常，水溢肌肤，故水肿迅速波及全身；三焦决渎不利，膀胱气化失司，故小便短少；因水肿由风邪引发，故见发热恶风恶寒，肢节酸重，咽喉肿痛等卫表症状；风水相搏，其证属实，故舌红苔薄白，脉浮数。

水湿浸淫，脾土受困，运化失职，水泛肌肤，形成水肿。水肿来势轻缓，因脾土受困，水湿不能正常运化，故出现水肿，肢体沉重困倦；湿蕴中焦，不能正常腐熟水谷，故出现脘闷纳呆、泛恶等症状。

（2）**痰饮**

痰饮是由于脏腑功能失调，水液代谢障碍而表现的病证。

①痰证　痰证是指水液凝结，质地稠黏，停聚于脏腑、经络、组织之间而引起的病证。临床表现为咳喘胸闷，脘痞不舒，呕吐痰涎，头晕目眩，神昏癫狂，喉中痰鸣，肢体麻木，半身不遂；瘰疬气瘿，女子乳癖，喉中异物感，舌苔白腻，脉滑。

分析　痰阻于肺，肺失宣降，肺气上逆，故咳喘胸闷；痰滞于胃，胃气上逆，故脘痞不舒，呕吐痰涎；痰涎阻滞中焦，清阳不升，故头晕目眩；痰迷心窍，心神受蒙，故神昏癫狂，喉中痰鸣；痰停经络，气血运行不畅，故肢体麻木半身不遂；痰聚成块，在颈下为瘰为瘿，在乳房为乳癖，在咽喉为梅核气，舌苔白腻、脉滑均为有痰之征。

②饮证　饮证是指水液清稀，停滞于脏腑组织之间所

表现的病证。临床表现为咳嗽气喘，痰液清稀量多；喉中痰鸣，倚息不能平卧，甚则下肢浮肿；或脘痞胀满，水声漉漉，泛吐清水，食欲减退；或胸胁胀闷作痛，咳喘引痛，舌苔白滑，脉弦。

分析 饮停于肺，肺气上逆则咳嗽喘息；饮为阴邪，故痰液清稀量多；饮阻气道，故喉中痰鸣喘息不能平卧；饮为阴邪，心阳受伤，水气凌心，故心悸，甚则下肢浮肿；饮停胃肠，气机不畅，故脘痞胀满；饮在肠间，故水声漉漉；水饮内停，腐熟力微，故食欲减退，泛吐清水；饮停胸胁，气机升降受阻，故胸胁胀闷作痛；饮邪内阻于肺，肺气上逆，故咳喘胸胁引痛；饮为阴邪，故舌苔白滑；脉弦为水饮之脉。

四、气血同病辨证

气和血俱有相互依存、相互资生、相互为用的密切关系，因此在发生病变时，常可互相影响，既见气病，又见血病，故为气血同病，较常见的证候有气血两虚、气滞血瘀、气虚血瘀、气不摄血、气随血脱。

（一）气血两虚

气血两虚即气虚与血虚的证候同时并见，多由久病体虚，或脾胃虚弱，生化之源匮乏，导致气血两虚，出现身体消瘦，头晕目眩，少气乏力，面色淡白，动则汗出，心悸心跳，舌淡苔白薄，脉细弱无力。

分析　气血两虚，肌肉失气血之充养，故身体消瘦；气血虚弱，不能上荣头目，故头晕目眩，面色淡白；少气乏力，动则出汗，乃气虚之象；血虚不能养心，则心悸心跳；血虚不能充养脉络，则舌淡，脉细弱无力。

（二）气滞血瘀

气滞血瘀一般是气机郁滞，情志不遂，导致肝脏疏泄失常，失其条达，久郁不解所引起。临床表现为性情急躁，胸胁胀闷，走窜疼痛，胁下痞块，拒按刺痛，妇女可见痛经或闭经。舌紫黯，脉弦涩。

分析　肝失条达，肝气郁滞，故性情急躁，胸胁胀闷窜痛；肝郁日久，脉络失和，血行不畅，瘀血内停，积聚不散，形成痞块；气滞与血瘀互为因果，疼痛加重，拒按刺痛。女子经血来源于肝，肝血瘀滞，女子经血来源不畅，故女子可见痛经或闭经；气滞血瘀，瘀血内阻，故舌紫黯，脉弦涩。

（三）气虚血瘀

气虚血瘀乃气虚无力推动血行，致血行缓慢，脉络瘀阻，瘀血停滞出现的证候，临床表现为形体消瘦，倦怠乏力，少气懒言，面色淡白或晦黯，胸胁疼痛，固定不移，舌淡黯，脉沉涩。

分析　血瘀气血虚弱，肌肉失养，故形体消瘦；气虚故身倦乏力，少气懒言；气虚运血无力，血行缓慢，瘀阻脉络，故面色淡白或晦黯。气虚血瘀，以心肝病变多见，故胸胁疼痛，固定不移。气虚乃舌淡，血瘀乃舌紫黯，血瘀乃脉涩。

（四）气不摄血

血行脉内，运行不息，全赖气的统摄作用。气虚不能统摄血液，致血液离经溢出脉外，出现各种出血症，诸如吐血、便血、皮下出血、女子月经过多或经期延长甚或崩漏，并伴有面色䀹白，短气乏力，舌淡，脉细弱。

分析 气虚统摄无权，血溢脉外，溢于胃肠，则为吐血、便血；溢于肌肤，则见皮下瘀斑；脾虚统摄无权，冲任不固，故女子月经量多或崩漏；血虚则面色䀹白，气虚则短气乏力；气血不足，故舌淡，脉细弱。

（五）气随血脱

气血有互相生成、互相依存的关系，大量失血，气无所依附，而随之外脱、气脱阳亡，多见于外伤，或内脏脉道突然破裂，或妇女崩中，或产后大出血。临床表现为面色苍白，四肢厥冷，大汗淋漓，甚至昏厥，舌淡，脉微细欲绝，或脉浮大中空。

分析 气脱阳亡，不能上荣于面，故面色苍白；不能温煦四肢，故四肢厥冷；气脱阳亡，肌表不固，故大汗淋漓；神随气散，神无所主则昏厥；失血气脱，舌体失养，则舌淡，气血虚脱，正气大伤，脉道失充，故脉微细欲绝，阳气浮越故脉浮大中空。

证至于此，病情危笃，可中西医结合抢救，医当慎之！

第八章　治法与治则

辨证是认识疾病的一个过程，治法与治则乃是解决疾病的具体手段。治则是治疗疾病的总则，是在整体观念和辨证论治的精神指导下制定的。治则指导治法，治法是治则的具体应用，任何治法总属于一定的治疗法则，如扶正与祛邪是治疗的总则。在总则指导下，益气、养血、滋阴、补阳等就是扶正的具体方法，汗、吐、下等法就是祛邪的具体方法。

第一节　治疗八法

八法即汗法、吐法、下法、和法、温法、清法、补法、消法，是临床治疗疾病的八大治疗法则。

治疗八法是清代程钟龄在《医学心悟》中明确提出的，程氏说：“**治病之源，以内伤外感四字括之；论病之情，则以寒、热、虚、实、表、里、阴、阳八字统之；而论治病之方，则又以汗、和、下、消、吐、清、温、补八法尽之。**”不过治疗八法在《伤寒论》中和历代医家均已运用，而未明确说明为治疗八法。

一、汗法

通过开泄腠理、发汗以解除表邪的治疗方法，谓之“汗法”，汗法有退热、透疹、消除水肿等作用，凡病变在表的病证，均可选用。常用的汗法，一般有“辛温解表”和“辛凉解表”两大类。

二、吐法

利用催吐作用的药物，促使病人呕吐而解除疾病的治疗方法，谓之“吐法”。吐法适用于痰涎壅盛、宿食停积胃脘、食物中毒、服毒等证，不宜反复使用，对年老体虚、孕妇、病危者不宜使用。

三、下法

通过通泻大便，或逐水下行以攻逐体内积滞外出的一种治疗方法，谓之“下法”。下法主要用于里实证，适用于肠有燥屎，或肠中寒凝积滞，或水肿，或胸中饮邪等证。下法易损正气，不宜用之太过，对体质虚弱和孕妇要慎用，或不宜应用。

四、和法

“和法”是一种用具有疏泄调和作用的药物，以解除寒热、调整脏腑机能，达到治愈疾病目的的治疗方法，一般适用于少阳证、肝脾不和证、和肝气郁结、肝胃不和等证。

五、温法

“温法”是用药物蠲除寒邪和补益阳气的一种方法，适用于里寒证，一般包括“回阳救逆”“温中祛寒”两大类。回阳救逆适用于寒邪直中三阴；或热病治之失误，以致邪入三阴出现的虚寒证。温中祛寒适用于脾肾阳虚证和脾胃虚寒证。

六、清法

“清法”是使用寒凉药物，以清除火热、保护津液的一种治疗方法，具有清热、泻火、凉血、祛暑、生津、解毒等作用。凡脏腑热盛，或热病中，热在卫气，热在营血，皆可应用。临床上根据热邪的病位与不同性质，应采取不同的治疗方法。清热法不宜久用，以防寒凉药物损伤脾胃。

七、补法

“补法”即滋补人体脏腑、气血、阴阳，以改善人体虚弱状态的治疗方法，即补气、补血、补阴、补阳等治法。补气法一般适用于肺气虚、脾气虚、心气虚等证，补血法一般适用于肝血虚、心血虚和失血等证，补阴法一般适用于肾阴虚、肝肾阴虚、心阴虚、肺阴虚等证，补阳法一般适用于肾阳虚、脾阳虚、脾肾阳虚、心阳虚等证。

八、消法

“消法”即采用消坚磨积、行气消瘀的方法，以达到治愈疾病目的的一种治疗方法，适用于气、血、痰、湿、食等所形成的积聚凝滞。饮食太过，脾胃不运，消化功能呆滞，用消食导滞的方法。气血积聚，形成癥积的，用理气行滞、消瘀散结的方法。痰饮积聚胸膈，或形成有形积块，用消痰化饮的方法。水气外溢，肢肿胀满，大便不实，小便不利，用消水散肿的方法。

第二节　正治与反治

正治又称“逆治”，反治又称“从治”。正治与反治是从所采用的药物的寒热性质、补泻功能与疾病的现象本质的逆从关系，提出的两种治法。所谓正治与反治，是从病象的角度而言。若从疾病的性质而言，二者都是逆其病性的正治法，它们的实质是一致的，都是治病求本的具体运用。

一、正治

正治即指与疾病临床表现性质相反的、最常用的治疗法则，正治又称“逆治”，即药物性质与疾病性质相反，好像药物站在疾病的对面。正治法运用十分广泛，常用的治法有寒者热之，热者寒之，虚者补之，实者泻之。

1. 寒者热之

寒者热之即寒性病证表现寒象，用温热性质的药物来治疗，也就是用热药治疗寒性疾病。寒证有表寒、里寒等不同，治疗表寒用辛温解表的方药，治疗里寒用辛热温里的方药。

2. 热者寒之

热者寒之即热性病证表现热象，用寒凉性质的药物来治疗，也就是用寒凉药物治疗热性病。热证有表热证和里热证，治疗表热证用辛凉解表的方药，治疗里热证用苦寒攻里的方药。

3. 虚者补之

虚者补之即虚损的病证，用补益的药物来治疗，谓之“虚者补之”。例如阴血不足，采用滋阴养血的方药来治疗；阳气虚弱，运用温阳益气的方药来治疗。

4. 实者泻之

实者泻之即邪实的证候，运用攻邪、泻实的方药来治疗，谓之“实者泻之”。如燥屎、痰饮、瘀血、食滞、痰湿等症，采用泻下、攻里、活血化瘀、祛除痰湿的方药。火热毒盛，采用解毒泻火的方药。

二、反治

反治即对疾病出现假象，如大热证、大寒证，用正治法治疗发生格拒（对抗）现象，疾病的本质为假象所掩盖时所使用的治法。所采用的药物性质与疾病假象性质相同，故又称从治。究其实质，仍是对疾病本质进行正面治疗的方法，仍是“治病求本”，常用的治法有寒因寒用、热因热用、塞因塞用、通因通用。

1. 寒因寒用

寒因寒用是治疗内真热而外假寒的一种治疗方法，又谓以寒治寒。疾病的实质是真热，而表现出假寒的现象，须用寒凉的药物来治疗。如热厥中，阳热内盛，表现为壮热大渴，脉洪大，舌绛苔灰黑，里热极盛，阻遏阳气不能外达，出现四肢厥冷的假寒象，仍用针对疾病真热性质的寒凉药物来治疗。

2. 热因热用

热因热用也是反治法之一，即治疗内有真寒，外有假热的治疗方法，又谓以热治热。如阴壅盛于内，逼迫阳气浮越于外的假热象，出现面赤如妆，身反不恶热的阴盛格阳的真寒假热证，仍用针对疾病真寒性质的热性药物来治疗。

3. **塞因塞用**

塞因塞用也是反治法之一，即用补益的药物来治疗阻塞假象的方法。如脾虚运化无力、脘腹胀满、食欲不振等，仍用健脾益气的药物来治疗，谓之“塞因塞用”。

4. **通因通用**

通因通用即用有通利作用的药物来治疗通泻症状的疾病，如食物停滞，脘腹痞闷，腹胀不思饮食，大便泄泻臭秽，就用消食导滞的方法。腑实证，大便泻出黄臭粪水，不见燥屎泻出，仍用泻实的方法，皆谓“通因通用”。

第三节　标　　本

一、标本缓急

标本是中医学用以说明各种病证矛盾双方主次关系相对的概念，即主要矛盾和非主要矛盾，治疗必须抓着主要矛盾，治其根本。从邪正关系看，邪是标，正是本；从疾病发生看，症状是标，病因是本；从病变部位看，表是标，里是本；从疾病的先后看，后病为标，先病为本等。临床上，标本的矛盾关系是复杂的，疾病的发展过程中，标本也可互相转化。治疗上，急则治其标，缓则治其本。如肝病臌胀、腹水，肝病为本、腹水为标，先化瘀利水治其标，腹水消退，病情稳定，再调治肝。如大出血证，必须先塞流止血治其标，然后澄源治其本，此即急则治其标。对于慢性病在短期内难以根治，需要较长时间的对疾病本质进行治疗，如脾虚水肿，对生命没有严重危害，采用健脾，增强运化水湿能力，脾健肿消，此乃缓则治其本。

二、治病求本

治病求本，即对疾病的本质进行治疗，是中医诊治疾病最重要的原则。本即疾病的本质，疾病发生、发展的根本原因。对疾病发生的根本原因进行治疗，谓之“治病求本”。

临床上求本即通过四诊搜集疾病各方面的资料，进行综合分析、归纳，找出疾病病变的本进行治疗。《素问·阴阳应象大论》说：“**治病必求于本**。”如头痛病，头痛是标，是症状，然引起头痛病的原因很多，有外感内伤不同，诸如风寒、风热、血虚、血瘀、痰湿、肝阳上亢等，这些都是“本”。若见头痛病，一律都用止痛药来治疗，是不能奏效的，只有根据引起头痛的原因，分别对待，才能收到满意的效果，故治病求本是医生临床必须遵循的一条重要原则。

第四节 扶正与祛邪

"正"是人体的正气，"邪"是致病的病邪。疾病的过程，即正邪斗争的过程，正邪斗争、消长、盛衰决定着疾病发生、发展及转归。治疗疾病的基本原则，就是扶助正气，祛除邪气，使疾病早日向好转、痊愈的方面转归，以至恢复健康。

正和邪是互相拮抗的一对矛盾，治疗疾病就是要改变正和邪双方拮抗的矛盾，使疾病痊愈。但是，当人体感受病邪，形成正邪相争的局面，是扶正是祛邪，还是扶正祛邪并用，要分析正邪双方盛衰的情况。若正虚明显，应以扶正为主，佐以祛邪；若邪气盛，应重于祛邪，佐以扶正；若虚实夹杂，可扶正与祛邪合并使用，但仍应分清虚实的主次，临床斟酌，分别对待。

临床上，根据正邪盛衰、虚实情况，如纯虚证，或真虚假实证，可单独使用扶正法，如益气、补血、温阳等，如《素问·三部九候论》说："**虚则补之。**"如属纯实证，或真实假虚证，也可单独使用祛邪法，如发汗、涌吐、攻下、利湿、祛痰、活血等，如《素问·三部九候论》说："**实则泻之。**"

第五节　同病异治，异病同治

“同病异治”和“异病同治”，都是辨证论治这一原则的灵活运用。有一个共同的前提，就是辨证论治。不同的病，证同则同治，证异则异治。在一般情况下，同病同证则同治。有些病不同，但具有同一性质的“证”，可用同一种方法治疗。如虚寒久泄、脱肛、女子子宫脱垂等不同的病，表现有气虚下陷的“证”，都可以用升提补中益气的方法来治疗，这就是“异病同治”。有些病相同，但表现的证不同，故治法也不同。如感冒有风寒感冒和风热感冒不同，故治法也有“辛温解表”和“辛凉解表”等区别。同一头痛病，有血瘀头痛、血虚头痛之别，血瘀头痛要酌用活血散瘀之药，血虚头痛则需益气养血之法，故治法也截然不同，这就是“同病异治”。

第六节　未病先防，既病防变

未病先防就是治未病。《素问·四气调神大论》说：**“圣人不治已病治未病，不治已乱治未乱……夫病已成而后药之，乱已成而后治之，譬犹渴而掘井，斗而铸锥，不亦晚乎。”**治未病也就是疾病未发生之前，做好各种预防工作，以防止疾病的发生。疾病的发生，因邪正盛衰强弱而决定，体质壮实，正气充盛，抗邪能力强，疾病就不易发生。如《素问·刺法论》说“**正气存内，邪不可干**”和《素问·评热论》说“**邪之所凑，其气必虚**”。同时生活和精神的调摄，也是预防疾病发生的关键。加强身体锻炼，增强体质，就可减少或防止疾病发生。保持健康的身体，精力充沛，食饮有节，起居有常，劳逸适宜，清心寡欲，都可预防疾病的发生。如《素问·上古天真论》说：“**恬憺虚无，真气从之，精神内守，病安从来。**”“**饮食有节，起居有常，不妄作劳，故能形与神俱，而尽终其天年，度百岁乃去。**”病邪是导致疾病发生的重要条件，治未病，防止病邪的侵害，就要注意卫生，时时预防病邪的侵袭。《内经》云：“**虚邪贼风，避之有时。**”说的就是强调防患于未然。

既病防变，就是疾病已经发生，要早发现、早诊断、早治疗，以防疾病的发展与传变。如感冒疾病，邪袭人体，若不及时诊断治疗，病邪就可由表入里，步步深入，使病情加重。《素问·阴阳应象大论》说：“**邪风之至，疾如风雨，故善治者治皮毛，其次治肌肤……其次治五藏。治五藏者，半死半生也。**”故临床上治疗疾病，要做到早诊断，有效地治疗，才能防止传变。同时，临床根据疾病的发展和生克传变规律，务必先安未受邪之地，如《难经·七十七难》说“**见肝之病，则知肝当传之于脾，故先实其脾气，无令得受肝之邪，故曰治未病焉**”。因木克土，肝木易刑脾土，故实其脾气，务使肝木不易乘脾也。

第七节　因时、因地、因人制宜

因时、因地、因人制宜，就是在治疗疾病时，要根据季节、地区以及人体年龄、体质、性别等差异，制定适宜的治疗方法。由于疾病的发生、发展及变化，受时令、气候、地理环境，以及人的体质、年龄、性别等影响，因此，治疗疾病时，必须把这些方面的因素考虑进去，以做具体的分析，从而斟酌适宜的治疗方法。

一、因时制宜

因四时气候变化，对人体生理、病理产生一定的影响，要根据不同季节气候的特点，考虑不同的用药原则。如风寒感冒发生在冬季，因冬季腠理致密，应重用辛温解表剂，方能达到发汗解表作用。若发生在夏季，天气炎热，腠理疏开，既不能用辛温解表，以免发汗损伤阳气，还要注意配合化湿药物，但又不能损伤津液。

二、因地制宜

因地制宜，即根据不同的地理特点和气候差异，考虑治疗用药原则。如我国南方，天气炎热，多雨湿盛，用药慎用温热，而多用清凉化湿之剂。北方寒冷，干燥少雨，寒凉药物应慎用，温热药物常用且剂量较重，这就是因地制宜。

三、因人制宜

因人制宜，即根据患者年龄、性别、体质、生活习惯、心理状态的不同，用药治疗的原则也不完全一样。如男女的生理不同，各有特殊疾患，故治疗时应考虑其生理、病理特点，治之各异。诸如年龄大小、体质强弱、精神情绪等，临床亦必详细斟酌。

总之，因时、因地、因人制宜的治疗法则，充分体现了中医整体观念和辨证论治实际应用的原则性。只有全面地看问题，具体地分析，临床才能取得较好的治疗效果。

第八节　调整阴阳

疾病的发生，从根本上说，是阴阳失去相对平衡，出现偏盛、偏衰的结果。因此调整阴阳，抑盛补衰，恢复阴阳相对平衡，促进阴平阳秘，乃是临床治疗疾病的根本法则。

抑盛即损其偏盛，阴或阳一方过盛有余，都会使对方不足，造成阴阳失调而发生病变，因此，就要采取损其有余的方法治之。如阳热亢盛的实热证，就要用寒凉药物治之，以清泻阳热。若阴寒内盛的大寒证，就要用温热药物来治疗，以温散寒邪。《素问·至真要大论》说：“**寒者热之，热者寒之**。”但在损其有余时，也要考虑相对一方偏衰，因为偏盛的一方可导致另一方不足，故要兼顾其不足，配合补阳或益阴之法。

补衰即补阳或补阴一方之不足，如阴虚、阳虚或阴阳两虚，应采用补其不足的方法治之。如阴虚不能制阳，出现阴虚阳亢证，应滋阴以制阳，即王冰所说的“**壮水之主，以制阳光**”。若阳虚不能制阴，采用补阳制阴之法，即“**益火之源，以消阴翳**”。若阴阳两虚，就要采用阴阳双补法，补阴时适当配用补阳药，补阳时适当配用补阴药。

第九章　中国医药学发展简史

学习中医，必须通晓古今，了解历史的昨天，知道历史的某个阶段，某个朝代的政治、经济、文化状况；了解当时医药学发展的概况、成就与背景；了解某个朝代，某个时期著名医家的成就和建树；从而明确医学发展成长的过程，才能很好地、有目的地、循规地学习中医。若学习中医不通晓古今，不通晓医学发展的规律及成长过程，对历史及医学的发展，以及历代医家，前后颠倒，就是盲目地学习中医。只有通晓历史的发展和医学成长的过程，然后循规勤奋耕读，才能造就成一名很好的中医。

中医药学发展简史，论述了中医药学的起源、发展成长，概述了中医药学体系的形成，以及中医药学发展进步的状况，记载了历史各个阶段医药学的成就和为中医药学做出重大贡献的医学大家，从而掌握中医发展概况，明确学习中医的方向。

第一节　中医药的起源

远古至前22世纪（远古至尧舜时期）

中国是一个文明古国，有悠久的历史，我国劳动人民长期生活在这块神圣的土地上，创造了人类生活生存必需的条件，创造了工具，积累了向自然界做斗争的经验，并逐步积累了医药卫生知识。

远古时代，我们的祖先，主要住在树上和山洞里，靠采集野果、树籽、植物根茎和猎取一些兽禽来充饥。后来发明了火，并产生了语言，从而促进了人类的思维及人类保护自身健康的措施。

人们在采集野果及植物的根类充饥时，经常误食有毒的食物，发生呕吐腹泻，昏迷甚至死亡，经过无数次的尝试，逐渐认识到某些植物对人体有益，某些植物对人体有害，某些植物可以治病，这便初步积累了一些植物药知识。随着社会的发展，人们使用弓箭狩猎和捕鱼，这些战利品成为人们生活充饥的重要来源，人们吃到较多的肉食，从而发现一些动物具有治疗疾病的作用，使人们认识了一些动物药。

到了原始社会后期，人类由群居和群婚，逐渐过渡到定居和对偶婚，原始的农业有了显著发展。人类定居后，在栽培植物过程中，有条件对植物进行较长期的、细致的观察和尝试，这就认识了更多的植物药。《淮南子·修务训》说：“**神农……尝百草之滋味……一日而遇七十毒。**”《史记·补三皇本纪》也有“**神农……始尝百草，始有医药**”的记述。

我们的祖先在与野兽搏斗中，或采集野果中，常常发生外伤，因此用树叶或草茎涂裹伤口，人们逐渐发现了一些外用药。人们在劳动中，身体有时破伤，因破伤能使某些疾病好转（如合谷穴破伤可以使胃痛好转等），逐步积累了运用工具治病的经验，用锐利的石块（砭石）可以治病，用火取暖，局部温热，可以治好因受凉的腹痛及更多的疾病，这就是我国针灸学的萌芽。

中医药的起源，是我们的祖先在长期生活、生产实践中，在长期与疾病做斗争中，慢慢创造出来的，而不是某个神仙、圣人天才的创造。

随着社会的发展，集体劳动、共同采集食物、共同消费、共同享受慢慢结束，人们建立了定居点和家庭，形成了私有制。大概到尧舜时期，陆地上长期洪水泛滥，疾病流行，从而更促进了医学的发展，形成了《黄帝内经》的萌芽。到了夏、商、周时代，人们已认识到自然环境和气候的变化与人体产生疾病的关系，认为气候失常，能导致疾病发生，甚至流行，同时已知道流行病具有传染性。不过虽有伊尹造汤液之说，但这个时期治病，主要是砭石针刺，服用汤液的很少。如《黄帝内经》所记述的九针，就是当时治病的主要方法。

第二节　夏、商、周时期的医药卫生状况

公元前21世纪—前476年（夏至春秋）

夏商时期，农业产品不断增多，人们的医药知识日益丰富，药物品种逐渐增多，对疾病的认识也日益提高，人们在用药酒治病的基础上，已能用多种药物配成复方，把多种药物混合煎成汤液，更好地发挥药物的效能，以提高疗效。

到了周代，社会迅速发展，社会的分工进一步明显，各行各业日益专业化。人们创造的巨大财富，给文化艺术和科学的发展创造了条件。医生已有分工，宫廷医生已分为食医、疾医、疡医、兽医，并建立了一套完善的医政组织和医疗考核制度。医师总管医药行政，年终考核，查医生的医疗成就，制度中有“**岁终，则稽其医事，以制其食，十全为上，十失一次之，十失二次之，十失三次之，十失四为下**”的规定。同时，周代医生对病人的处理已有详细的病历记录，记录治疗经过的病历，对于死亡者，要求做出死亡原因的报告。如《周礼》说“**凡民之有疾病者，分**

而治之，死终，各书其所以，而入于医师”，这说明周代医事制度已很完善，统治阶级已非常关心民众的疾苦。

原始社会末期，特别到了夏商时期，原始的生产、生活方式，已为较先进的方式所代替，医药知识已为人们所掌握。然而猖獗于大地上的巫，为当时的统治阶级所利用，并参与当时国家的政治经济活动，进行求雨，治疗疾病，采用祈祷、祭祀、禁咒等方法，以求祖先的保佑和神鬼的饶恕。

春秋时期，秦国出现了两位伟大的医学家——医和和医缓，抛弃了神鬼致病说，与巫术做了坚决的斗争，医学逐渐战胜了巫术，为中医学的发展和理论体系的形成打下了坚实的基础。

第三节　中医药学理论体系的形成

公元前475—265年（战国至三国）

一、社会经济状况

战国是我国历史上一个大变革的时期，在战国前的春秋时期，中国的社会比西周（前11—前7世纪）有显著进步，生产力大大提高，文化更有长足发展，医学也不例外，学术界出现了孔子、墨子、老子、庄子、荀子等百家争鸣的局面。战国时期，社会急剧变化，政治、经济、文化都有显著发展，学术思想日趋活跃。然公元前475—前221年，中国大地上形成了齐、楚、燕、赵、韩、魏、秦七雄争霸的局面，历史上谓之“战国”。

公元前221年，秦始皇灭掉齐、楚、燕、赵、韩、魏六国，结束了八百年群雄割据，特别是近二百多年的群雄争霸的局面，建立了高度专权的封建大帝国。秦始皇废除了一切不合理的规章制度，统一了文字、度量衡、货币、法律、车轨、服装、历法，创立了郡县制。秦始皇的许多建制，一直延续至今。秦始皇是我国历史上最伟大的人物之一，这是无可非议的。

然秦始皇虽功高盖世，中国毕竟战乱数百年，创伤累累。秦统一后，徭役负重，秦二世荒淫无道，仅仅十余年，强大的秦王朝为刘邦所灭，建立了延续四百年的大汉王朝（前206—前24，历史上谓之西汉，建都长安。公元25—220，历史上谓之东汉，建都洛阳）。两汉时期，数百年的相对太平，农业、手工业迅速发展，文化、医药也有显著发展，特别东汉时期，医学人才辈出，出现了不少名医，奠定了中医辨证论治的基础。

二、医药卫生发展状况

秦汉时期，医药学有飞跃发展。《黄帝内经》在先前多年的雏形中，成书问世，是我国现存最早的医学经典文献。《黄帝内经》非出于一时一人之手，是众多医学家集体的心血结晶。《黄帝内经》包括《素问》和《灵枢》两部分，共18卷，各81篇，内容非常丰富，特别是经过秦汉以及唐代王冰等人掺入充实内容和改编，成为中医学最早的、最完整的理论体系。《黄帝内经》确立了医学理论原则，成为长期指导中医临床实践和预防疾病的圭臬，后人誉为中医学之鼻祖。

《黄帝内经》内容极其丰富，运用阴阳五行学说，阐述人体脏腑、经络、生理、病理、诊断、治疗、立法治则、预防等关系。在中国医学史上，以后虽出现许多著名医家和学派，但在学术思想上，主要还是在《黄帝内经》的基础上发展而来的，至今仍未能超越或脱出《黄帝内经》的理论体系。所以《黄帝内经》的问世，对后世中医学的发展成长，影响十分深远。

《神农本草经》是我国现存最早的药物学专著，它总结了汉代以前的药物知识，被后人誉为“三坟”之一（三坟为《易经》《黄帝内经》《神农本草经》）。《神农本草经》载药365种，分上、中、下三品。上品载药120种，一般毒性较小或无毒，多属补养类药物；中品载药120种，有的有毒副作用，有的无毒，多属补养而兼有治病作用的药物；下品载药125种，一般多药性猛烈，具有毒性，而专用于攻病。书中概括地论述了君、臣、佐、使，七情和合，四气五味等药物理论，及药物的采、收、贮藏、炮制等方法。书中提到常见病证的名称，其中包括内科、外科、妇科、儿科及眼、耳、喉科等。

长期实践证明，书中所载药效都是正确的，如麻黄治喘，黄连止痢，水蛭破血散瘀，大黄泻下，当归调经，临床应用疗效确切。《神农本草经》原本虽早已遗失，但其内容仍保存在其他本草书中，通过后人整理复得传于后世，《神农本草经》为药物学的发展奠定了坚实的基础。

三、主要医家和代表著作

1. 扁鹊

扁鹊姓秦名越人，渤海鄚州人（今河北省任丘市），约生于春秋末年（前5世纪）。年轻时跟随长桑君学医，他在长期的医疗实践中，积累了丰富的经验。据传说，他的著作很多，如《扁鹊内经》等，但均已失传。现存《八十一难经》，后人多推崇秦越人所作。扁鹊是一位受人尊敬的民间医生，他长期游走各地为群众治病，他到河北邯郸，听说当地人重视妇女，他便作为带下医（治疗妇科疾病）。他到河南洛阳时，当地人尊重老人，他便着重治疗老年耳聋、眼花等疾病。后来他到秦国，当地喜爱小儿，他又以小儿医而闻名。这说明他不但医技高超，而且医术也比较全面。他在秦国行医，秦太医李醯自认为医术不如扁鹊，便派人暗杀了扁鹊。

扁鹊的医术非常高超，对疾病的诊断学和治疗学有极大贡献，特别是在诊断疾病中，重视望、闻、问、切四诊合参法，在治疗疾病中常用针灸、汤液、手术等法。扁鹊路过虢国，听说虢国太子得病猝死，通过询问病人发病情况，断言病人没死，而是患了一种叫“尸厥”的疾病，通过针灸治疗，病人果然苏醒，由此可见他的医术的确是较高的。秦越人弟子九人，据传说弟子——子仪著本草。

扁鹊著《难经》

《难经》又谓“八十一难经”，共八十一篇。“一难”至“二十二难”皆论脉，故《难经》主要言脉，以脉论病。司马迁云：“**盖论脉，莫精于难经，至今天下言脉者，由扁鹊也**。”“二十三难”至“二十九难”，论经络流注始终、奇经八脉及病之吉凶；“三十难”至“四十七难”论脏腑荣卫资生，气血盛衰；“四十八难”至“六十一难”论病及望、闻、问、切；“六十二难”至“八十一难”论脏腑穴道针法补泻。

2. **文挚**

文挚，战国时期宋国人，也是医术比较高超的医生，不幸的是竟为齐闵王所杀。齐闵王有疾，文挚诊后说：“王的病非怒不能治。”文挚不脱鞋子，上齐王床上，踩着齐王的衣服给齐王诊病。齐王大怒而吐，齐王的病好了。齐王不悦，烹文挚，王太子和王后力保无效，文挚被杀，后世对文挚之死多报不平之冤。

3. 张仲景

张仲景名机，字仲景，河南南阳人，约生于142—219年，在汉灵帝时（168—188）举孝廉，建安年间（196—219）官至长沙太守，他博通群书，学医于同郡张伯祖。当时处在战乱年代，疫病广泛流行，从《伤寒论》自序中可以看出，“张氏宗族二百余口，自建安纪年（196年）以来”，十年之间，在疾病流行中死亡三分之二，其中患伤寒死亡的占十分之七，这就促使他勤奋学习和总结前人的医疗成就，他参考《素问》《九卷》《八十一难》《阴阳大论》《胎胪药录》等书，结合自己长期积累的医疗经验，写成了《伤寒杂病论》这部千古巨著。

《伤寒杂病论》因成书后多年兵火战乱而散失，后经晋王叔和整理编次成为现存的《伤寒论》和《金匮要略》，合称《伤寒杂病论》。

《伤寒杂病论》确立了辨证论治的原则。

张仲景根据《素问·热论》“**今夫热病者，皆伤寒之类也**”引申，从整个外感病发展变化中，根据病邪侵害经络、脏腑的盛衰程度、病人正气强弱等，寻找出外感伤寒发病规律，提出了个人见解，概括了伤寒六经辨证，阐明了各种情况下的治疗原则。并提出伤寒传变规律，由表及里，由阳转阴，即由三阳（太阳、少阳、阳明）转入三阴（太阴、少阴、厥阴）。张仲景著伤寒论 22 篇，397 法，113 方。

《金匮要略》是治疗杂病的专书，包括内、外、妇、儿、急救等，共 41 则，139 条，262 方。

《伤寒论》以六经分证论伤寒，《金匮要略》以病证分篇论杂病。《伤寒论》和《金匮要略》集汉以前医学之大成，提出了理法方药系统的辨证论治原则，对我国医学的发展做出了卓越贡献。

4. **华佗**

华佗，字元化，安徽亳州人，生于 2 世纪（东汉末年三国间，约 141—203？），是一位民间杰出的医术高超的医生。他行医遍及江苏、山东、河南、安徽一些地区，深受群众的热爱和敬仰。华佗淡于名利，曹操知道华佗医术高明，曾请他治疗头风（三叉神经痛），华佗给他扎了一针，曹操的头风便好了，曹操便留他做侍医，华佗拒绝，华佗故意说其妻有病，非回家不可。华佗一去不复返了，曹操恼羞成怒，便杀了华佗。华佗临死时，曾把他的医书交给狱吏，说："这书是可以活人的，你替我保存吧。"可惜狱吏怕受株连，不敢接受。华佗愤怒地把书烧成灰烬，这是医学上的一大损失。

华佗对医学的贡献主要是外科，首先是麻醉术。华佗发明的麻沸散，病人以酒送服麻沸散，待麻醉后失去知觉，施行外科手术，割开腹壁，去掉疾病，经其洗涤，然后缝合，敷上药膏，四五天伤口愈合，一月左右即恢复如初。麻沸散的组成，现已无从考查。

华佗对内科、儿科、妇产科及寄生虫病都有较大的贡献。华佗重视预防疾病和锻炼身体，模仿虎、鹿、熊、猿、鸟五种动物动作姿态，创造了“五禽戏”来锻炼身体，这种宝贵的医学遗产，是值得我们珍视的。

5. 其他民间名医

秦汉时期，祖国大地上还出现了许多名医，诸如淳于意、涪翁、公乘阳庆、公孙光、董奉、郭玉等。秦汉时期，炼丹服石，妄图长生不老的社会风气特别盛行，秦始皇派韩终到海上求不死之仙药，而去无下文。219 年，徐市（徐福）造大船率五百名童男女，并带百名工技，花费几万斤黄金，到海上求仙药，去无音信。据传说，五百名童男女配成夫妻，渡海到日本岛居住下来，他们就是日本人的祖先。所以日本的许多文字都是汉字，日本人也是黄种人，日本人相貌端正，想当初这五百名童男女相貌都比较端正，漂亮的幼童，因基因相传，故日本人相貌都比较端正，但只是传说，而无从考证。

（1）淳于意

淳于意，姓淳于，名意，号仓公，山东临淄人，约生于公元前216—前150年。因为他做齐太仓长，所以人都叫他仓公。他曾拜公乘阳庆和公孙光为师，尽得二位名师之传，医术非常精湛。他著有诊籍，记载了25个病案，详细记录了患者姓名、职业、地址、病理、辨证、治疗、方药和预后。他不但记录成功的病例，而且也记录失败的病例，在治疗上已运用汤、丸、散、酒、针灸等法，这是中医最早的医案，他开创了记录病案的先河。

（2）涪翁

涪翁生于东汉初年，他以钓鱼为生，住在涪水附近，他不肯讲出自己的姓名，故也不知道他的姓名，人们就称他“涪翁”。他行医于民间，是一位精于针术的医家，他著有《针经》和《诊脉法》等书，但都已失传。

另外，秦汉时期，我国还出现了许多名医。诸如淳于意弟子宋邑、高期以及王禹、冯信、杜信、唐安、张伯祖，以及华佗的弟子吴普、李当之、樊阿等。我国古代，国家也设医药学校，但培养医生极少。秦汉以及后世多年，延续师徒传授，以师带徒，医生兼卖药品，如壶公卖药，把药品装在葫芦里，所以到现在，医生学徒期满，出师开业，称作“悬壶开业”或“悬壶之喜”。

第四节　中国医药学迅速发展成长

265—960 年（西晋至五代）

一、社会经济状况

220 年，曹丕废汉献帝自立为帝，国号魏；265 年，司马炎代魏建立晋朝，历史上谓之“西晋”；317 年，西晋迁都建康（今南京），历史上称“东晋”；420—581 年，祖国大地上多年战乱，出现南北朝混乱局面；581 年，隋文帝杨坚夺取了北周政权，建立了隋朝，统一了中国；618 年，李渊灭隋，建立了强大的唐帝国。

两晋隋唐时期，社会经济文化达到空前繁荣，特别是结束南北朝混乱局面后的隋唐时期，社会稳定，人民安居乐业，生产力大大提高，农业生产迅速发展，手工业、商业等也发达起来，医学也迅速成长，取得了显著成就。

二、医药卫生发展状况

晋、隋、唐时期，在社会经济进一步发展的基础上，医学也迅速发展成长，中医诊断学、病因证候学、药物学、临证医学都有显著发展。隋唐时期，国家设立“太医署”，为国家卫生行政机构，国家设置医校，创办医学教育，传授医学知识，均由太医署管理。但传授医学知识，还是有限的，其医学知识的传授，主要还是靠家传和师徒相传。

两汉时期，张骞、班超多次出使西域，促进了中西文化交流。晋隋唐时期，中医药学向周边国家交流更加频繁，中朝、中日、中越、中印、中阿都有来往。中国的医药书籍，诸如《黄帝内经》《伤寒论》《甲乙经》《神农本草经》《脉经》《千金方》等，已输送到这些国家。这些国家的药材也输入我国，诸如人参、五味子、细辛、延胡索、胡椒、沉香、薏苡仁、红花、乳香、没药、血竭、木香等，这些都促进了我国与周边国家的医学和药物交流。

晋、隋、唐时期，对医学有主要贡献的、最著名的医家有晋：王叔和、皇甫谧、葛洪；南北朝时：陶弘景、徐之才、雷敩；隋唐时期：巢元方、王冰、孙思邈、王焘、昝殷等。

三、主要医家及代表著作

（一）王叔和（201—280）

王叔和，名熙，字叔和，西晋高平人，生于公元 3 世纪，任西晋太医令。他博通经方，在医学上，特别是脉学上造诣很深，对中医学的发展做出了极大贡献。

1. 整理张仲景著的《伤寒论》。张仲景著的《伤寒论》，是中医史上第一部医方名著，被后人称为医方之祖，或称张仲景为医中之圣。张仲景这部伟大的著作，从东汉末年到西晋仅数十年，因连年战乱，已散失不全，王叔和从残余的著作中加以整理，得以存在，显用于世而不坠于地，实乃王叔和之功也。

2. 王叔和著《脉经》。王叔和虽为太医令，实际上是一位临床医学家。他诊病重视脉学，他根据《黄帝内经》《难经》《伤寒论》中言脉的理论加以整理，著成《脉经》十卷。《脉经》记载了 24 种脉象，即浮脉、芤脉、洪脉、滑脉、数脉、促脉、弦脉、紧脉、沉脉、伏脉、革脉、实脉、微脉、涩脉、细脉、软脉、弱脉、虚脉、散脉、缓脉、迟脉、结脉、代脉、动脉。把脉整理出头绪，使脉学初步系统化，这是王叔和对中医学最卓越的贡献。

（二）皇甫谧

皇甫谧，字士安，幼名静，号玄晏先生，西晋安定朝那（今甘肃省灵台县朝那镇）人，生于 215 年，卒于 282 年，享年 68 岁。他出身农民，因误服“寒食散”患风湿痹，几乎残废。皇甫谧聪颖过人，对针灸研究极深，他吸取《素问》《针经》《名堂孔穴针灸治要》等书，博览典籍百家，著成《针灸甲乙经》针灸专书巨著。全书 12 卷，128 篇，厘定了腧穴总数和穴位 654 个（包括单穴 48 个），论述了各穴的适应证和禁忌，总结了古人操作手法。《针灸甲乙经》的问世，对针灸学的发展起到极大的促进作用，皇甫谧对针灸学的贡献是不可估量的。

（三）葛洪

葛洪，字稚川，号抱朴子，丹阳句容（今江苏省句容县）人，生于265年，卒于341年，享年77岁。葛洪著有《肘后救卒方》，简称《肘后方》。书中讲述了一些传染病及炼丹术，所以葛洪对传染病的认识和制药化学是有一定贡献的。

（四）陶弘景

陶弘景，名通明，字弘景，号华阳隐居，丹阳秣陵（今南京）人，生于452年，卒于536年，享年85岁。他隐居茅山40年，他对医学的最大贡献，就是对本草学的研究，著有《本草经集注》《肘后百一方》《名医别录》。陶弘景善于炼丹，并著有《合丹法式》等书。他虽长期隐居山中，却为统治阶级出了不少主意，被称为“山中宰相”。

（五）徐之才

徐之才，生于492年，卒于572年，享年80岁，北齐丹阳（今南京）人，出身世医之家。他对医学最大的贡献，就是发明十剂。他把方剂分为十类，即：一、宣剂，宣可去壅，生姜、橘皮之属；二、通剂，通可去滞，木通、通草、防己之属；三、补剂，补可去弱，人参、黄芪、羊肉之属；四、泄剂，泄可去闭，葶苈、大黄之属；五、轻剂，轻可去实，麻黄、葛根之属；六、重剂，重可去怯，磁石、朱砂、铁粉之属；七、滑剂，滑可去着，冬葵子、榆白皮之属；八、涩剂，涩可去脱，龙骨、牡蛎之属；九、燥剂，燥可去湿，桑皮、赤小豆之属；十、湿剂，湿可去枯，麦门冬、地黄之属。

另外，徐之才有“十月养胎法”，对保护胎儿，以防流产，促使胎儿的发育都是很有价值的。

（六）雷敩

雷敩，生于420年，卒于479年，享年60岁，南朝刘宋时人。他总结了晋以前的药物加工炮制技术，撰写成《雷公炮制论》3卷，为我国医学史上最早的制药学专著。原书早已遗佚，但其中内容多为后世本草及有关著作所引述。该书的炮制方法归纳为蒸、煮、炒、焙、炙、炮、煅、浸、酒浸、醋浸、水飞等多种。此书对后世炮制技术影响很大，书中的一些炮制方法和技术至今仍在沿用。

（七）巢元方

巢元方生于550年，卒于630年，享年80岁，在隋炀帝大业年间，任医学博士，奉命与诸医共论诸病之起源，及九候之要，撰成《诸病源候论》50卷，67门，1720论，内容非常广泛，诸如内科、外科、妇产科、小儿科、传染病等。它集隋以前病源学说之大成，对后世中医学的发展，特别病因证候学的发展影响极大。但这部书只谈病候，不载药方，然唐宋时期，如唐王焘著《外台秘要》，诸门之首，都冠“元方”之论，由此可见一斑。

（八）王冰

王冰，唐初叶人，生于710年，卒于804年，享年94岁。他根据现存《黄帝内经》经文，做一番整理，重为校订编次，详加注解，增入“天元纪大论”“五运行大论”“六微旨大论”“气交变大论”“五常政大论”“六元纪大论”“至真要大论”等七篇大论，共24卷，81篇，其中目存文亡者两篇。他对《黄帝内经》的保存和流传做出了卓越贡献。

（九）孙思邈

孙思邈，京兆华原（今陕西耀县）人，约生于581年，卒于682年，享年102岁。孙思邈自幼聪颖，7岁就学，20岁通百家说，通晓各学科知识，知识渊博，精于医学，是一位伟大的医学家，具有极高的救死扶伤的人道主义精神，医德非常高尚，是一位德高望重的民间医生，人称他药王，隋唐两朝统治者屡召做官不就。

他积50年的临床经验，结合历代医学著作，在70岁时著成《千金要方》30卷；晚年近30年的经验，著成《千金翼方》30卷，作为对《千金要方》的补充，合称

《千金方》。内容非常丰富，包括临床各科，内、外、妇、儿等科的诊断、治疗、卫生预防，以及针灸、本草、药物采集、药物炮制等方面的知识，可以誉为唐代医学第一部代表作品。至今孙思邈仍为后人所敬仰，仍被医界奉为药王而供奉。

（十）王焘

王焘，郿县（今陕西眉县）人，王珪之孙，生于670年，卒于755年，享年85岁。他长期在台阁——弘文馆管理图书（约20年），有机会广阅古代，特别晋唐以来的大量医书，花费十年进行整理研究，编写成《外台秘要》巨著。全书40卷，1104门。巢元方《诸病源候论》，根据历代经验，分析各种症的原委，有论无方，而《外台秘要》书中每篇列“诸病源候论”有关病候，其次论述各家的医疗方剂。《外台秘要》的内容非常广泛丰富，包括内、外、妇、儿、五官、灸法等。所载医疗方法，涉及药物、外治以及人工急救等，大量采用民间单方、验方等，这些都是非常难能可贵的。

（十一）昝殷

昝殷，生于797年，卒于859年，享年62岁。他编著的《经效产宝》是我国现存最早的妇产科专著，该书对妇女妊娠、难经、产后等常见病的诊断和治疗，以及产后血晕的急救，均做了详细论述，对妇产科学的发展起到重要作用。

（十二）苏敬

657 年，唐政府组织了以苏敬等 22 人集体编修本草班子，于659 年完稿，名为《新修本草》，是我国政府级颁行的第一部药典，也是世界上最早的国家药典。

《新修本草》共54 卷，包括药图、药经、本草三部分，收载药物 850 种，详述了药物性味、产地、功效及主治，内容非常丰富，具有较高的学术水平和科学价值。

（十三）陈藏器

《新修本草》问世 60 年后，陈藏器看到《新修本草》多有遗漏，因而编撰《本草拾遗》10 卷，收罗药物广博，对本草药物学也有一定贡献。

这个时期，还出现许多著名医家，如南齐龚庆宣著《刘涓子鬼遗方》，北梁全元起注释《黄帝素问》，隋杨上善注释《黄帝内经太素》等。

第五节　中医学术争鸣促使中医学的迅速发展

960—1368 年（北宋至元）

一、社会经济状况

960 年，赵匡胤夺取了后周的政权，结束了五代十国的割据局面，建立了宋朝，历史上称谓“北宋”。居住在黑龙江流域的女真族，于 1115 年在北方建立了政权，称“金”国。1127 年金迫使宋廷南迁，致宋偏安江南，史称“南宋”，形成宋金百余年的对峙局面。不久，北方蒙古族兴起，1234 年灭金，1279 年灭南宋，建立了“元朝”。1368 年，元朝为朱元璋领导的农民起义军所灭亡，元统治 89 年。

两宋时期，特别是北宋时期，工农业都有较大的发展，庄园制在北宋时期比唐代更有显著发展，人民安居乐业。北宋时期，出现了具有世界意义的三大发明——火药、指南针、印刷术（胶泥活字）。由于印刷术的改进和造纸业的发达，有力地促进了文化知识的传播，史学和文学都有巨大发展，司马光编著的《资治通鉴》是我国编年体的巨著。

金元时期，特别在元代统治的 89 年中，国家经济、文化遭到极严重的破坏，人民遭到迫害，农业受到显著破坏，民间经济、手工业、商业的发展都受到极大的阻碍。

二、医药卫生发展状况

宋、金、元时期，中医药学迅速发展。特别是北宋时期，由于印刷术的革新，大大改善了医药学的整理与著述的形式。宋政府特别重视医药卫生事业，政府设立了“太医局”，作为专门培养医学人才的机构，全国各州、县都开办各级医药学校，规定考试制度，医药设置“掌药局”“御医院”等，由政府控制药物购销，有力地制止了药物商人的投机营利。1057 年，政府设立“校正医书局”，由掌禹锡、林亿、高保衡等对历代的一些重要医籍进行整理校勘，如对《素问》《伤寒论》《金匮要略》《脉经》《诸病源候论》《千金方》《外台秘要》等进行校勘整理，历十年，于 1068—1077 年间，加以印行。

北宋初年，宋政府令王怀隐等集体编著《太平圣惠方》，成书约于 982—992 年，全书 1670 门，载方 16834 首，每门首冠《诸病源候论》的理论做总论，然后汇集方药，是一部理、法、方、药一线贯连的方书。

北宋末年，政府召集全国著名医学家，广泛汇集民间药方，结合官方所藏医方，并收集北宋以前的方书，历时 8 年，编撰《圣济总录》，全书 20 卷，71 门，载方两万多首，是一部既有理论，又有经验的巨著。

北宋初年，政府令马志、刘翰等修订本草，1108 年由唐慎微把历代本草合编成《经史证类备急本草》，简称《证类本草》。此书共三卷，载药 1518 种，收方 3000 余首，有论、有图、有药物主治和炮制方法等。

1107—1110 年间，宋政府命裴宗元、陈师文等整理官药局所收方剂，校订成册，编成《和剂局方》，共五卷，21 门，收 297 方。作为官药局的制剂规范，后增至十卷，附用药指南五卷。

宋、金、元时期，特别是金元时期，长期战乱，人民生活痛苦，疾病劳役严重。因战争频繁，疾病流行，相对也促进了医学的发展。在与疾病做斗争中，一些医家积累了丰富的临床经验。医家中，产生了“古方新病不相能”，即古方不能疗今疾的观点，有些医家，对于当时一般医生，针对固守盲目搬用宋政府颁定的“局方”流弊，提出了反对意见，不同程度上表现了革新精神，这就出现了我国医学史上的学术流派争鸣，大大促进了医学的发展。我国金元时期所谓的“四大家”，就是学术流派的主要代表。

同时，宋、金、元时期，我国的解剖学和法学都很发达，《欧希范五脏图》和杨介的《存真图》，对人体脏器都有较详细的描述。南宋高级刑法官宋慈著述的《洗冤录》，是我国历史上第一部系统的司法检验书，也是世界上较早的法医著作。

三、主要医家及代表著作

（一）王怀隐

王怀隐，宋睢阳人，初为道士，通晓医学，976 年，宋政府召令还俗，初为尚药奉御，后至翰林医官，奉命与王祐、郑奇等编著《太平圣惠方》一百卷。

（二）林亿

林亿，宋熙宁人，于 1068—1077 年间，为光禄卿直秘阁，奉命与高保衡、孙奇、孙兆等人校正《素问》《灵枢》《伤寒》《金匮》等古典医籍，其中《素问》一书正谬误者 6000 余字，增注文 2000 余条。

（三）钱乙

钱乙，字仲阳，生于 1035 年，卒于 1117 年，享年 82 岁，今山东郓城人。父钱颖，业医，聪颖过人，读书很多，从翰林医学升太医丞，著有《伤寒指微》《婴孩论》等若干卷（已佚）。钱乙专业儿科 40 年，积有丰富的经验，后来闫孝忠将其理论、医案和验方加以整理，于 1119 年编成《小儿药证直决》一书。

钱乙强调小儿生理特点是：五脏六腑，成而未全，全而未壮。病理特点是：易虚易实，易寒易热。诊断上：主张以面部或眼部区别五脏疾病，强调以五脏为纲的儿科辨证方法。在治疗上主张柔润的原则，反对痛击、大下和蛮补，强调或补或泻同时调理，以善其后。

（四）陈自明

陈自明，字良甫，生于1190年，卒于1270年，享年80岁。南宋临川（今江西临川）人，南宋著名的妇产科专家。他参考历代有关妇产科的著述，结合临床经验和家传验方，进行系统整理总结，于1237年，著成《妇人大全良方》，凡9门，24卷，260余论，此书总结了南宋以前的妇产科成就，比历代同类著作都专门化、系统化，是我国最早的妇科专科书籍。

（五）刘完素

刘完素，字守真，又称河间老人，生于1110年，卒于1200年，享年90岁，金河间（今河北省河间市）人。他拒绝金政府招聘，不肯做官，行医于民间。在学术上倡导"火热论"，使用寒凉药物，有独到的研究，后人称他"寒凉派"。他的著作有《素问玄机原病式》《素问病机气宜保命集》《宣明方论》《三消论》等。

（六）张从正

张从正，字子和，生于1156年，卒于1228年，享年72岁，金睢州（今河南）人。他继承了刘完素的学术思想，多用寒凉药。他认为人体一切外来或内生的疾病，都不是人体所应有的，一经致病，应立即去之体外，具体方法则以汗、吐、下三法为原则。他这种力主祛邪而用的攻法，后人称他为“攻下派”。他的代表著作是《儒门事亲》。

（七）李杲

李杲，字明之，号东垣先生，金真定（今河北省正定县）人。生于1180年，卒于1251年，享年71岁。李杲自幼喜好医学，从易水名医张元素学习，尽得其传。在张元素脏腑病机学说的启示下，结合《黄帝内经》“人以水谷为本，有胃气则生，无胃气则死”之说，他提出“内伤脾胃，百病由生”的主张。由于他善用温补脾胃之法，倡补中益气、升阳益胃之说，故后世称他为“补土派”。他的著作很多，对后世影响最大的是《脾胃论》和《内外伤辨惑论》。

（八）朱震亨

朱震亨，字彦修，号丹溪。生于1281年，卒于1358年，享年77岁，元婺州义乌（今浙江省义乌市）人。初习举子业，后弃儒习医，他曾历游浙江关中（苏州）、南徐（镇江）、建业（南京）等地，后还武林（今杭州），拜罗知悌为师，罗授以刘、张、李诸书，尽得学以归。他特别受刘完素、李杲等学术思想的影响，他的主要学术见解是

“阳常有余，阴常不足”论，在临床治疗上主张滋阴降火剂。由于他善用“滋阴降火法”，所以后世称他为“养阴派”。他的主要著作有《格致余论》《局方发挥》等书。

（九）张元素

张元素，字洁古，金易州（今河北易水县）人。张元素自幼聪颖，8 岁童子试，27 岁举进士，犯庙讳下第，乃去学医，与刘完素同时稍晚。据说刘完素病伤寒几日，张元素往候，刘完素置之不理。后张元素指明刘完素用药不妥，应服某药，如此治之，刘完素的病果然治愈，张元素自此显名。张元素具有革新思想，明确指出：“运气不齐，古今异轨，古方新病，不相能也。”此外，他善知药物性能、气味、阴阳厚薄、升降归经作用等，弟子李杲尽得其传。著作有《医学启源》《珍珠囊药性赋》等书。

（十）成无己

成无己，金元时期名医。金聊摄人，世习儒医，博览群书。1144 年，注解伤寒论，他是注解伤寒论的第一人。又著《伤寒明理论》。

（十一）危亦林

危亦林，是我国元代后期著名的骨伤科医家，于 1343 年撰编的《世医得效方》中，专辟了“正骨兼金镞科”。其中论述了四肢骨折和脱臼、脊椎骨折、跌打损伤、箭伤及整复方法，并记有剪刀、铁钳、凿、麻线等器械，其中关于麻醉法的记述有较高的科学价值。

宋、金、元时期，我国还出现了许多著名的医学家，如宋王惟一著《铜人腧穴针灸图经》，庞安时著《伤寒总病论》，严用和著《济生方》。金元时期罗天益著《内经类编》，滑寿著《十四经发挥》，许叔微著《普济本事方》以及罗知悌等人，他们对中医学的迅速发展成长都做出了重大贡献。

宋金元时期，中医药交流也较前扩大，中国医学知识和医学书籍，及一些药材输送到周边国家，如朝鲜、越南、阿拉伯等地。我国也吸收了这些国家的医药知识，特别是药物，诸如丁香、沉香、檀香、苏木等输入我国。

第六节　中医药学的鼎盛时期

1368—1911 年（明清时期）

一、社会经济状况

1368 年，朱元璋领导的农民起义军，推翻了元朝 89 年的残酷统治，建立了统一的汉族政权——大明帝国。大明朝统治 276 年，被李自成领导的农民起义军推翻。清人勾结大汉奸、大官僚地主吴三桂，夺取了政权，征服了中国，建立了清帝国。

朱元璋夺取政权后，注重生产发展措施，农业、手工业、商业都有较快发展。明朝永乐年间（1405—1433），郑和先后七次下西洋，曾远达非洲东岸，这大大促进了中国与这些所经国家的通商以及医药的交流。

1644 年，清人征服了中国，采取严格的镇压政策，屡兴文字狱，压制汉人反清思想，并大面积掠夺土地。同时清政府采取闭关自守政策，特别是对文人思想压制极为严厉，这样就促使了一般较有才华的文人，被迫从事医学或考据学，大大地促进了医学的发展。

明清时期，海外交通较前发达，西方的教会到中国传教，资本主义开始侵入我国。他们以教会名义，在我国各地传教，开始在我国各大城市设立医院，传授西医知识。

二、医药卫生发展状况

明清时期，中医药学有了显著发展，是我国中医药学发展的鼎盛时期，中医内科、妇儿科、外科、骨伤科都出现了新的成就。特别是温病学说体系的形成，成就了与伤寒相辅相成的治疗外感热病的两个体系，成了一个独立的学派。这是我国历代人民和医学家，特别是明清时代的医学家，同传染病做斗争的经验总结，对我国劳动人民的健康做出了重大贡献。

同时，中药学更有了长足发展，明代李时珍编著的《本草纲目》，总结了明代以前的用药经验和理论知识，以及群众新发现的药物。《本草纲目》共载药1892种，是一部空前未有的，对医药学做出重大贡献的巨著。

明初，生产发展，经济繁荣，与国外往来增多。特别是郑和在1405—1433年间，7次率庞大的船队，远航南太平洋、印度洋，途经30多个国家，到达非洲东岸，沟通了国际间的往来，输出了不少中药材，中医药技术、书籍也传入到这些国家。同时与朝鲜、越南、日本、印度的往来更加增多，医药交流也更加频繁。

清代，西方国家的一些传教士进入我国，他们在中国开办医院，西医学传入我国。他们也携走了大量的中医书籍，把中医书籍译成英文、法文，这样就促进了中国医药学与周边国家以及西方国家的广泛交流，对世界医药学做出了应有的贡献。同时也吸收了外来某些国家的医药成就，大大丰富了我国医药学的内容。

三、主要医家和代表著作

（一）李时珍

李时珍，字东璧，号濒湖，湖北蕲州（今湖北蕲春县）人。生于明正德十三年（1518年），卒于明万历二十一年（1593年），享年75岁。家世业医，父名闻，字月池，当地名医，著书多种。李时珍初习举子业，因身体多病，乃笃志医学，尤善研本草，他历时三十年，著成《本草纲目》一书。他不畏艰难，到各地采访，耐心调查搜集研究，对每种药品的性味、产地、形态、采集方法、炮制过程、药理研究、方剂配伍都详加叙述。他参阅800余种书籍，先后易稿三次，在原各家本草1518种中，增加374种新药，共载药1892种。全书52卷，16部，62类，附方11096首。他不仅对医药学有很大贡献，而且对植物学、动物学、矿物化学也有相当贡献。李时珍著述很多，现存的还有《濒湖脉学》《奇经八脉》等书。

（二）王肯堂

王肯堂，字宇泰，明金壇人，万历年间中进士，精于医学，生平喜好著述，著有《证治准绳》120卷，收罗甚广，特别是妇科，可谓这一时期的代表作。

（三）张介宾

张介宾，字景岳，明代山阴人，13岁随父进宫，学医于金英，尽得其传，穷究史书，学问渊博。一生临床，喜善用熟地，人有“张熟地”之称。他结合自己的临床经验，写成《景岳全书》一书。该书是一部总结前人医学成就，并融合自己临床经验的巨著，是一部对中医理论及内、外、妇、儿、杂症论述的全书。

另外，张景岳把《黄帝内经》全书经文，以性质分为

12类，并加注解，写成《类经》。《类经》也是一部学习经文的好书。同时他还著有《古方八阵》《新方八阵》等书。

（四）薛己

薛己，字新甫，号立斋，明吴县人。父铠，字良武，精医理。己性颖异，过目成诵，精方术，于医术无所不通。正德年间（1506—1521）选为御医。著述甚多，如《内科摘要》《正体类要》《口齿类要》《疠疡机要》《女科撮要》《薛氏医案》等书。

（五）吴有性

吴有性，字又可，苏州人，生于明末（1561—1661），长寿百岁，居太湖洞庭山。明末崇祯年间，我国瘟疫反复多年大流行，特别是1641年我国河南、山东、安徽、浙江等地大疫，疫死惨重，吴有性在临床实践活动中，深入观察流行传染病的特点，研究病情，总结经验，认为瘟疫病有别于其他热性病，非风、寒、暑、湿、燥、火之气，乃天地间有一种异气所感，谓之“戾气”。这种“戾气”传染的途径是空气与之接触，自口鼻而入，无论男女、老少、强弱，触之皆病，与感风、寒、暑、湿、燥、火、天地常气致病截然不同。这种戾气来势凶猛，病死率高。吴有性通过临床仔细研究，分析总结，著成《瘟疫论》一书。该书是我国传染病学的专门论著，广泛论及瘟疫病（传染病）的病源、病因、治则，在温病学说形成完整体系的过程中，起到巨大作用。

（六）喻昌

喻昌，字嘉言，清江西新建人，清初（1644—1661）侨居江苏常熟，才辨纵横，医术高明，著述颇多，如《医门法律》《伤寒尚论篇》等书。

（七）傅青主

傅山，字青主，号公佗，明末清初阳曲人。精医理，尤擅女科。他著有《傅青主男女科》一书，其中女科两卷。书中对带下、血崩、种子以及妊娠、小产、正产、产后等均做简要论述。方中药味不多，君、臣、佐、使配合得当，理法严谨，疗效较好，对后世影响极大，特别是傅氏组合的“生化汤”“完带汤”真乃千古之绝方。

（八）叶桂

叶桂，字天士，号香岩，生于1667年，卒于1746年，享年79岁，清代江苏吴县人。先世自歙迁吴，世医，祖父、父亲精通医学。叶桂14岁丧父，学医于父之门人。后叶桂先后拜师14人，神悟绝人，贯澈古今，医术名满天下，著有《温热论》一书。据说，弟子顾景文侍叶天士游洞山，舟中天士口授弟子所记。叶桂为温病学说的形成提供了理论和辨证基础，他首先提出“**温邪上受，首先犯肺，逆传心包**”的说法，概括了温病的发病途径和传变途径，成为外感温病的纲领。根据温病的发展过程，分为卫、气、营、血四个阶段，表示病邪由浅入深的四个层次，作为辨证论治的纲领。并提出“**卫之后，方言气，营之后，方言血；在卫汗之可也，入气方可清气，入营尤可透热转气；入血尤恐耗血动血，直须凉血散血**”的传变治疗原则，创造性地提出了察舌、验齿、辨斑疹、白痦、以验热毒盛衰、津液亏损的诊断方法。

叶氏平素少著作，他殁后，门人采集其医案，编著《临证指南》一书。叶桂与薛雪为同乡（江苏吴县）同时代人，二人素往不和。薛雪所居匾额题词“扫叶山房”，叶桂所居匾额题词“踏雪斋”，然二人皆谦虚相学。据说，叶母患热病数日不解，后门人听薛雪讲：“叶桂什么温病大家，其母患白虎汤症，而竟久治不愈。”叶氏因老母年高，未投过寒之味，后叶桂予老母投“白虎汤”，果一剂而愈。后叶桂扮若药童，倚薛雪门下，薛母患病，久治不愈，薛雪出门未归，叶桂投药方试治，薛母病霍然而愈。薛雪出门归，得知母病乃一药童治愈，观其病历方药，惊讶不已，认为盖非药童，乃医学大家，面药童相见，方知药童乃叶天士，从此二人相好如初。

（九）薛雪

薛雪，字生白，号一瓢，清江苏吴县人（与叶天士同乡同时代人），博学多艺，对医学有独特见解，治疗多奇迹，清代温病大家，对温病学有所研究，著有《湿热篇》《医经原旨》等书。对湿温病有较深论述。

（十）吴瑭

吴瑭，字鞠通，清江苏淮阴人，生于1736年，卒于1820年，享年84岁。游京师，有医名，私淑叶桂，发展了叶桂学说，著《温病条辨》一书（后人认为，这是论温热有专书的开始）。《温病条辨》以三焦为纲，病名为目，论述温病由上焦、中焦、下焦的传变途径。根据叶天士的经验，并提出清络、清营、育阴等各种治法。《温病条辨》的问世，使温病学趋于系统和完整。

（十一）王世雄

王世雄，字梦英，清浙江宁海人，出身世医之家，生于1808年，卒于1867年，享年59岁。居杭州，后迁居上海，清代末年温病大家。私淑叶天士。他以《黄帝内经》《伤寒论》有关条文为经，以叶天士、薛生白诸家之说为纬，引证历代医家见解，阐明温热病的病源、症状、诊断及治疗原则。并结合自己长期临床的丰富经验，编著成《温热经纬》一书，对温病学说做了进一步的发挥和总结。另外王世雄编著的还有《霍乱论》《回春录》《仁术志》等书。

（十二）徐大椿

徐大椿，原名徐大业，字灵胎，晚号“洄溪”。清代江苏吴江人。生有异禀，身长广颡，聪强过人，精于医学，世多传奇迹。清乾隆年间，曾供职太医院，未几即归。著有《伤寒论类方》《医学源流论》《神农本草经百种录》《洄溪医案》《难经经释》《兰台轨范》等书，并精于疡科。

（十三）王清任

王清任，字勋臣，清河北玉田人，生于1768年，卒于1831年，享年63岁。王清任一生精于医学实践。他曾在滦州义塚亲自解剖观察20多具儿尸，三次去奉天、北京刑场观察尸体，参考许多牲畜内脏，将40余年的实地所见绘制成“亲见改正脏腑图”。大胆提出对古籍中有关解剖方面记载的质疑，结合自己的医学理论和临床经验，编著《医林改错》一书，订正了前人的一些错误。他以血液为病源，以逐瘀为疗法，创血府逐瘀汤、膈下逐瘀汤、少腹逐瘀汤、补阳还五汤、身痛逐瘀汤、通窍活血汤等方剂。这些见解对后世的医学都有较大的影响。

（十四）王惟德

王惟德，字洪绪，号林屋山人，清乾隆年间吴县人。出身世医，著《外科证治全生集》，将四代家传外科经验全录书中。发明痈疽治法，注重阴证、阳证的辨别。反对轻用刀针，并禁用蚀药，以消为贵，以托为畏。创阳和汤、犀黄丸等名方，对后世影响极大。

（十五）赵学敏

赵学敏，字恕轩，清乾隆年间，浙江钱塘人。幼年学医，经过30多年的努力，写成《本草纲目拾遗》一书，书中收载了《本草纲目》所载药物和一些外来药物。同时对《本草纲目》所载药物备而不详者加以补充，共载药物921种，是继《本草纲目》后对药物学的再次总结。赵学敏除了著《本草纲目拾遗》外，还著有多种书籍，特别是《串雅》一书，是一部简、验、便、廉的民间疗法专书。

（十六）吴谦

吴谦，字六吉，安徽歙县人，清乾隆年间官太医院伴。政府令吴谦等征集天下家藏秘籍及世传经验良方，分门聚类，删其驳杂，采其精粹，补其未备，撰编成册，约小而诵读，皆解其意，大而博者，以学成参考，名为《医宗金鉴》，内容丰富，浅显易懂，被后世医者奉为圭臬，是一部医学全书，是医生学习和临床参考的可法之书。

明清时期，是我国医学发展的鼎盛时期，人才辈出，出现了许多伟大的医学家。除李时珍、叶天士等大医之外，还出现许多名医。如明代最著名的医学家：明太祖五太子朱橚著《普济方》，万全著《幼科发挥》，李梴著《医学入门》，杨继州著《针灸大全》，龚廷贤著《寿世宝元》，武之望著《济阴纲目》，李中梓著《内经知要》《诊家正眼》，赵献可著《医贯》。清代最著名的医家还有张璐著《张氏医通》，张志聪著《黄帝内经素问灵枢集注》，汪昂著《汤头歌诀》，尤在泾著《金匮要略心典》，程钟龄著《医学心悟》，沈金鳌著《妇科玉尺》，陈修园著《医学三字经》，余思愚著《疫疹一得》，陈士铎著《脉诀阐微》，雷丰著《时病论》，唐荣川著《血证论》，等等，他们都为中医药学的发展做出了卓越贡献。

第七节 中医药学的新发展

“中华民国”（1911 年）至今

1911 年，统治中国 267 年的清王朝灭亡，孙中山建立了“中华民国”。不久，日本帝国主义武装侵略中国，中国变成了半殖民地半封建社会，帝国主义的侵略和国民党的黑暗统治，激起了我国人民反帝反封建的浪潮。在中国共产党的领导下，我国人民终于驱逐出外国侵略者，推翻了国民党的残暴统治，建立了中华人民共和国。

国民党统治时期，西医在中国已很昌盛，全国已设立多所医科大学，培养西医人才，政府力主废除中医，当时全国各地中医界为挽救中医，纷纷组织请愿团，向南京政府请求保存中医中药，蒋介石被迫承认中医为国医。首都设国医馆，省县均设立医馆，大大阻碍了中医事业的发展。

国民党统治时期，因政府提倡西医，遏制中医，所以，中医界未造就众多中医人才。民国时期，也出现了多名著名的中医学家：如张锡纯、何廉臣、张赞臣、时逸人、恽铁樵等。最有盛望的是张锡纯大师。

（一）张锡纯

张锡纯，字寿甫，河北人，生于 1860 年，卒于 1933 年，享年 74 岁。其聪颖过人，一生勤奋耕读，力求沟通中西，从理论到临床，从医疗到药物，都进行了尝试。张锡纯对中医理论、中医临床、中药性能，都有较深刻的研究和阐发。有人谓他是中医实验派，事实如此，张锡纯一生注重临床实践，《医学衷中参西录》是他一生勤奋研究医学的结晶，张锡纯是中国近代史上最伟大的中医学家。

1949 年，中华人民共和国成立去古未远，毛主席十分关心人民的疾病和健康。1950 年 8 月 7 日，卫生部召开的第一届全国卫生工作会议上，做出重要决议，确定了卫生工作“**面向工农，预防为主，团结中西医，卫生工作必须与群众运动相结合**”的四大原则。通过“**健全和发展全国基层卫生组织，发展卫生教育和培养各级卫生工作人员，调整医药卫生事业中公私关系，医药界团结互助学习**”的四项决定。从此，卫生事业飞跃地向前迈进。不久，全国开办了 32 所医学院和两个独立的医学院，并开办了各种类型的医士、护士、药剂士、检验士、助产士等中级专业学校 163 所，培养了大批卫生医药人才。1958 年全国先后开办23所中医学院，多年来，培养出一大批高级中医药人才，为中医事业的继承发展发挥了巨大作用。中医学的基础理论，从中医学历代众多的著作中精选出来，形成了系统的、完整的中医学的理论，成为学习中医启蒙的必修课。中医各科，从基础理论到临床、辨证论治、治则方药，都系统地、完整地整理出来，使学习中医各科有规可循。

中华人民共和国成立半个多世纪以来，出现了许多伟大的中医学家，诸如岳美中、施今墨、朱晓南、罗元恺、姜春华、徐志华、董建华、韩百灵等，他们对中医的发掘、发展和培养中医人才，都做出了重大贡献。

第十章　背诵部分

第一节　药　　性

药性赋

金张元素（洁古）著

（一）寒类药性赋

诸药赋性，此类最寒。

犀角解乎心热，**羚羊**清乎肺肝。**泽泻**利水通淋而补阴不足，**海藻**散瘿破气而治疝何难。闻之**菊花**能明目而清头风，**射干**疗咽闭而消痈毒；**薏苡**理脚气而除风湿，**藕节**消瘀血而止吐衄。**瓜蒌子**下气润肺喘兮，又且宽中，**车前子**止泻利小便兮，尤能明目。是以**黄柏**疮用，**兜铃**嗽医。**地骨皮**有退热除蒸之效，**薄荷叶**宜消风清肿之施。宽中下气，**枳壳**缓而**枳实**速也；疗肌解表，**干葛**先而**柴胡**次之。**百部**治肺热，咳嗽可止；**栀子**凉心肾，鼻衄最宜。**玄参**治结热毒痈而清利咽膈；**升麻**消风热肿毒，发散疮痍。尝闻**腻粉**抑肺而敛肛门，**金箔**镇心而安魂魄。**茵陈**主黄疸而利水，**瞿麦**治热淋之有血。**朴硝**通大肠，破积而止痰癖；**石膏**治头痛，解肌而消烦渴。**前胡**除内外之痰实，**滑石**利六腑之涩结。**天门冬**止嗽，补血涸而润肝心；**麦门冬**清心，解烦渴而除肺热。又闻治虚烦、除哕呕，须用**竹茹**；通秘结、导瘀血，必资**大黄**。**宣黄连**治冷热之痢，又厚肠胃而止泻；**淫羊藿**疗风寒之痹，且补阴虚而助阳。**茅根**止血与吐衄，**石韦**通淋与小肠。**软紫草**凉血而疗斑疹。**熟地黄**补虚且疗虚损，**生地黄**凉血更医眼疮。**赤芍药**破血而疗腹痛，烦热亦解；**白芍药**补虚而生新血，退热尤良。若乃消肿满逐水于**牵牛**，除热毒杀虫于**贯众**。**金铃子**治疝气而补精血，**萱草根**治五淋而消乳肿。**侧柏叶**治血山崩漏之疾，**香附子**理气血妇人之用。**地肤子**利膀胱，可洗皮肤之风；**山豆根**解热毒，能止咽喉之痛。**白鲜皮**去风治筋弱，而疗足顽痹；**旋覆花**明目治头风，而消痰嗽壅。又况**荆芥穗**清头目便血，疏风散疮之用；**瓜蒌根**疗黄疸毒痈，消渴解痰之忧。**地榆**疗崩漏，止血止痢；**昆布**破疝气，散瘿散瘤。疗伤寒、解虚烦，**淡竹叶**之功倍；除结气、破瘀血，**牡丹皮**之用同。**知母**止嗽而骨蒸退，**牡蛎**涩精而虚汗收。**贝母**清痰止咳嗽而利心肺，**桔梗**开肺利胸膈而治咽喉。若夫**黄芩**治诸热，兼主五淋；**槐花**治肠风，亦医痔痢。**常山**理痰结而治温疟，**葶苈子**泻肺喘而通水气。

此六十六种药性之寒也。

（二）热类药性赋

药有温热，又当审详。

欲温中以**荜茇**，用发散以**生姜**。**五味子**止嗽痰，且滋肾水；**腽肭脐**疗痨瘵，更壮元阳。原夫**川芎**祛风湿、补血清头，**续断**治崩漏、益筋强脚。**麻黄**表汗以疗咳逆，**韭子**壮阳而医白浊。**川乌**破积，有消痰治风痹之功；**天雄**散寒，为去湿助精阳之药。观夫**川椒**达下，**干姜**暖中；**胡芦巴**治虚冷之疝气，**生卷柏**破癥瘕而血通。**白术**消痰壅、温胃，兼止吐泻；**菖蒲**开心气、散冷，更治耳聋。**丁香**快脾胃而止吐逆，**良姜**止心气痛之攻冲。**肉苁蓉**填精益肾，**石硫黄**暖胃驱虫。**胡椒**主去痰而除冷，**秦椒**主攻痛而去风。**吴茱萸**疗心腹之冷气，**灵砂**定心脏之怔忡。盖夫散肾冷、助脾胃，须**荜澄茄**；疗心痛、破积聚，用**蓬莪术**。**缩砂仁**止吐泻安胎、化酒食之剂，**附子**疗虚寒反胃、壮元阳之力。**白豆蔻**治冷泻，疗痈止痛于**乳香**；**红豆蔻**止吐酸，消血杀虫于**干漆**。岂知**鹿茸**生精血，腰脊崩漏之均补；**虎骨**壮筋骨，寒湿毒风之并祛。**檀香**定霍乱，而心气之痛愈；**鹿角**秘精髓，而腰脊之痛除。消肿益血于**米醋**，下气散寒于**紫苏**。**扁豆**助脾，则**酒**有行药破结之用；**麝香**开窍，则**葱**为通中发汗之需。尝观**五灵脂**治崩漏，理血气之刺痛；**麒麟竭**止血出，疗金疮之伤折。**鹿茸**壮阳以助肾，**当归**补虚而养血。**乌贼骨**止带下，且除崩漏目翳；**鹿角胶**住血崩，能补虚羸劳绝。**白花蛇**治瘫痪，疗风痒之癣疹；**乌梢蛇**疗不仁，去疮疡之风热。**乌药**有治冷气之理，**禹余粮**乃疗崩漏之因。**巴豆**利痰水，能破寒积；**独活**疗诸风，不论新久。**山茱萸**治头晕遗精之药，**白石英**医咳嗽吐脓之人。**厚朴**温胃而去呕胀，消痰亦验；**肉桂**行血而疗心痛，止汗如神。是则**鲫鱼**有温胃之功，**代赭**乃镇肝之剂。**沉香**下气补肾，定霍乱之心痛；**橘皮**开胃去痰，导壅滞之逆气。

此六十种药性之热者也。

（三）温性药性赋

温药总括，医家素谙。

木香理乎气滞，**半夏**主于湿痰。**苍术**治目盲，燥脾去湿宜用；**萝卜**去膨胀，下气制面尤堪。况夫**钟乳粉**补肺气，兼疗肺虚；**青盐**治腹痛，且滋肾水。**山药**而腰湿能医，**阿胶**而痢嗽皆止。**赤石脂**治精浊而止泄，兼补崩中；**阳起石**暖子宫以壮阳，更疗阴痿。诚以**紫菀**治嗽，**防风**祛风；**苍耳子**透脑止涕，**威灵仙**宣风通气。**细辛**去头风，止嗽而疗齿痛；**艾叶**治崩漏，安胎而医痢红。**羌活**明目祛风，除湿毒肿痛；**白芷**止崩治肿，疗痔瘘疮痈。若乃**红蓝花**通经，治产后恶血之余；**刘寄奴**散血，疗烫火金疮之苦。减风湿之痛则**茵芋叶**，疗折伤之症则**骨碎补**。**藿香叶**辟恶气而定霍乱，**草果仁**温脾胃而止呕吐。**巴戟天**治阴疝白浊，补肾尤滋；**延胡索**理气痛血凝，调经有助。尝闻**款冬花**润肺，去痰嗽以定喘；**肉豆蔻**温中，止霍乱而助脾。**抚芎**定经络之痛，**何首乌**治疮疥之资。**姜黄**能下气，破恶血之积；**防己**宜消肿，去风湿之施。**藁本**除风，主妇人阴痛之用；**仙茅**益肾，扶元气虚弱之衰。乃曰**破故纸**温肾，补精髓与劳伤；**宣木瓜**入肝，疗脚气并水肿。**杏仁**润肺燥止嗽之剂，**茴香**治疝气肾痛之用。**诃子**生津止渴，兼疗滑泄之疴；**秦艽**攻风逐水，又除肢节之痛。**槟榔**豁痰而逐水，杀寸白虫；**杜仲**益肾而添精，去腰膝重。当知**紫石英**疗惊悸崩中之疾，**橘核仁**治腰痛疝气之瘨。**金樱子**兮涩遗精，**紫苏子**兮下气涎。**淡豆豉**发伤寒之表，**大小蓟**除诸血之鲜。**益智**安神，治小便之频数；**火麻仁**润肺，利六腑之燥坚。抑又闻补虚弱、排疮脓，莫若**黄芪**；强腰脚、壮筋骨，无如**狗脊**。**菟丝子**补肾以明目，**马蔺花**治疝而有益。

此五十四种药性之温者也。

（四）平性药性赋

详论药性，平和性存。

以**硇砂**而去积，用**龙齿**以安魂。**青皮**快膈除膨胀，且利脾胃；**芡实**益精治白浊，兼补真元。原夫**木贼**草去目翳，崩漏亦医；**花蕊石**治金疮，血行则却。**决明**和肝气，治眼之剂；**天麻**主头眩，祛风之药。**甘草**和诸药而解百毒，盖以性平；**石斛**平胃气而补肾虚，更医脚弱。观乎**商陆**治肿，**覆盆**益精。**琥珀**安神而散血，**朱砂**镇心而有灵。**牛膝**强足补精，兼疗腰痛；**龙骨**止汗住泄，更治血崩。**甘松**理风气而痛止，**蒺藜**疗风疮而目明。**人参**润肺宁心，开脾助胃；**蒲黄**止崩治衄，消瘀调经。岂不知**南星**醒脾，去惊风痰吐之忧；**三棱**破积，除血块气滞之症。**没食**主泄泻而神效，**皂角**治风痰而响应。**桑螵蛸**疗遗精之泄，**鸭头血**医水肿之盛。**蛤蚧**治劳嗽，**牛蒡子**疏风壅之痰；**全蝎**主风瘫，**酸枣仁**去怔忡之病。尝闻**桑寄生**益血安胎，且止腰痛；**大腹子**去膨下气，亦令胃和。**小草、远志，**俱有宁心之妙；**木通、猪苓**，尤为利水之多。**莲肉**有清心醒脾之用，**没药**乃治疮散血之科。**郁李仁**润肠宣水，去浮肿之疾；**茯神**宁心益智，除惊悸之疴。**白茯苓**补虚劳，多在心脾之有眚；**赤茯苓**破结血，独利水道以无毒。因知**麦芽**有助脾化食之功，**小麦**有止汗养心之力。**白附子**去面风之游走，**大腹皮**治水肿之泛溢。**椿根白皮**主泻血，**桑根白皮**主喘息。**桃仁**破瘀血兼治腰痛，**神曲**健脾胃而进饮食。**五加皮**坚筋骨以立行，**柏子仁**养心神而有益。抑又闻**安息香**辟恶，且止心腹之痛；**冬瓜仁**醒脾，实为饮食之资。**僵蚕**治诸风之喉闭，**百合**敛肺痨之嗽痿。**赤小豆**解热毒，疮肿宜用；**枇杷叶**下逆气，哕呕可医。**连翘**排疮脓与肿毒，**石楠叶**利筋骨与毛皮。**谷芽**养脾，**阿魏**除邪气而破积；**紫河车**补血，**大枣**和药性以开脾。然而**鳖甲**治痨疟，兼破癥瘕；**龟甲**坚筋骨，更疗崩疾。**乌梅**主便血疟痢之用，**竹沥**治中风声音之失。

此六十八种药性之平者也。

药性四百味歌诀

诸药之性，各有其功，温凉寒热，补泻宜通。

君臣佐使，运用于衷，相反畏恶，立见吉凶。

1. 人参味甘，大补元气，止渴生津，调荣养卫。
2. 黄芪性温，收汗固表，托疮生肌，气虚莫少。
3. 白术甘温，健脾强胃，止泻除湿，兼祛痰痞。
4. 茯苓味淡，渗湿利窍，白化痰涎，赤通水道。
5. 甘草甘温，调和诸药，炙则温中，生则泻火。
6. 当归甘温，生血补心，扶虚益损，逐瘀生新。
7. 白芍酸寒，能收能补，泻痢腹痛，虚寒勿与。
8. 赤芍酸寒，能泻能散，破血通经，产后勿犯。
9. 生地微寒，能消温热，骨蒸烦劳，养阴凉血。
10. 熟地微温，滋肾补血，益髓添精，乌须黑发。
11. 麦门甘寒，解渴祛烦，补心清肺，虚热自安。
12. 天门甘寒，能治肺痈，消痰止嗽，喘热有功。
13. 黄连味苦，泻心除痞，清热明眸，厚肠止痢。
14. 黄芩苦寒，枯泻肺火，子清大肠，湿热皆可。
15. 黄柏苦寒，降火滋阴，骨蒸湿热，下血堪任。
16. 栀子性寒，解郁除烦，吐衄胃痛，火降小便。
17. 连翘苦寒，能消痈毒，气聚血凝，温热堪逐。
18. 石膏大寒，能泻胃火，发渴头痛，解肌立妥。

19. 滑石沉寒，滑能利窍，解渴除烦，湿热可疗。
20. 贝母微寒，止嗽化痰，肺痈肺痿，开郁除烦。
21. 大黄苦寒，实热积聚，蠲痰通水，疏通便闭。
22. 柴胡味苦，能泻肝火，寒热往来，疟疾均可。
23. 前胡微寒，宁嗽化痰，寒热头痛，痞闷能安。
24. 升麻性寒，清胃解毒，升提下陷，牙痛可逐。
25. 桔梗味苦，疗咽肿痛，载药上升，开胸利壅。
26. 紫苏味辛，风寒发表，梗下诸气，消除胀满。
27. 麻黄味辛，解表出汗，身热头痛，风寒发散。
28. 葛根味甘，祛风发散，温疟往来，止渴解酒。
29. 薄荷味辛，最清头目，祛风化痰，骨蒸宜服。
30. 羌活微温，祛风除湿，身痛头疼，舒筋活络。
31. 独活辛苦，颈项难舒，两足湿痹，诸风能除。
32. 知母味苦，热渴能除，骨蒸有汗，痰咳皆舒。
33. 白芷辛温，阳明头痛，风热瘙痒，排脓通用。
34. 藁本气温，除头巅顶，寒湿可祛，风邪可屏。
35. 香附辛苦，快气开郁，止痛调经，更消宿食。
36. 乌药辛温，心腹胀痛，小便滑数，顺气通用。
37. 枳实味苦，消食除痞，破积化痰，冲墙倒壁。
38. 枳壳微温，快气宽肠，胸中气结，胀满堪尝。
39. 白蔻辛温，能祛瘴翳，温中行气，止呕和胃。
40. 青皮苦温，能攻气滞，削坚平肝，安胃下食。

41. 橘皮苦温，顺气宽膈，留白和胃，消痰去白。
42. 苍术苦温，健脾燥湿，发汗宽中，更祛瘴疫。
43. 厚朴苦温，消胀泄满，痰气泻痢，其功不缓。
44. 南星性热，能治风痰，破伤强直，风搐自安。
45. 半夏味辛，健脾燥湿，痰厥头疼，嗽呕堪入。
46. 藿香辛温，能止呕吐，发散风寒，霍乱为主。
47. 槟榔辛温，破气杀虫，祛痰逐水，专除后重。
48. 腹皮微温，能下膈气，安胃健脾，浮肿消去。
49. 香薷味辛，伤暑便涩，霍乱水肿，除烦解热。
50. 扁豆微温，转筋吐泻，下气和中，酒毒能化。
51. 猪苓味淡，利水通淋，消肿除湿，多服损肾。
52. 木通性寒，小肠热闭，利窍通经，最能导滞。
53. 车前子寒，溺涩眼赤，小便能通，大便能实。
54. 地骨皮寒，解肌退热，有汗骨蒸，强阴凉血。
55. 木瓜味酸，湿肿脚气，霍乱转筋，足膝无力。
56. 威灵苦温，腰膝冷痛，消痰痃癖，风湿皆用。
57. 牡丹苦寒，破血通经，血分有热，无汗骨蒸。
58. 玄参味甘，消肿排脓，补肝益肺，退热除风。
59. 丹参味苦，破积调经，生新去恶，祛除带崩。
60. 苦参味苦，痈肿疮疥，下血肠风，眉脱赤癞。
61. 龙胆苦寒，疗眼赤疼，下焦湿肿，肝经热烦。
62. 五加皮温，祛痛风痹，健步坚筋，益精止沥。

63. 防己气寒，风湿脚痛，热积膀胱，消痈散肿。
64. 地榆沉寒，血热堪用，血痢带崩，金疮止痛。
65. 茯神补心，善镇惊悸，恍惚健忘，兼除怒恚。
66. 远志气温，能驱惊悸，安神镇心，令人多记。
67. 酸枣味酸，敛汗驱烦，多眠用生，不眠用炒。
68. 菖蒲性温，开心利窍，去痹除风，出声至妙。
69. 柏子味甘，补心益气，敛汗润肠，更疗惊悸。
70. 益智辛温，安神益气，遗溺遗精，呕逆皆治。
71. 甘松味香，善除恶气，开郁醒脾，心腹痛已。
72. 小茴性温，能除疝气，腹痛腰疼，调中暖胃。
73. 大茴味辛，疝气脚气，肿痛膀胱，止呕开胃。
74. 干姜味辛，表解风寒，炮苦逐冷，虚热尤堪。
75. 附子辛热，性走不守，四肢厥冷，回阳功有。
76. 川乌大热，搜风入骨，湿痹寒疼，破积之物。
77. 木香微温，散滞和胃，诸风能调，行肚泻肺。
78. 沉香降气，暖胃追邪，通天彻地，气逆为佳。
79. 丁香辛热，能除寒呕，心腹疼痛，温胃可晓。
80. 砂仁性温，养胃进食，止痛安胎，行气破滞。
81. 荜澄茄辛，除胀化食，消痰止哕，逐寒暖胃。
82. 肉桂辛热，善通血脉，腹痛虚寒，温补可得。
83. 桂枝小梗，横行手臂，止汗舒筋，治手足痹。
84. 吴萸辛热，能调疝气，心腹寒疼，酸水能治。

85. 延胡气温，心腹卒痛，通经活血，跌仆血崩。
86. 薏苡味甘，专除湿痹，筋节拘挛，肺痈肺痿。
87. 肉蔻辛温，脾胃虚冷，泻痢不休，功可立等。
88. 草果味辛，消食除胀，截疟逐痰，解瘟辟瘴。
89. 常山苦寒，截疟除痰，解伤寒热，水胀能宽。
90. 良姜性热，下气温中，转筋霍乱，酒食能攻。
91. 山楂味甘，磨消肉食，疗疝催疮，消膨健胃。
92. 神曲味甘，开胃进食，破积逐痰，调中下气。
93. 麦芽甘温，能消宿食，心腹膨胀，行血散滞。
94. 苏子辛温，祛痰降气，止咳定喘，更润沁肺。
95. 白芥子辛，专化胁痰，疟蒸痞块，服之能安。
96. 甘逐苦寒，破癥消痰，面浮蛊胀，利水能安。
97. 大戟苦寒，消水利便，腹胀癥坚，其功瞑眩。
98. 芫花寒苦，能消胀蛊，利水泻湿，止咳痰吐。
99. 商陆苦寒，赤白各异，赤者消风，白利水气。
100. 海藻咸寒，消瘿散疬，除胀破癥，利水通闭。
101. 牵牛苦寒，利水消肿，蛊胀痃癖，散滞除壅。
102. 葶苈辛苦，利水消肿，痰咳癥瘕，治喘肺痈。
103. 瞿麦苦寒，专治淋病，且能堕胎，通经立应。
104. 三棱味苦，利血消癖，气滞作痛，虚者当忌。
105. 五灵味甘，血滞腹痛，止血用炒，行血用生。
106. 莪术温苦，善破痃癖，止痛消瘀，通经最宜。

107. 干漆辛温，通经破瘕，追积杀虫，效如奔马。
108. 蒲黄味甘，逐瘀止崩，止血须炒，破血用生。
109. 苏木甘咸，能行积血，产后血经，兼医仆跌。
110. 桃仁甘平，能润大肠，通经破瘀，血瘕堪尝。
111. 姜黄味辛，消痈破血，心腹结痛，下气最捷。
112. 郁金味苦，破血行气，血淋溺血，郁结能舒。
113. 金银花甘，疗痈无对，未成则散，已成则溃。
114. 漏芦性寒，祛恶疮毒，补血排脓，生肌长肉。
115. 白藜味苦，疗疮瘙痒，白癜头疮，翳除目朗。
116. 白及味苦，功专收敛，肿毒疮疡，外科最善。
117. 蛇床辛苦，下气温中，恶疮疥癞，逐瘀祛风。
118. 天麻味甘，能驱头眩，小儿惊痫，拘挛瘫痪。
119. 白附辛温，治面百病，血痹风疮，中风痰症。
120. 全蝎味辛，祛风痰毒，口眼歪斜，风痫发搐。
121. 蝉蜕甘寒，消风定惊，杀疳除热，退翳侵睛。
122. 僵蚕味咸，诸风惊痫，湿痰喉痹，疮毒瘢痕。
123. 蜈蚣味辛，蛇虺恶毒，镇惊止痉，堕胎逐瘀。
124. 木鳖甘寒，能追疮毒，乳痈腰疼，消肿最速。
125. 蜂房味咸，惊痫瘛疭，牙疼肿毒，瘰疬乳痈。
126. 花蛇湿毒，瘫痪歪斜，大风疥癞，诸毒称佳。
127. 蛇蜕咸平，能除翳膜，肠痔蛊毒，惊痫搐搦。
128. 槐花味苦，痔漏肠风，大肠热痢，更杀蛔虫。

129. 鼠粘子辛，能除疮毒，瘾疹风热，咽疼可逐。
130. 茵陈味苦，退疸除黄，泻湿利水，清热为凉。
131. 红花辛苦，最消瘀热，多则通经，少则养血。
132. 蔓荆子苦，头疼能治，拘缠湿痹，泪眼堪除。
133. 兜铃苦寒，能熏痔漏，定喘消痰，肺热久嗽。
134. 百合味甘，安心定胆，止嗽消浮，痈疽可啖。
135. 秦艽微寒，除湿荣筋，肢节风痛，下血骨蒸。
136. 紫菀苦辛，痰喘咳逆，肺痈吐脓，寒热并济。
137. 款花甘温，理肺消痰，肺痈喘咳，补劳除烦。
138. 金沸草温，消痰止嗽，明目祛风，逐水尤妙。
139. 桑皮甘辛，止嗽定喘，泻肺火邪，其功不浅。
140. 杏仁温苦，风寒喘嗽，大肠气闭，便难切要。
141. 乌梅酸温，收敛肺气，止渴生津，能安泻痢。
142. 天花粉寒，止渴祛烦，排脓消毒，善除痰热。
143. 瓜蒌仁寒，宁嗽化痰，伤寒结胸，解渴止烦。
144. 密蒙花甘，主能明目，虚翳青盲，服之效速。
145. 菊花味甘，除热祛风，头晕目赤，收泪殊功。
146. 木贼味甘，疏肝退翳，能止月经，更消积聚。
147. 决明子甘，能祛肝热，目疼收泪，仍止鼻血。
148. 犀角酸寒，化毒辟邪，解热止血，消肿毒蛇。
149. 羚羊角寒，明目清肝，却惊解毒，神志能安。
150. 鳖甲咸平，劳嗽骨蒸，散瘀消肿，去痞除癥。

151. 海蛤味咸，清热化痰，胸痛水肿，坚软结散。
152. 桑上寄生，风湿腰痛，安胎止崩，疮疡亦用。
153. 火麻味甘，下乳催生，润肠通结，小水能行。
154. 山豆根苦，疗咽肿痛，敷蛇虫伤，可救急用。
155. 益母辛苦，女科为主，产后胎前，生新去瘀。
156. 紫草苦寒，能通九窍，利水消膨，痘疹最要。
157. 紫葳味酸，调经止痛，崩中带下，癥瘕能用。
158. 地肤子寒，去膀胱热，皮肤瘙痒，除热甚捷。
159. 楝根性寒，能追诸虫，疼痛立止，积热立通。
160. 樗根味苦，泻痢带崩，肠风痔漏，燥湿涩精。
161. 泽兰甘苦，痈肿能消，打仆伤损，肢体虚浮。
162. 牙皂味辛，通关利窍，敷肿痛消，吐风痰妙。
163. 芜荑味辛，驱邪杀虫，痔瘘癣疥，化食除风。
164. 雷丸味甘，善杀诸虫，癫痫蛊毒，治儿有功。
165. 胡麻仁甘，疗肿恶疮，熟补虚损，筋壮力强。
166. 苍耳子苦，疥癣细疮，驱风湿痹，瘙痒堪尝。
167. 蕤仁味甘，风肿烂弦，热胀胬肉，眼泪立痊。
168. 青葙子苦，肝脏热毒，暴发赤障，青盲可服。
169. 谷精草辛，牙齿风痛，口疮咽痹，眼翳通用。
170. 白薇大寒，疗风治疟，人事不知，昏厥堪却。
171. 白蔹微寒，儿疟惊痫，女阴肿痛，痈疔可啖。
172. 青蒿气寒，治疟效好，虚热盗汗，除骨蒸劳。

173. 茅根味甘，通关逐瘀，止吐衄血，客热可去。
174. 大小蓟苦，消肿破血，吐衄咯唾，崩漏可啜。
175. 枇杷叶苦，偏理肺脏，吐哕不已，解酒清上。
176. 木律大寒，口齿良药，瘰疬能治，心烦可却。
177. 射干味苦，逐瘀通经，喉痹口臭，痈毒堪凭。
178. 鬼箭羽苦，通经活络，驱邪止痛，杀虫祛结。
179. 夏枯草苦，瘰疬瘿瘤，破癥散结，湿痹能瘳。
180. 卷柏味辛，癥瘕血闭，风眩痿辟，脱肛下血。
181. 马鞭味苦，破血通经，癥瘕痞块，服之最灵。
182. 鹤虱味苦，杀虫追毒，心腹卒痛，蛇虫堪逐。
183. 白头翁寒，清热凉血，瘿疬疮疝，止痛百节。
184. 旱莲草甘，生须黑发，赤痢可止，血流可截。
185. 慈姑辛苦，疔肿痈疽，恶疮瘾疹，蛇虺并施。
186. 榆皮味甘，通水除淋，能利关节，敷肿痛定。
187. 钩藤微寒，疗儿惊瘅，手足瘛疭，抽搐口眼。
188. 豨莶味甘，追风除湿，聪耳明目，乌须黑发。
189. 葵花味甘，带痢两功，赤治赤者，白治白同。
190. 辛夷味辛，鼻塞流涕，香臭不闻，通窍之剂。
191. 续随子辛，恶疮蛊毒，通经消积，不可过服。
192. 海桐皮苦，霍乱久痢，疳匿疥癣，牙疼亦治。
193. 石南藤辛，肾衰脚弱，风淫疥癣，堪为妙药。
194. 大青气寒，伤寒热毒，黄汗黄疸，时疫宜服。

195. 侧柏叶苦，吐衄崩痢，能生须眉，除湿之剂。
196. 槐实味苦，阴疮痒湿，五痔肿疼，泻热凉血。
197. 瓦楞子咸，妇人血块，男子痰癖，癥瘕可瘥。
198. 棕榈子苦，禁泄涩痢，带下崩中，肠风堪治。
199. 冬葵子寒，滑胎易产，癃利小便，善通乳难。
200. 淫羊藿辛，阴起阳兴，坚筋益骨，志强力增。
201. 松脂味甘，滋阴补阴，祛风安脏，膏可贴疮。
202. 覆盆子甘，肾损精竭，黑须明眸，补虚续绝。
203. 合欢味甘，利人心智，安脏明目，快乐无虑。
204. 金樱酸涩，梦遗精滑，禁止遗尿，寸白虫杀。
205. 楮实味甘，壮筋明目，益气补虚，阳痿当服。
206. 郁李仁酸，破血润燥，退肿利便，关格通导。
207. 没食子苦，破血生精，染须最妙，禁痢极灵。
208. 空青气寒，治眼通灵，青盲赤肿，支暗回明。
209. 密陀僧咸，止痢医痔，能除白瘢，诸疮可治。
210. 伏龙肝温，治疫安胎，呕吐咳逆，下血心烦。
211. 石灰味辛，性烈有毒，辟虫立死，能去息肉。
212. 穿山甲毒，痔癖恶疮，吹奶肿痛，通经排脓。
213. 蚯蚓气寒，伤寒瘟病，大热狂言，投之立应。
214. 蜘蛛气寒，狐疝偏痛，蛇虺咬涂，疔肿敷用。
215. 蟾蜍气凉，杀疳蚀癖，瘟疫能治，疮毒可祛。
216. 刺猬皮苦，主医五痔，阴肿疝痛，能开胃气。

217. 蛤蚧味咸，肺痿咯血，传尸劳症，纳气定喘。
218. 蝼蛄味咸，治十水肿，上下左右，效不旋踵。
219. 蜗牛味咸，口眼过僻，尺痫拘急，脱肛咸治。
220. 桑螵蛸咸，淋浊精泄，除疝腰疼，虚损莫缺。
221. 田螺性冷，利大小便，消肿除热，醒酒立见。
222. 象牙气平，杂物刺喉，能通小便，诸疮可痊。
223. 水蛭味咸，除积瘀坚，通经破血，折伤可痊。
224. 贝子味咸，解肌散结，利水消肿，止翳清洁。
225. 蛤蜊肉冷，能止消渴，酒毒堪除，开胃顿豁。
226. 海粉味咸，大治顽痰，妇人白带，咸能软坚。
227. 石蟹味咸，点目肿翳，解蛊胀毒，催生落地。
228. 海螵蛸咸，漏下赤白，癥瘕疝阙，阴肿可得。
229. 无名异甘，金疮折损，去瘀止痛，生肌有准。
230. 青礞石寒，硝煅金色，堕痰消食，疗效莫测。
231. 磁石味咸，铁毒能杀，镇惊安神，阳潜气纳。
232. 花蕊石寒，善止诸血，金疮血流，产后血涌。
233. 代赭石寒，下胎崩带，儿疳泻痢，惊痫诡怪。
234. 黑铅味甘，止呕反胃，鬼疰瘿瘤，安神定志。
235. 银屑味辛，谵语恍惚，定志养神，镇心明目。
236. 金屑味甘，善安魂魄，癫狂惊痫，调和血脉。
237. 狗脊味甘，酒蒸入剂，腰背膝痛，风寒湿痹。
238. 骨碎补温，折伤骨节，风血积痛，最能破血。

239. 茜草味苦，便衄吐血，经带崩漏，损伤虚热。
240. 预知子贵，缀衣领中，遇毒声作，诛蛊杀虫。
241. 王不留行，调经催产，除风痹痛，乳痈当啖。
242. 狼毒味辛，破积瘕癥，恶疮鼠瘘，杀毒鬼精。
243. 藜芦味辛，最能发吐，肠澼泻痢，杀虫消蛊。
244. 蓖麻子辛，吸出滞物，涂顶肠收，涂足胎出。
245. 荜茇味辛，温中下气，痃癖阴疝，霍乱泻痢。
246. 百部味甘，骨蒸劳瘵，杀疳蛔虫，久嗽功大。
247. 京墨味辛，吐衄下血，产后崩中，止血甚捷。
248. 黄荆子苦，善治咳逆，骨节寒热，能下肺气。
249. 女贞实苦，黑发乌须，强筋壮力，祛风补虚。
250. 瓜蒂苦寒，善能吐痰，消身肿胀，并治黄疸。
251. 粟壳性涩，泄利嗽怯，劫病如神，杀人如箭。
252. 巴豆辛热，除胃寒积，破癥消痰，大能通利。
253. 夜明砂粪，能下死胎，小儿无辜，瘰疬堪裁。
254. 斑蝥有毒，破血通经，诸疮瘰疬，水道能行。
255. 蚕沙性温，湿痹瘾疹，瘫风肠鸣，消渴可饮。
256. 胡黄连苦，治劳骨蒸，小儿疳痢，盗汗虚惊。
257. 使君甘温，消疳消浊，泻痢诸虫，总能除却。
258. 赤石脂温，保固肠胃，溃疡生肌，涩精泻痢。
259. 青黛咸寒，能平肝木，惊痫疳痢，兼除热毒。
260. 阿胶甘温，止咳脓血，吐血胎崩，虚羸可啜。

261. 白矾味酸，化痰解毒，治症多能，难以尽述。
262. 五倍苦酸，疗齿疳匿，痔痈疮脓，兼除风热。
263. 玄明粉辛，能逐宿垢，化积消痰，诸热可疗。
264. 通草味甘，善治膀胱，消痈散肿，能医乳房。
265. 枸杞甘温，填精补髓，明目祛风，阴兴阳起。
266. 黄精味甘，能安脏腑，五劳七伤，此药大补。
267. 何首乌甘，填精种子，黑发悦颜，长生不死。
268. 五味酸温，生津止渴，久嗽虚劳，金水枯竭。
269. 山茱性温，涩精益髓，肾虚耳鸣，腰膝痛止。
270. 石斛味甘，却惊定志，壮骨补虚，善驱冷痹。
271. 破故纸温，腰膝酸痛，兴阳固精，盐酒炒用。
272. 山药甘温，理脾止泻，益肾补中，诸虚可治。
273. 苁蓉味甘，峻补精血，若骤用之，更动便滑。
274. 菟丝甘平，梦遗滑精，腰痛膝冷，添髓壮筋。
275. 牛膝味苦，除湿痹痿，腰膝酸痛，小便淋沥。
276. 巴戟辛甘，大补虚损，精滑梦遗，强筋固本。
277. 仙茅味辛，腰足挛痹，虚损劳伤，阳道兴起。
278. 牡蛎微寒，涩精止汗，带崩胁痛，老痰祛散。
279. 楝子苦寒，膀胱疝气，中湿伤寒，利水之剂。
280. 萆薢甘苦，风寒湿痹，腰背冷痛，添精益气。
281. 寄生甘苦，腰痛顽麻，续筋壮骨，风湿尤佳。
282. 续断味辛，接骨续筋，跌仆折损，且固遗精。

283. 龙骨味甘，梦遗精泄，崩带肠痈，惊痫风热。
284. 人之头发，补阴甚捷，吐衄血晕，风惊痫热。
285. 天灵盖咸，传尸劳瘵，温疟血崩，投之立愈。
286. 雀卵气温，善扶阳痿，可致壮强，当能固闭。
287. 鹿茸甘温，益气补阳，泄精尿血，崩带堪任。
288. 鹿角胶温，吐衄虚羸，跌仆伤损，劳瘵骨蒸。
289. 腽肭脐热，补益元阳，固精起痿，痃癖劳伤。
290. 紫河车甘，疗诸虚损，劳瘵骨蒸，滋培根本。
291. 枫香味辛，外科要药，瘙疮瘾疹，齿痛亦可。
292. 檀香味辛，升胃进食，霍乱腹痛，中恶秽气。
293. 安息香辛，辟邪驱恶，开窍通关，死胎能落。
294. 苏合香甘，逐恶杀鬼，蛊毒痫至，梦魇能去。
295. 熊胆味苦，热蒸黄疸，恶疮虫痔，五疳惊痫。
296. 硇砂有毒，溃痈烂肉，除翳生肌，破癥消毒。
297. 硼砂味辛，疗喉肿痛，膈上热痰，噙化立中。
298. 朱砂味甘，镇心养神，驱邪杀鬼，定魄安魂。
299. 硫黄性热，扫除疥疮，壮阳逐冷，寒邪敢当。
300. 龙脑味辛，目痛窍闭，狂躁妄语，真为良剂。
301. 芦荟气寒，杀虫消疳，癫痫惊搐，服之立安。
302. 天竺黄甘，急慢惊风，镇心解热，化痰有功。
303. 麝香辛温，善通关窍，辟秽安惊，解毒甚妙。
304. 乳香辛苦，疗诸恶疮，生肌主痛，心腹尤良。

305. 没药温平，治疮止痛，跌打损伤，破血通用。
306. 阿魏性温，除癥破结，却鬼杀虫，传尸可灭。
307. 水银性寒，治疥杀虫，断绝胎孕，催生立通。
308. 轻粉性燥，外科要药，杨梅诸毒，杀虫可托。
309. 灵砂性温，能通血脉，杀鬼辟邪，安魂定魄。
310. 砒霜大毒，风痰可吐，截疟除哮，能消沉痼。
311. 雄黄甘辛，辟邪解毒，更治蛇虺，喉风息肉。
312. 珍珠气寒，镇惊除痫，开聋磨翳，止渴坠痰。
313. 牛黄味苦，大治风痰，安魂定魄，惊痫灵丹。
314. 琥珀味甘，安魂定魄，破瘀消癥，利水通淋。
315. 血竭味咸，跌仆伤损，恶毒疮痈，破血有准。
316. 石钟乳甘，气乃剽悍，益气固精，明目延寿。
317. 阳起石甘，肾气乏绝，阴痿不起，其效甚捷。
318. 桑葚子甘，解金石燥，清除热可，染须发皓。
319. 蒲公英苦，溃坚消肿，结核能除，食毒堪用。
320. 石韦味苦，通利膀胱，遗尿或淋，发背疮疡。
321. 萹蓄味苦，疥瘙疽痔，小儿蛔虫，女人阴蚀。
322. 赤箭味苦，原号定风，杀鬼蛊毒，除疝疗痈。
323. 鸡内金寒，溺遗精泄，禁痢漏崩，更除烦热。
324. 鳗鲡鱼甘，劳瘵杀虫，痔漏疮疹，崩疾有功。
325. 螃蟹味咸，散血解结，益气养精，除却烦热。
326. 马肉味辛，堪强腰脊，自死老死，并弃勿食。

327. 白鸽肉平，解诸药毒，能除疥疮，味胜猪肉。
328. 兔肉味辛，补中益气，止渴健脾，孕妇勿食。
329. 牛肉属土，补脾胃弱，乳养虚羸，善滋血涸。
330. 猪肉味甘，量食补虚，动风痰物，多食虚肥。
331. 羊肉味甘，专补虚羸，开胃补肾，不致阳痿。
332. 雄鸡味甘，动风助火，补虚温中，血漏亦可。
333. 鸭肉散寒，补虚劳怯，消水肿胀，退惊痫热。
334. 鲤鱼味甘，和中补虚，理胃进食，肠澼泻痢。
335. 驴肉微寒，安心解烦，能去痼疾，以动风淫。
336. 鳝鱼味甘，益智补中，能去狐臭，善散湿风。
337. 白鹅肉甘，大补腹脏，最发疮毒，痼疾勿与。
338. 犬肉性温，益气壮阳，炙食作渴，阴虚禁尝。
339. 鳖肉性冷，凉血补阴，癥瘕无食，孕妇勿侵。
340. 芡实味甘，能益精气，腰膝酸痛，皆主湿痹。
341. 石莲子苦，疗噤口痢，白浊遗精，清心良剂。
342. 藕味甘甜，解酒清热，消烦逐瘀，止吐衄血。
343. 龙眼味甘，归脾益智，健忘怔忡，聪明广记。
344. 莲须味甘，益肾乌须，涩精固髓，悦颜补虚。
345. 柿子气寒，能润心肺，止渴化痰，涩肠止痢。
346. 石榴皮酸，能禁精漏，止痢涩肠，染须尤妙。
347. 陈仓谷米，调和脾胃，解渴除烦，能止泻痢。
348. 莱菔子辛，喘咳下气，倒壁冲墙，胀满消去。

349. 芥菜味辛，除邪通鼻，能利九窍，多食通气。
350. 浆水味酸，酷热当茶，除烦消食，泻痢堪夸。
351. 砂糖味甘，润肺和中，多食损齿，湿热生虫。
352. 饴糖味甘，和脾润肺，止渴消痰，中满休食。
353. 麻油性冷，善解诸毒，百病能除，功难悉数。
354. 白果甘苦，喘嗽白浊，点茶压酒，不可多嚼。
355. 胡桃肉甘，补肾黑发，多食生痰，动气之物。
356. 梨味甘酸，解酒除渴，止嗽消痰，善驱烦热。
357. 榧实味甘，主疗五痔，蛊毒三虫，不可多食。
358. 竹茹止呕，能除寒热，胃热咳哕，不寐安歇。
359. 竹叶味甘，退热安眠，化痰定喘，止渴消烦。
360. 竹沥味甘，阴虚痰火，汗热渴烦，效如开锁。
361. 莱菔根甘，下气消谷，痰癖咳嗽，兼解面毒。
362. 灯草味甘，能利小便，癃闭成淋，湿肿为最。
363. 艾叶温平，温经散寒，漏血安胎，心痛即安。
364. 绿豆气寒，能解百毒，止渴除烦，诸热可服。
365. 川椒辛热，驱邪逐寒，明目杀虫，温而不猛。
366. 胡椒味辛，心腹冷痛，下气温中，跌仆堪用。
367. 石蜜甘平，入药炼熟，益气补中，润燥解毒。
368. 马齿苋寒，青盲白翳，利便杀虫，癥痈咸治。
369. 葱白辛温，发表出汗，伤寒头痛，肿痛皆散。
370. 胡荽味辛，上止头痛，内消谷食，痘疹发生。

371. 韭味辛温，祛除胃热，汁清血瘀，子医梦泄。
372. 大蒜辛温，化肉消谷，解毒败痈，多用伤目。
373. 食盐味咸，能吐中痰，心腹卒痛，过多损颜。
374. 茶茗性苦，热渴能济，上清头目，下消食气。
375. 酒通血脉，消愁遣兴，少饮壮神，多饮损命。
376. 醋消肿毒，积瘕可去，产后金疮，血晕皆治。
377. 乌梅味酸，除烦解渴，霍疟泻痢，止嗽劳热。
378. 淡豆豉寒，能除懊恼，伤寒头痛，兼理瘴气。
379. 莲子味甘，健脾理胃，止泻涩精，清心养气。
380. 大枣味甘，调和百药，益气养脾，中满休嚼。
381. 人乳味甘，补阴益阳，悦颜明目，羸劣仙方。
382. 童便味凉，打仆瘀血，虚劳骨蒸，热嗽尤捷。
383. 生姜性温，通畅神明，痰嗽呕吐，开胃极灵。

药共四百，精制不同，生熟新久，炮煅炙烘。
汤丸膏散，各起疲癃，合宜而用，乃是良工。
云林歌括，可以训蒙，略陈梗概，以候明公。
理加斫削，济世无穷。

附　十八反、十九畏、妊娠禁忌歌

《十八反》歌

本草明言十八反
半蒌贝蔹及攻乌
藻戟遂芫具战草
诸参辛芍叛藜芦

《十九畏》歌

硫黄原是火中精，朴硝一见便相争。
水银莫与砒霜见，狼毒最怕密陀僧。
巴豆性烈最为上，偏与牵牛不顺情。
丁香莫与郁金见，牙硝难合京三棱。
川乌草乌不顺犀，人参最怕五灵脂。
官桂善能调冷气，若逢石脂便相欺。
大凡修合看顺逆，炮爁炙煿莫相依。

《妊娠禁忌歌》

蚖斑水蛭及虻虫，乌头附子配天雄，
野葛水银并巴豆，牛膝薏苡与蜈蚣，

棱莪赭石芫花麝，大戟蝉蜕黄雌雄，
砒石硝黄牡丹桂，槐花牵牛皂角同，
半夏南星兼通草，瞿麦干姜桃木通，
硇砂干漆鳖爪甲，地胆茅根与䗪虫。

第二节　脉　　诀

一、李中梓《诊家正眼》二十八脉脉象与主病歌诀

1. 浮脉

【体象歌】浮在皮毛，如水漂木；举之有余，按之不足。

【主病歌】浮脉为阳，其病在表。寸浮伤风，头疼鼻塞；左关浮者，风在中焦；右关浮者，风痰在膈；尺脉得之，下焦风客，小便不利，大便秘涩。

【兼脉歌】无力表虚，有力表实。浮紧风寒，浮迟中风；浮数风热，浮缓风湿。浮芤失血，浮短气病；浮洪虚热，浮虚暑惫；浮涩血伤，浮濡气败。

2. 沉脉

【体象歌】沉行筋骨，如水投石；举之不足，按之有余。

【主病歌】沉脉为阴，其病在里。寸沉短气，胸痛引

胁；或为痰饮，或水与血。关主中寒，因而痛结；或为满闷，吞酸筋急。尺主背痛，亦主腰膝；阴下湿痒，淋浊痢泄。

【兼脉歌】无力里虚，有力里实。沉迟痼冷，沉数内热；沉滑痰饮，沉涩血结；沉弱虚衰，沉牢坚积；沉紧冷疼，沉缓寒湿。

3. **迟脉**

【体象歌】迟脉属阴，象为不及；往来迟慢，一息三至。

【主病歌】迟脉主脏，其病为寒。寸迟上寒，心痛停凝；关迟中寒，癥结挛筋；尺迟火衰，溲便不禁，或病腰足，疝痛牵阴。

【兼脉歌】有力积冷，无力虚寒。浮迟表冷，沉迟里寒；迟涩血少，迟缓湿寒；迟滑胀满，迟微难安。

4. **数脉**

【体象歌】数脉属阳，象为太过；一息六至，往来越度。

【主病歌】数脉主腑，其病为热。寸数喘咳，口疮肺痈；关数胃热，邪火上攻；尺数相火，遗浊淋癃。

【兼脉歌】有力实火，无力虚火。浮数表热，沉数里热。阳数君火，阴数相火。右数火亢，左数阴戕。

5. **滑脉**

【体象歌】滑脉替替，往来流利；盘珠之形，荷露之义。

【主病歌】滑脉为阳，多主痰涎。寸滑咳嗽，胸满吐逆；关滑胃热，壅气伤食；尺滑病淋，或为痢积，男子溺血，妇人经郁。

【兼脉歌】浮滑风痰，沉滑痰食。滑数痰火，滑短气塞。滑而浮大，尿则阴痛。滑而浮散，中风瘫痪。滑而冲和，娠孕可决。

6. 涩脉

【体象歌】涩脉蹇滞，如刀刮竹；迟细而短，三象俱足。

【主病歌】涩为血少，亦主精伤。寸涩心痛，或为怔忡。关涩阴虚，因而中热；右关土虚，左关胁胀。尺涩遗淋，血利可决；孕为胎病，无孕血竭。

【兼脉歌】涩而坚大，为有实热；涩而虚软，虚火炎灼。

7. 虚脉

【体象歌】虚合四形，浮大迟软；及乎寻按，几不可见。

【主病歌】虚主血虚，又主伤暑。左寸心亏，惊悸怔忡；右寸肺亏，自汗气怯。左关肝伤，血不营筋；右关脾寒，食不消化。左尺水衰，腰膝痿痹；右尺火衰，寒证蜂起。

8. 实脉

【体象歌】实脉有力，长大而坚；应指愊愊，三候皆然。

【主病歌】血实脉实，火热壅结。左寸心劳，舌强气涌；右寸肺病，呕逆咽疼。左关见实，肝火胁痛；右关见实，中满气疼。左尺见之，便闭腹疼；右尺见之，相火亢逆。

【兼脉歌】实而且紧，寒积稽留。实而且滑，痰凝为祟。

9. **长脉**

【体象歌】长脉迢迢，首尾俱端；直上直下，如循长竿。

【主病歌】长主有余，气逆火盛。左寸见长，君火为病；右寸见长，满逆为定。左关见长，木实之殃；右关见长，土郁胀闷。左尺见之，奔豚冲兢；右尺见长，相火专令。

10. **短脉**

【体象歌】短脉涩小，首尾俱俯；中间突起，不能满部。

【主病歌】短主不及，为气虚证。短居主寸，心神不定；短见右寸，肺虚头痛。短在左关，肝气有伤；短在右关，膈间为殃。左尺短时，少腹必疼；右尺短时，真火不隆。

11. **洪脉**

【体象歌】洪脉极大，状如洪水；来盛去衰，滔滔满指。

【主病歌】洪为盛满，气壅火亢。左寸洪大，心烦舌破；右寸洪大，胸满气逆。左关见洪，肝木太过；右关见洪，脾土胀热。左尺洪兮，水枯便难；右尺洪兮，龙火燔灼。

12. **微脉**

【体象歌】微脉极细，而又极软；似有若无，欲绝非绝。

【主病歌】微脉模糊，气血大衰。左寸惊怯，右寸气促。左关寒挛，右关胃冷。左尺得微，髓竭精枯；右尺得微，阳衰命绝。

13. **细脉**

【体象歌】细直而软，累累萦萦；状如丝线，较显于微。

【主病歌】细主气衰，诸虚劳损。细居左寸，怔忡不寐；细在右寸，呕吐气怯。细入左关，肝阴枯竭；细入右关，胃虚胀满。左尺若细，泻痢遗精；右尺若细，下元冷惫。

14. **濡脉**

【体象歌】濡脉细软，见于浮分；举之乃见，按之即空。

【主病歌】濡主阴虚，髓绝精伤。左寸见濡，健忘惊悸；右寸见濡，腠虚自汗。左关逢之，血不营筋；右关逢之，脾虚湿侵。左尺得濡，精血枯损；右尺得之，火败命乖。

15. **弱脉**

【体象歌】弱脉细小，见于沉分；举之则无，按之乃得。

【主病歌】弱为阳陷，真气衰弱。左寸心虚，惊悸健忘；右寸肺虚，自汗短气。左关木枯，必苦挛急；右关土寒，水谷之疴。左尺弱形，涸流可征；右尺弱见，阳陷可验。

16. **紧脉**

【体象歌】紧脉有力，左右弹指；如绞转索，如切紧绳。

【主病歌】紧主寒邪，又主诸痛。左寸逢紧，心满急痛；右寸逢紧，伤寒喘嗽。左关人迎，浮紧伤寒；右关气口，沉紧伤食。左尺见之，脐下痛极；右尺见之，奔豚疝疾。

【兼脉歌】浮紧伤寒，沉紧伤食。急而紧者，是为遁尸。数而紧者，当主鬼祟。

17. **缓脉**

【体象歌】缓脉四至，来往和匀；微风轻飐，初春杨柳。

【主病兼脉歌】缓为胃气，不主于病；取其兼见，方可断证。浮缓风伤，沉缓寒湿。缓大风虚，缓细湿痹。缓涩脾薄，缓弱气虚。左寸涩缓，少阴血虚；右寸浮缓，风邪所居。左关浮缓，肝风内鼓；右关沉缓，土弱湿侵。左尺缓涩，精宫不及；右尺缓细，真阳衰极。

18. **弦脉**

【体象歌】弦如琴弦，轻虚而滑；端直以长，指下挺然。

【主病歌】弦为肝风，主痛主疟，主痰主饮。弦在左寸，心中必痛；弦在右寸，胸及头疼。左关弦兮，痰疟癥瘕；右关弦兮，胃寒膈痛。左尺逢弦，饮在下焦；右尺逢弦，足挛疝痛。

【兼脉歌】浮弦支饮，沉弦悬饮。弦数多热，弦迟多寒。弦大主虚，弦细拘急。阳弦头痛，阴弦腹痛。单弦饮癖，双弦寒痼。

19. **动脉**

【体象歌】动无头尾，其动如豆；厥厥动摇，必兼滑数。

【主病歌】动脉主痛，亦主于惊。左寸得动，惊悸可断；右寸得动，自汗无疑。左关若动，惊及拘挛；右关若动，心脾疼痛。左尺见之，亡精为病；右尺见之，龙火奋迅。

20. 促脉

【体象歌】促为急促，数时一止；如趋而蹶，进则必死。

【主病歌】促因火亢，亦由物停。左寸见促，心火炎炎；右寸见促，肺鸣咯咯。促见左关，血滞为殃；促居右关，脾宫食滞。左尺逢之，遗滑堪忧；右尺逢之，灼热为灾。

21. 结脉

【体象歌】结为凝结，缓时一止；徐行而怠，颇得其旨。

【主病歌】结属阴寒，亦由凝积。左寸心寒，疼痛可决；右寸肺虚，气寒凝结；左关结见，疝瘕必现；右关结形，痰滞食停。左尺结兮，痿躄之疴；右尺结兮，阴寒为楚。

22. 代脉

【体象歌】代为禅代，止有常数；不能自还，良久复动。

【主病歌】代主脏衰，危恶之候。脾土败坏，吐利为咎；中寒不食，腹疼难救。两动一止，三四日死；四动一止，六七日死。次第推求，不失经旨。

23. 革脉

【体象歌】革大弦急，浮取即得；按之乃空，浑如鼓革。

【主病歌】革主表寒，亦属中虚。左寸之革，心血虚痛；右寸之革，金衰气壅。左关遇之，疝瘕为祟；右关遇之，土虚为疼。左尺诊革，精空可必；右尺诊革，殒命为忧。女人得之，半产漏下。

24. 牢脉

【体象歌】牢在沉分，大而弦实；浮中二候，了不可得。

【主病歌】牢主坚积，病在于内。左寸之牢，伏梁为病；右寸之牢，息贲可定。左关见牢，肝家血积；右关见牢，阴寒痞癖。左尺牢形，奔豚为患；右尺牢形，疝瘕痛甚。

25. 散脉

【体象歌】散脉浮乱，有表无里；中候渐空，按则绝矣。

【主病歌】散为本伤，见则危殆。左寸之散，怔忡不寐；右寸之散，自汗淋漓。左关之散，当有溢饮；右关之散，胀满蛊疾。居于左尺，北方水竭；右尺得之，阳消命绝。

26. 芤脉

【体象歌】芤乃草名，绝类慈葱；浮沉俱有，中候独空。

【主病歌】芤脉中空，故主失血。左寸呈芤，心主丧血；右寸呈芤，相傅阴伤。芤入左关，肝血不藏；芤现右关，脾血不摄。左尺如芤，便红为咎；右尺如芤，火炎精漏。

27. **伏脉**

【体象歌】伏为隐伏，更下于沉；推筋着骨，始得其形。

【主病歌】伏脉为阴，受病入深。伏犯左寸，血郁之证；伏居右寸，气郁之疴。左关值伏，肝血在腹；右关值伏，寒凝水谷。左尺伏见，疝瘕可验；右尺伏藏，少火消亡。

28. **疾脉**

【体象歌】疾为急疾，数之至极；七至八至，脉流薄疾。

【主病歌】疾为阳极，阴气欲竭；脉号离经，虚魂将绝；渐进渐疾，旦夕殒灭。左寸居疾，勿戢自焚；右寸居疾，金被火乘。左关疾也，肝阴已绝；右关疾也，脾阴消竭。左尺疾兮，涸辙难濡；右尺疾兮，赫曦过极。

附

一、四字捷要脉诀

脉理精微人不测，七表八里难分别。
我非岐黄非和意，独持四字捷要诀。
四字为脉之大纲，浮沉迟数是关节。
浮主表而沉主里，迟主寒而数主热。
更看有力与无力，虚实之界与此别。
表里寒热与虚实，四字抱着六字诀。
浮而有力则为风，无力气虚是本宗。
沉而有力则为积，无力气逆或上壅。
迟而有力痛难禁，无力寒痰在胸中。
数而有力则为热，无力血虚疮疡痛。

二、七表脉、八里脉

1. 七表脉：浮、芤、滑、实、弦、紧、洪。
2. 八里脉：微、沉、缓、涩、迟、伏、濡、弱。

三、脉理精要

脉理细如毫发，得精者有几家，明其大意也就罢；浮沉迟数四个字，虚实寒热紧对答，七表八里不论它，此四者，辨明白，用药饵，庶乎不差。

1. 浮脉

听我把浮字学，轻轻地就摸着；浮字之中有迟数，浮迟表寒何用讲，浮数往往假热多，浮而无力则为虚，浮而有力风寒搏，把浮字牢牢记着。

2. 沉脉

将沉字，说与你，重重地按至底；沉中亦寓迟数理，沉迟里边寒如冰，沉数内热不需提，沉而无力知是气，沉而有力定是积，把沉字，切切记之。

3. 脉分部位

学诊脉，部位明，寸关尺左右同，五脏六腑配合定，左心胞络肝胆肾，右肺膻中脾胃命，肾与膀胱表里应，命门紧对三焦宫，大小肠两寸分并。

临诊脉，要沉静；莫斜视，勿妄听，沉心静虑验脉症，病在某脏并某腑，虚当补，实当泻，寒宜温，热宜清；分清了虚实寒热，庶不愧良医之名。

4. 看脉息至

诊脉时，稳呼吸，以己息，候彼息，察其间断与接续。

一息四至平和脉，再加一至亦是吉；六数七热八为急，脉致十至将死期。

当医人阴阳分，浮数阳，沉迟阴，关前关后阴阳论，阴中有阳，阳中有阴，阴极似阳，阳极似阴，其间最足把人混；当医人，阴阳不分，无怪乎治死活人。

5. 左寸浮脉（心）

左寸浮，心火虚，不能生土，土困兮。金自败，咳嗽痰吐，怔忡悸，盗自汗，归脾为主，去木香，易白芍，五味敛补；养心汤，补心丹，二方酌处。

归脾汤诗：

参术龙芪神，远归香枣仁，
甘草须用炙，水煎姜枣引。

养心汤诗：

参芪神茯苓，枣柏归川芎，
半草志桂味，血足心自宁。

补心丹诗：

人元丹参苓，归地天麦冬，
远味柏枣仁，内中有桔梗，
加如石菖蒲，开窍心更灵，
蜜丸朱砂衣，灯心煎汤中，
去了五味子，加草能和中。

6. 左寸沉脉

左寸沉，心火实，实则亢害，移心热于小肠便闭赤涩，或淋浊或口糜，疼痛难挨，导赤散合逍遥，一剂清泰。若不然，泻心汤亦可使得。

导赤散诗：

生地木通甘草梢，还有竹叶清上焦，

数味清凉降实火，南方丙丁自然消。

逍遥散诗：

逍遥无人不自在，苓术芍药当归柴。

生地薄荷同煎服，山栀丹皮外加来。

泻心汤诗：

泻心汤中芩连黄，三味能泻实火强，

大黄必须酒蒸用，至于芩连生无妨。

7. **左寸脉迟（心）**

左寸迟，心经寒，寒则冷战，面色青，小便白，毛骨悚然，喜热饮，恶凉水，烈火不煖，真武汤，理中汤，桂附难免，不大寒，养荣汤，亦可保痊。

理中汤、真武汤诗：

苓术芍药姜真武，术参姜草名理中，

返本回阳赖桂附，二方能治真寒证。

养荣汤诗：

参苓芪术草陈皮，归桂芍地远五味。

此方无乎不能补，温经去寒大有益。

8. **左寸数脉（心）**

左寸数，心经热，热即火也，心属火，数为火，火中加火，或赤肿，或疮疡，无非火烁，归脾汤善能泻火中之火，六味汤加归芍，渐渐消却。

六味汤诗：

地黄山萸苓丹泽，加入归芍滋阴来。

阴生阳降自然里，何怕脉数见火灾。

9. **左关浮脉（肝）**

左关浮，肝经虚，木中无火，木无火，不生心，心血立涸，血枯槁，不荣筋，筋挛脚弱，或结核，或瘰疬，肝气不和，只须用七味饮，一方安妥。

七味饮诗：

六味加桂名七味，辛以润之此方真，

水能生木自然里，何虑肝经脉浮沉。

10. **左关沉脉（肝）**

左关沉，肝经实，郁而不伸；胸胁痛，胃脘疼，二目赤昏，怒伤肝，血不行，久则崩淋；每食后，吞吐酸，如醋浸心，数般病，逍遥散，加入左金。

左金逍遥散诗：

茱萸炙连名左金，逍遥在前不复伸。

疏发肝胆两经热，风以散之此方真。

11. **左关迟脉（肝）**

左关迟，肝经寒，冰里藏炭；不是热，用凉药，不得正权。浑身颤，二目闭，两手搦拳；腰又弓，脚又软，筋急拘挛；右归饮，八味饮，二方任拣。

右归饮、八味饮诗：

右归八味差不多，具有桂附二班药。

八味无有枸杞子，右归苓丹泽去却。

12. **左关数脉（肝）**

左关数，肝经热，火又增火；上烁金，中凌土，痰涎形削；君不明，乱贼臣，助纣为虐；向北方，取救兵，剿灭贼火，大剂子，六味饮，重加归芍。

13. **左尺浮脉（肾）**

左尺浮，肾经虚，虚则水泛；水泛兮，土不撮，浮而为痰；理中汤，加白蔻，木香制半；亦有那，命门衰，不能配简。即当用，八味饮，敛补逐痰。

14. **左尺沉脉（肾）**

左尺沉，肾经实，实则水聚；水不流，其余脏，何以滋济；二目赤，唇口糜，鼻无润滞；皮肤燥，喉咙干，二便且闭；四物汤，右归饮，重加六味。

15. **左尺迟脉（肾）**

左尺迟，肾经寒，寒则水凝；水凝了，遇寒冬，必冻成冰；穿厚衣，近烈火，难止寒冷；四肢厥，两唇青，小腹绞痛；用姜附，上肉桂，加入汤中。

诗曰：

寒则凝滞热则通，大料医人无不通，

太阳一照冰霜解，不过二八与理中。

16. **左尺数脉（肾）**

左尺数，数为热，热则水沸；水沸了，必横逆，谁可遏阻；上涌痰，下滑精，曷其危笃；益气汤，知柏丸，清水补土；服二方，兼能养，其庶几乎。

17. **右寸浮脉（肺）**

右寸浮，肺气虚，不能固表；不制木，不生水，反被火燎；空咳嗽，盗自汗，黄芪汤妙；木势盛，水势弱，惟肺可保；即速进，生金饮，两家和好。

黄芪汤、生金饮诗：

黄芪汤中归术芪，远志枣仁补骨脂，
生金饮内有丹皮，参术归芍麦草地。

18. **右寸沉脉（肺）**

右寸沉，肺气实，内热表寒；嗽声重，咽微干，见饭懒餐；气不散，胸腹满，膨胀难堪；轻四君，重益气，二方可拣；平肺散，生脉散，泻白三散。

平肺散、生脉散、泻白散、四君子汤、补中益气汤诗：

参苓青陈知味天，即是人参平肺散，
生脉散中参麦味，泻白桑骨二皮甘，
参苓术草四君子，益气归芪升柴兼。

19. **右寸迟脉（肺）**

右寸迟，肺经寒，寒难克木；木过旺，反烁金，更凌脾土；脾土衰，不生金，金愈受苦；外不卫，表更松，贼风易入；也须将，生金饮，连进数副。

诗曰：

金生水亦生，水生木火平，

金旺木受制，不敢向脾凌。

生金饮子有丹皮，参术归芍麦草地。

20. **右寸数脉（肺）**

右寸数，肺气热，清肃冷啜；伐肝木，肝难藏，痰嗽动血；鼻孔干，皮毛燥，大肠枯结；驱其子，来助母，怒气可雪；甘露饮，清金饮，二方当啜。

甘露饮、清金饮诗：

天降甘露润万物，天气不生地气无。

二地二冬苓壳草，枇杷茵陈共石斛，

清金饮中增枯芩，清金滋水病悉除。

21. **右关浮脉（脾）**

右关浮，脾气虚，难以消食；胃虽纳，脾不磨，定成积滞；善治者，枳术丸，补消兼施；不得已，备急丹，中病即止；若不然，参苓散，无穷利益。

枳术丸、备急丹、参苓白术散诗：

枳术只两样，备急豆姜黄，

参苓白术散，药味要说详，

扁莲药苡砂，参术健脾强，

还有苓甘桔，加陈引枣姜。

22. **右关沉脉（脾）**

右关沉，脾经实，实则为郁；土即郁，不化食，久则作湿；湿盛了，变痰涎，呕吐不已；二陈汤，六君子，斯症妙剂；山楂肉，缩砂仁，炒过神曲。

二陈汤、六君子汤诗：

陈半苓草是二陈，参术加名六君子，
山楂神曲善消导，温经和胃缩砂仁。

23. **右关迟脉（脾）**

右关迟，脾经寒，胃中亦寒；不能食，食不化，行之仍然；腹中疼，四肢凉，二目不闪；观其形，闻其声，病势危险；只须用，理中汤，一服保痊。

诗曰：

脾胃位于中，汤名号理中，
中寒并此证，故以中投中。

24. **右关数脉（脾）**

右关数，脾经热，热即火也；火生土，土所悦，不许过烈；过烈了，脾难统，必定失血；血妄行，离经走，谁可阻遏；归脾汤，加栀丹，多服可也。

诗曰：

归脾引血易归脾，血不归脾必用之，
他症木香易白芍，惟有血热木香宜。

25. 右尺浮脉（命门）

右尺浮，浮为虚，命门火衰；有火名，无火实，是火不烈；却反能，炎上焦，火及作害；炎上症，非一条，不能悉排；养肾水，配相火，夫妇相得。

诗曰：

虚火炎上症，引火归脾经。

或问用何药，八味要变通。

26. 右尺沉脉（命门）

右尺沉，命火实，不得发越；如湿草，覆盖着，似乎将灭；却内蒸，成便毒，小便溺血；捡一方，又滋水，又清火，又将毒泻；必须用，都气饮，重加泽泻。

都气饮诗：

六味五味名都气，重加泽泻泻毒而矣。

27. 右尺迟脉（命门）

右尺迟，命门寒，阳气将散；若阳绝，能救活，必是神仙；谨言迟，一线阳，幸而未断；想一个，绝妙方，救其危难；反本汤，重参附，回阳气转。

反本汤诗：

反本回阳参附姜，麦味陈草肉桂强，

腊茶姜枣同煎服，入蜜二匙润五脏，

无脉加入猪胆汁，呕者姜炒半夏良。

28. 右尺数脉（命门）

右尺数，命门热，阳气太旺；右命门，与胞络，同君为相；君主弱，臣相强，拨乱疆场；助君火，灭相火，国自安康；或八味，或养荣，正复邪亡。

四、方剂

1. 银翘散

组成：连翘，银花，苦桔梗，薄荷，竹叶，生甘草，荆芥穗，淡豆豉，牛蒡子。

功效：辛凉透表，清热解毒。

2. 桑菊饮

组成：桑叶，菊花，杏仁，连翘，薄荷，桔梗，甘草，苇根。

功效：疏风清热，宣肺止咳。

3. 麻黄杏仁甘草石膏汤

组成：麻黄，杏仁，甘草，石膏。

功效：辛凉宣肺，清热平喘。

4. 小柴胡汤

组成：柴胡，黄芩，人参，甘草，半夏，生姜，大枣。

功效：和解少阳。

5. 逍遥散

组成：甘草，当归，茯苓，芍药，白术，柴胡。

功效：疏肝解郁，健脾养血。

6. 加味逍遥散

组成：柴胡，当归，白芍，白术，茯苓，丹皮，栀子，甘草。

功效：疏肝清热，活血调经。

7. **白虎汤**

组成：知母，石膏，甘草，粳米。

功效：清热生津。

8. **白虎加人参汤**

组成：知母，石膏，甘草，粳米，人参。

功效：清热、益气、生津。

9. **白虎加桂枝汤**

组成：知母，石膏，甘草，粳米，桂枝。

功效：清热祛湿，通络止痛。

10. **龙胆泻肝汤**

组成：龙胆草，柴胡，泽泻，车前子，木通，栀子，黄芩，当归尾，甘草，生地黄。

功效：泄肝胆实火，利下焦湿热。

11. **白头翁汤**

组成：白头翁，黄柏，黄连，秦皮。

功效：清热解毒，凉血止痢。

12. **白头翁加甘草阿胶汤**

组成：白头翁，甘草，阿胶，秦皮，黄连，黄柏。

功效：清热解毒，养血止痢。

13. **理中丸**

组成：人参，干姜，甘草，白术。

功效：温中祛寒，补气健脾。

14. **小建中汤**

组成：芍药，桂枝，甘草，生姜，大枣，饴糖。

功效：温中补虚，缓急止痛。

15. **四君子汤**

组成：人参，白术，茯苓，甘草。

功效：益气补中，健脾养胃。

16. **异功散**

组成：人参，茯苓，白术，陈皮，甘草，生姜，大枣。

功效：益气健脾，行气和胃。

17. **六君子汤**

组成：人参，陈皮，茯苓，甘草，白术，半夏，生姜，大枣。

功效：益气健脾，燥湿化痰。

18. **香砂六君子汤**

组成：人参，半夏，白术，茯苓，甘草，木香，陈皮，砂仁，生姜。

功效：益气健脾，燥湿化痰，行气止呕。

19. **补中益气汤**

组成：黄芪，甘草，人参，升麻，当归，橘皮，柴胡，白术。

功效：补中益气，升阳举陷。

20. **四物汤**

组成：当归，川芎，白芍药，熟地黄。

功效：补血养肝，行血调经。

21. **胶艾汤**

组成：川芎，阿胶，甘草，艾叶，当归，芍药，干地黄，清酒。

功效：养血止血，调经安胎。

22. **桃红四物汤**

组成：熟地黄，川芎，白芍，当归，桃仁，红花。

功效：养血活血逐瘀。

23. **归脾汤**

组成：白术，茯苓，黄芪，龙眼肉，酸枣仁，人参，木香，甘草，当归，远志。

功效：益气补血，健脾养心。

24. **八珍汤**

组成：当归，川芎，白芍药，熟地黄，人参，白术，甘草。

功效：补益气血。

25. **十全大补汤**

组成：人参，肉桂，川芎，地黄，白术，茯苓，炙甘草，黄芪，当归，白芍药，生姜，大枣。

功效：温补气血。

26. **人参养荣汤**

组成：白芍药，当归，陈皮，黄芪，桂心，人参，白术，炙甘草，熟地，五味子，茯苓，远志，生姜，大枣。

功效：益气补血，养心安神。

27. **泰山磐石散**

组成：人参，黄芪，白术，炙甘草，当归，川芎，白芍药，熟地黄，续断，糯米，黄芩，砂仁。

功效：益气健脾，养血安胎。

28. **六味地黄丸**

组成：熟地黄，山茱萸，干山药，泽泻，牡丹皮，茯苓。

功效：滋阴补肾。

29. **知柏地黄丸**

组成：熟地黄，山茱萸，山药，泽泻，牡丹皮，白茯苓，知母，黄柏。

功效：滋阴降火。

30. **杞菊地黄丸**

组成：熟地黄，山茱萸，怀山药，白茯苓，牡丹皮，泽泻，枸杞子，菊花。

功效：滋阴养肝明目。

31. **麦味地黄丸**

组成：熟地黄，山茱萸，山药，泽泻，茯苓，丹皮，麦冬，五味子。

功效：滋阴敛肺。

32. **肾气丸**

组成：干地黄，山茱萸，薯蓣，泽泻，茯苓，牡丹皮，桂枝，附子。

功效：温补肾阳。

33. **加味肾气丸**

组成：炮附子，熟地黄，炒山药，山茱萸，泽泻，茯苓，牡丹皮，官桂，川牛膝，车前子。

功效：温补肾阳，利水消肿。

34. **十补丸**

组成：炮附子，五味子，山茱萸，山药，牡丹皮，鹿茸，熟地黄，肉桂，白茯苓，泽泻。

功效：补肾阳，益精血。

35. **四神丸**

组成：补骨脂，肉豆蔻，五味子，吴茱萸。

功效：温肾暖脾，固肠止泄。

36. **天王补心丹**

组成：酸枣仁，柏子仁，远志，朱砂，生地黄，麦门冬，天门冬，玄参，当归，丹参，人参，茯苓，五味子，桔梗。

功效：养血安神，滋阴补血。

37. **血府逐瘀汤**

组成：桃仁，红花，当归，生地黄，川芎，赤芍，牛膝，桔梗，柴胡，枳壳，甘草。

功效：活血祛瘀，行气止痛。

38. **通窍活血汤**

组成：赤芍，川芎，桃仁，红花，老葱，生姜，红枣，麝香，黄酒。

功效：活血通窍。

39. **膈下逐瘀汤**

组成：五灵脂，当归，川芎，桃仁，丹皮，赤芍，乌药，元胡，甘草，香附，红花，枳壳。

功效：活血祛瘀，行气止痛。

40. **少腹逐瘀汤**

组成：小茴香，干姜，元胡，没药，当归，川芎，官桂，赤芍，蒲黄，五灵脂。

功效：活血祛瘀，温经止痛。

41. **身痛逐瘀汤**

组成：秦艽，川芎，桃仁，红花，甘草，羌活，没药，五灵脂，香附，牛膝，地龙，当归。

功效：活血行气，祛瘀通络，通痹止痛。

42. **补阳还五汤**

组成：黄芪，当归尾，赤芍，地龙，川芎，红花，桃仁。

功效：补气活血通络。

43. **生化汤**

组成：全当归，川芎，桃仁，干姜，甘草。

功效：化瘀生新，温经止痛。

44. **牵正散**

组成：白附子，白僵蚕，全蝎。

功效：祛风化痰，通络止痉。

45. **茵陈蒿汤**

组成：茵陈，栀子，大黄。

功效：清热利湿退黄。

46. **八正散**

组成：木通，瞿麦，车前子，萹蓄，滑石，甘草，大黄，山栀子。

功效：清热泻火，利水通淋。

47. **二妙散**

组成：黄柏，苍术。

功效：清热燥湿。

48. **三妙散**

组成：黄柏，苍术，川牛膝。

功效：清热燥湿。

49. **四妙散**

组成：黄柏，薏苡仁，苍术，怀牛膝。

功效：清热除湿，舒筋通络。

50. **真武汤**

组成：茯苓，芍药，白术，生姜，附子。

功效：温肾利水。

51. **止嗽散**

组成：桔梗，荆芥，紫菀，百部，白前，甘草，陈皮。

功效：止嗽化痰，疏风宣肺。

52. **大黄牡丹皮汤**

组成：大黄，牡丹皮，桃仁，冬瓜子，芒硝。

功效：泄热破瘀，散热消痈。

经　文

一、阴阳五行

阴阳者，天地之道也，万物之纲纪，变化之父母，生杀之本始，神明之府也。治病必求于本。**（《素问·阴阳应象大论》）**

积阳为天，积阴为地；阴静阳躁；阳生阴长，阳杀阴藏；阳化气，阴成形。**（《素问·阴阳应象大论》）**

天地者，万物之上下也；阴阳者，血气之男女也；左右者，阴阳之道路也；水火者，阴阳之征兆也；阴阳者，万物之能始也。**（《素问·阴阳应象大论》）**

天为阳，地为阴，日为阳，月为阴。……阴阳者，数之可十，推之可百，数之可千，推之可万，万之大，不可胜数，然其要一也。……阴阳之变，其在人者，亦数之可数。**（《素问·阴阳离合论》）**

清阳为天，浊阴为地；地气上为云，天气下为雨；雨出地气，云出天气。故清阳出上窍，浊阴出下窍；清阳发腠理，浊阴走五藏；清阳实四肢，浊阴归六府。**（《素问·**

阴阳应象大论》)

阴中有阴，阳中有阳。平旦至日中，天之阳，阳中之阳也；日中至黄昏，天之阳，阳中之阴也；合夜至鸡鸣，天之阴，阴中之阴也；鸡鸣至平旦，天之阴，阴中之阳也。故人亦应之。**(《素问·金匮真言论》)**

夫言人之阴阳，则外为阳，内为阴；言人身之阴阳，则背为阳，腹为阴；言人身藏府中阴阳，则藏者为阴，府者为阳。肝、心、脾、肺、肾五藏皆为阴；胆、胃、大肠、小肠、膀胱、三焦六府皆为阳。……故背为阳，阳中之阳，心也；背为阳，阳中之阴，肺也；腹为阴，阴中之阴，肾也；腹为阴，阴中之阳，肝也；腹为阴，阴中之至阴，脾也。**(《素问·金匮真言论》)**

四时之变，寒暑之胜，重阴必阳，重阳必阴。故阴主寒，阳主热。故寒甚则热，热甚则寒。故曰：寒生热，热生寒，此阴阳之变也。**(《灵枢·论疾诊尺》)**

阳气者，若天与日，失其所，则折寿而不彰。故天运当以日光明，是故阳因而上，卫外者也。**(《素问·生气通天论》)**

阴在内，阳之守也。阳在外，阴之使也。**(《素问·阴阳应象大论》)**

凡阴阳之要，阳密乃固，两者不和，若春无秋，若冬无夏，因而和之，是谓圣度。故阳强不能密，阴气乃绝，

阴平阳秘，精神乃治。阴阳离决，精气乃绝。**（《素问·生气通天论》）**

阴胜则阳病，阳胜则阴病。阳胜则热，阴胜则寒。重寒则热，重热则寒。**（《素问·阴阳应象大论》）**

二、摄生

余闻上古之人，春秋皆度百岁，而动作不衰；今时之人，年半百而动作皆衰者，时世异耶？岐伯对曰：上古之人，其知道者，法于阴阳，和于术数，食饮有节，起居有常，不妄作劳，故能形与神俱，而尽终其天年，度百岁乃去；今时之人不然也，以酒为浆，以妄为常，醉以入房，以欲竭其精，以耗散其真，不知持满，不时御神，务快其心，逆于生乐，起居无节，故半百而衰也。**（《素问·上古天真论》）**

风雨寒热，不得虚邪，不能独伤人，卒然逢疾风暴雨而不病者，盖无虚，故邪不能独伤人，此必因虚邪之风，与其身形，两虚相得，乃客其形。**（《灵枢·百病始生》）**

夫上古圣人之教下也，皆谓之虚邪贼风，避之有时，恬惔虚无，真气从之，精神内守，病安从来。是以志闲而少欲，心安而不惧，形劳而不倦。**（《素问·上古天真论》）**

贼风数至，暴雨数起，天地四时不相保，与道相失，则未央绝灭。唯圣人从之，故身无奇病，万物不失，生气

不竭。**(《素问·四气调神大论》)**

风者，百病之始也，清静，则肉腠闭拒，虽有大风苛毒，弗之能害，此因时之序也。**(《素问·生气通天论》)**

阳气者，一日而主外，平旦人气生，日中而阳气隆，日西而阳气已虚，气门乃闭，是故暮而收拒，无扰筋骨，无见雾露，反此三时，形乃困薄。**(《素问·生气通天论》)**

五劳所伤：久视伤血，久卧伤气，久坐伤肉，久立伤骨，久行伤筋，是谓五劳所伤。**(《素问·宣明五气》)**

圣人不治已病治未病，不治已乱治未乱，夫病已成而后药之，乱已成而后治之，譬犹渴而穿井，斗而铸兵，不亦晚乎。**(《素问·四气调神大论》)**

三、藏象

黄帝问曰：愿闻十二藏之相使，贵贱何如？岐伯对曰：悉乎哉问也，请遂言之。心者，君主之官也，神明出焉；肺者，相傅之官，治节出焉；肝者，将军之官，谋虑出焉；胆者，中正之官，决断出焉；膻中者，臣使之官，喜乐出焉；脾胃者，仓廪之官，五味出焉；大肠者，传导之官，变化出焉；小肠者，受盛之官，化物出焉；肾者，作强之官，伎巧出焉；三焦者，决渎之官，水道出焉；膀胱者，州都之官，津液藏焉，气化则能出矣。凡此十二官者，不得相失也，故主明则下安，以此养生则寿，殆世不殆，以为天下则大昌；主不明则十二官危，使道闭塞而不通，形乃大伤，以此养生则殃，以为天下者，其宗大危，戒之戒之。**（《素问·灵兰秘典论》）**

帝曰：藏象何如？岐伯曰：心者，生之本，神之变也，其华在面，其充在血脉，为阳中之太阳，通于夏气；肺者，气之本，魄之处也，其华在毛，其充在皮，为阳中之太阴，通于秋气；肾者主蛰，封藏之本，精之处也，其华在发，其充在骨，为阴中之少阴，通于冬气；肝者，罢极之本，魂之居也，其华在爪，其充在筋，以生血气，其味酸，其色苍，此为阳中之少阳，通于春气；脾、胃、大肠、小肠、三焦、膀胱者，仓廪之本，营之居也，名曰器，能化糟粕，转味而入出者也，其华在唇四白，其充在肌，其味甘，其色黄，此至阴之类，通于土气。凡十一藏，取决于胆也。**（《素问·六节藏象论》）**

所谓五藏者，藏精气而不泻也，故满而不能实；六府者，传化物而不藏，故实而不能满也。所以然者，水谷入口，则胃实而肠虚，食下，则肠实而胃虚，故曰实而不满，满而不实也。**（《素问·五藏别论》）**

黄帝问曰：余闻方士，或以脑髓为藏，或以肠胃为藏，或以为府，敢问更相反，皆自谓是。不知其道，愿闻其说。岐伯对曰：脑、髓、骨、脉、胆、女子胞，此六者地气之所生也，皆藏于阴，而象于地，故藏而不泻，名曰奇恒之府。夫胃、大肠、小肠、三焦、膀胱，此五者天气之所生也，其气象天，故泻而不藏。此受五藏浊气，名曰传化之府，此不能久留输泻者也。魄门亦为五藏使，水谷不得久藏。**(《素问·五藏别论》)**

人始生，先成精，精成而脑髓生，骨为干，脉为营，筋为刚，肉为墙，皮肤坚而毛发长，谷入于胃，脉道以通，血气乃行。**(《灵枢·经脉》)**

帝曰：人年老而无子者，材力尽耶？将天数然也？岐伯曰：女子七岁，肾气盛，齿更，发长；二七而天癸至，任脉通，太冲脉盛，月事以时下，故有子；三七肾气平均，故真牙生而长极；四七筋骨坚，发长极，身体盛壮；五七阳明脉衰，面始焦，发始堕；六七三阳脉衰于上，面皆焦，发始白；七七任脉虚，太冲脉衰少，天癸竭，地道不通，故形坏而无子也。**(《素问·上古天真论》)**

丈夫八岁，肾气实，发长齿更；二八肾气盛，天癸至，精气溢泻，阴阳和，故能有子；三八肾气平均，筋骨劲强，故真牙生而长极；四八筋骨隆盛，肌肉满壮；五八肾气衰，发堕齿槁；六八阳气衰竭于上，面焦，发鬓颁白；七八肝气衰，筋不能动；八八天癸竭，精少，肾脏衰，形体皆极，则齿发去。肾者主水，受五藏六府之精而藏之，故五藏盛乃能泻，今五藏皆衰，筋骨解堕，天癸尽矣，故发鬓白，身体重，行步不正，而无子耳。**(《素问·上古天真论》)**

阳为气，阴为味，味归形，形归气，气归精，精归化，精食气，形食味，化生精，气生形，味伤形，气伤精，精化为气，气伤于味。**(《素问·阴阳应象大论》)**

壮火之气衰，少火之气壮，壮火食气，气食少火，壮火散气，少火生气。**(《素问·阴阳应象大论》)**

食气入胃，散精于肝，淫气于筋。食气入胃，浊气归心，淫精于脉。脉气流经，经气归于肺。肺朝百脉，输精于皮毛。毛脉合精，行气于府。府精神明，留于四藏，气归于权衡。权衡以平，气口成寸，以决死生。**(《素问·经脉别论》)**

饮入于胃，游溢精气，上输于脾，脾气散精，上归于肺，通调水道，下输膀胱，水精四布，五经并行，合于四时五藏阴阳，揆度以为常也。**(《素问·经脉别论》)**

岐伯曰：人受气于谷，谷入于胃，以传与肺，五藏六府，皆以受气。其清者为营，浊者为卫。营在脉中，卫在脉外，营周不休，五十度而复大会。阴阳相贯，如环无端。卫气行于阴二十五度，行于阳二十五度，分为昼夜，故气至阳而起，至阴而止。**(《灵枢·营卫生会》)**

营者，水谷之精气也，和调于五藏，洒陈于六府，乃能入于脉也，故循脉上下，贯五藏，络六府也。卫者，水谷之悍气也，其气慓疾滑利，不能入于脉也，故循皮肤之中，分肉之间，熏于肓膜，散于胸腹。**(《素问·痹论》)**

黄帝曰：营卫之行奈何？伯高曰：谷始入于胃，其精微者，先出于胃之两焦，以溉五藏，别出两行，营卫之道，其大气之抟而不行者，积于胸中，命曰气海。出于肺，循喉咽，故呼则出，吸则入。天地之精气，其大数常出三入一，故谷不入，半日则气衰，一日则气少矣。(《灵枢·五味》)

四、病能

邪之所凑，其气必虚。(《素问·评热病论》)

阳虚则外寒，阴虚则内热，阳盛则外热，阴盛则内寒。(《素问·调经论》)

风胜则动，热胜则肿，燥胜则干，寒胜则浮，湿胜则濡泄。(《素问·阴阳应象大论》)

余知百病生于气也。怒则气上，喜则气缓，悲则气消，恐则气下，寒则气收，炅则气泄，惊则气乱，劳则气耗，思则气结。(《素问·举痛论》)

血之与气，并走于上，则为大厥，厥则暴死，气复反则生，不反则死。(《素问·调经论》)

凡病伤寒而成温者，先夏至日者为病温，后夏至日者为病暑，暑当与汗皆出，勿止。(《素问·热论》)

风寒湿三气杂至，合而为痹也。其风气胜者为行痹，寒气胜者为痛痹，湿气胜者为着痹。(《素问·痹论》)

二阳之病发心脾，有不得隐曲，女子不月，其传为风消，其传为息贲者，死不治。(《素问·阴阳别论》)

诸风掉眩，皆属于肝。诸寒收引，皆属于肾。诸气贲郁，皆属于肺。诸湿肿满，皆属于脾。诸热瞀瘛，皆属于火。诸痛痒疮，皆属于心。诸厥固泄，皆属于下。诸痿喘呕，皆属于上。诸禁鼓慄，如丧神守，皆属于火。诸痉项强，皆属于湿。诸逆冲上，皆属于火。诸胀腹大，皆属于热。诸躁狂越，皆属于火。诸暴强直，皆属于风。诸病有声，鼓之如鼓，皆属于热。诸病胕肿，疼酸惊骇，皆属于火。诸转反戾，水液浑浊，皆属于热。诸病水液，澄彻清冷，皆属于寒。诸呕吐酸，暴注下迫，皆属于热。(《素问·至真要大论》)

五、诊法

善诊者，察色按脉，先别阴阳，审清浊而知部分。视喘息，听音声，而知所苦。观权衡规矩，而知病所主。按尺寸，观浮沉滑涩，而知病所生。以治无过，以诊则不失矣。(《素问·阴阳应象大论》)

岐伯曰：入国问俗，入家问讳，上堂问礼，临病人问所便。黄帝曰：便病人奈何？岐伯曰：夫中热消瘅则便寒，寒中之属则便热。……黄帝曰：胃欲寒饮，肠欲热饮，两者相逆，便之奈何？且夫王公大人，血食之君，骄恣纵欲轻人，而无能禁之，禁之则逆其志，顺之则加其病，便之奈何？治之何先？岐伯曰：人之情，莫不恶死而乐生，告之以其败，语之以其善，导之以其所便，开之以其所苦，虽有无道之人，恶有不听者乎？**（《灵枢·师传》）**

诊病不问其始，忧患饮食之失节，起居之过度，或伤于毒。不先言此，卒持寸口，何病能中。**（《素问·征四失论》）**

诊法常以平旦，阴气未动，阳气未散，饮食未进，经脉未盛，络脉调匀，气血未乱，故乃可诊有过之脉。**（《素问·脉要精微论》）**

妇人手少阴脉动甚者，妊子也。**（《素问·平人气象论》）**

帝曰：气口何以独为五藏主？岐伯曰：胃者，水谷之海，六腑之大源也。五味入口，藏于胃，以养五藏气，气口亦太阴也。是以五藏六府之气味，皆出于胃，变见于气口。故五气入鼻，藏于心肺，心肺有病，而鼻为之不利也。凡治病必察其下，适其脉，观其志意，与其病也。**（《素问·五藏别论》）**

夫脉者，血之府也，长则气治，短则气病，数则烦心，大则病进。上盛则气高，下盛则气胀，代则气衰，细则气少，涩则心痛。**（《素问·脉要精微论》）**

六、论治

谨守病机，各司其属，有者求之，无者求之，盛者责之，虚者责之。必先五脏，疏其血气，令其调达，而致和平。**(《素问·至真要大论》)**

邪风之至，疾如风雨，故善治者治皮毛，其次治肌肤，其次治筋脉，其次治六府，其次治五藏，治五藏者，半死半生也。**(《素问·阴阳应象大论》)**

寒者热之，热者寒之，微者逆之，甚者从之，坚者削之，客者除之，劳者温之，结者散之，留者攻之，燥者濡之，急者缓之，散者收之，损者益之，逸者行之，惊者平之，上之下之，摩之浴之，薄之劫之，开之发之，适事为故**(《素问·至真要大论》)**。

知标本者，万举万当。不知标本，是谓妄行。**(《素问·标本传论》)**

大毒治病，十去其六。常毒治病，十去其七。小毒治病，十去其八。无毒治病，十去其九。谷肉果菜，食养尽之。无使过之，伤其正也。不尽，行复如法。**(《素问·五常政大论》)**

夫五味入胃，各归所喜攻，酸先入肝，苦先入心，甘先入脾，辛先入肺，咸先入肾，久而增气，物化之常也，气增而久，夭之由也。**(《素问·至真要大论》)**

五味阴阳之用何如？岐伯曰：辛甘发散为阳，酸苦涌泄为阴，咸味涌泄为阴，淡味渗泄为阳。**（《素问·至真要大论》）**

黄帝问曰：妇人重身，毒之何如？岐伯曰：有故无殒，亦无殒也。帝曰：愿闻其故何谓也？岐伯曰：大积大聚，其可犯也，衰其大半而止，过者死。**（《素问·六元正纪大论》）**

治痿者，独取阳明，何也？岐伯曰：阳明者，五藏六府之海，主润宗筋，宗筋主束骨而利机关也。**（《素问·痿论》）**

风淫于内，治以辛凉，佐以苦，以甘缓之，以辛散之。热淫于内，治以咸寒，佐以甘苦，以酸收之，以苦发之。湿淫于内，治以苦热，佐以酸淡，以苦燥之，以淡泄之。火淫于内，治以咸冷，佐以苦辛，以酸收之，以苦发之。燥淫于内，治以苦温，佐以甘辛，以苦下之。寒淫于内，治以甘热，佐以苦辛，以咸泻之，以辛润之，以苦坚之。**（《素问·至真要大论》）**

寒者热之，热者寒之，温者清之，清者温之，散者收之，抑者散之，燥者润之，急者缓之，坚者软之，脆者坚之，衰者补之，强者泻之，各安其气，必清必静，则病气衰去，归其所宗，此治之大体也。**（《素问·至真要大论》）**